看護国試シリーズ

みるみる
フィジカル
アセスメント

編
森田　孝子　横浜創英大学看護学部学部長，教授

著（五十音順）
青柳美恵子　信州大学医学部附属病院看護師長
畔上　真子　信州大学医学部附属病院看護師
伊藤喜世子　信州大学医学部附属病院看護師長
伊藤寿満子　信州大学医学部附属病院副看護部長
大曽　契子　信州大学医学部附属病院看護師長
亀谷　博美　信州大学医学部附属病院看護師長
塩原　真弓　信州大学医学部附属病院副看護師長
島田真理子　信州大学医学部附属病院副看護師長
髙橋　法恵　信州大学医学部附属病院看護師長
滝沢美智子　中京学院大学看護学部成人看護学准教授
戸部　理絵　信州大学医学部附属病院看護師長
三橋真紀子　信州大学医学部附属病院看護師長
宮坂由紀乃　信州大学医学部附属病院副看護師長
山崎　章恵　長野県看護大学発達看護学講座成人看護学分野准教授
横田　素美　福島県立医科大学看護学部看護学科教授

医学評論社

＊正誤情報，発行後の法令改正，最新統計，ガイドラインの関連情報につきましては，弊社ウェブサイト（http://www.igakuhyoronsha.co.jp/）にてお知らせ致します。

＊本書の内容の一部あるいは全部を，無断で（複写機などいかなる方法によっても）複写・複製・転載すると，著作権および出版権侵害となることがありますので御注意下さい。

序　文

　観察に始まり観察に終わるのが看護だと思います。つまり，みて・ふれて・きいて・といかけて集めたデータを情報に変え，アセスメントして，対象である人にどうかかわるかを考えることです。フィジカルアセスメントのためには必要な観察が適正にできて必要な情報が収集されていることが重要になります。つまり，フィジカルアセスメントの成果がどのような看護計画を立てるかの判断を導くことになり，適切なフィジカルアセスメントが看護の土台となるのです。

　私たちは以前に『系統別フィジカルアセスメント：看護ケアの質の向上をめざして』を上梓いたしました。これは基礎編・実践編・まとめで構成しました。基礎編でフィジカルアセスメントの視点を示し，実践編では代表的な疾患を看護過程，回復過程を想定して，入院から退院までのプロセスの主要ポイントで，具体的な事例展開と反復自己学習ができる形式としました。臨床現場に近い実際的な実践力の自己啓発に役立つ内容とすることを目指したのです。

　本書は，前書を国家試験対策「みるみる」シリーズのフィジカルアセスメント編として，焦点を絞ってまとめたものです。国試の状況設定問題を解くときに有用な，患者の状態や症状をみて，そこからまず何をすべきか，どこに注目すべきかというアセスメントに必要な理解力が身につく内容となっています。内容の大きな流れとしては，症状・病態から疑われる疾患を述べ，次に問診で確認する内容を明示し，最後に全体のフィジカルアセスメントのポイントをおさえられるようにしています。

　著者の方々には，看護を学ぶ皆さんが，フィジカルアセスメントの基礎と疾患別の特徴的な観察とアセスメントの重要な点を習得できるように記述していただきました。

　国家試験を目の前にした方，看護を学んでおられる方にとって必携の書として使っていただきたいと願っています。

　　　　　　　　　　　　　　　　　　　　　　　　　　　　平成 24 年 9 月
　　　　　　　　　　　　　　　　　　　　　　　　　　　　森田　孝子

本書の利用法

3. 視診によるアセスメント

> 学習の前にどこを中心に覚えればよいのか，おさえておくべき要点を提示します。

学習の要点

フィジカルアセスメントでは，看護の視点に基づいた呼吸に関する問診，視診，聴診，打診から情報を得ます。その結果から呼吸器の障害が健康にどのような影響を与えているのか，またその程度を判断します。まず，はじめの呼吸パターン・状態の観察は特に重要です。チアノーゼの概念や観察についても覚えておきましょう。

> 特に重要となる学習ポイントを色文字で明示しました。

視診の概要

視診は可能であれば**真っすぐに座ってもらい，前後，側方，背部**から観察する。視診は問診や触診，打診，聴診を行いながら，患者の**姿勢・表情，皮膚の色，チアノーゼの有無，皮膚の張り，湿潤や乾燥**の有無を観察する。呼吸運動では**呼吸状態，腹式呼吸，胸式呼吸，努力様呼吸の有無，呼吸補助筋**の使用について観察する。胸郭の視診では胸郭の**拡張，左右差**，胸郭の**横径と前後径の比較，胸郭変形**の有無を観察する。

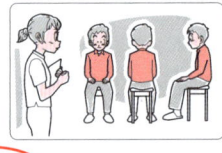

> イラストによって目で見て覚えることができます。学習効果の向上に役立ててください。

既出問題チェック

> 既出問題にトライしましょう。過去問を解くことで出題傾向と実力のチェックができます。第101回国試まで載っています。

呼吸機能障害のア
状況設定問題

88歳の男性。慢性閉塞性肺疾患（COPD）を長
はなく日常生活動作はほぼ自立している。1週
38.0℃の発熱があって受診した。経皮的動脈
ス分析（room air）：PaO₂ 45 Torr，PaCO₂
右肺上葉に陰影を認め肺炎と診断された。

☑ このときの所見でみられる可能性が高い
① 胸部の打診での過共鳴音
② 吸気と呼気との長さの比がほぼ2:1
③ 右胸の下肺野付近の皮膚に皮下気腫
④ 胸郭の前後径と左右径との比がほぼ1:2

☑ 入院し，抗菌薬の点滴静脈内注射と酸素投与と
今後の発生に最も注意が必要なのはどれか。 90-P104

> 各問題の右肩に出題回と問題番号を示しました。Aは午前問題，Pは午後問題を意味します。

●解答・解説
① ○ 肺は過膨張（含気量が多い）ため，胸部の打診で過共鳴音が聴かれる。
② × 肺の過膨張が気道を閉塞するため吸気の後の呼気が延長し，他方，吸気は換気量が少ないために短くなる。
③ × この場合，気胸ではないので右下肺野付近の皮下気腫はみられない。
④ × COPDの代表的疾患は肺気腫であるが，肺気腫患者の胸郭はビア樽状と呼ばれるように胸郭の前後径と左右径はほぼ同等となる。

---
⑤ × 腹腔内に水が溜まる病態にはない。
⑥ × 点滴を開始した段階で脱水症の可能性は少なくなる。
⑦ × 点滴内に高濃度の糖が含まれていれば別であるが，末梢からは入れられないので高血糖の心配はない。
⑧ ○ 呼吸不全では酸素投与によるCO₂ナルコーシスが起こりやすいので低濃度から様子をみながら始めるべきである。

> 各既出問題は正誤を○，×で示し，わかりやすい解説を加えました（※）。

※ネガティブクエスチョン（否定的質問）の場合，正解の選択肢に×を付けて解答を示しています。

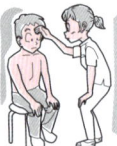

CONTENTS

- **総論 フィジカルアセスメントとは**〔横田素美〕
  - 1 看護におけるフィジカルアセスメントの意義　2
  - 2 看護実践に活かすフィジカルアセスメント　4
  - 3 フィジカルアセスメントにおける医療面接（問診）　6
  - 4 バイタルサインの測定　9
  - 5 視診のテクニック　12
  - 6 触診のテクニック　14
  - 7 打診のテクニック　16
  - 8 聴診のテクニック　18

- **第1章 呼吸機能障害のアセスメント**〔滝沢美智子〕
  - 1 主な症状・病態と疑われる疾患　24
  - 2 問診によるアセスメント　28
  - 3 視診によるアセスメント　30
  - 4 触診によるアセスメント　35
  - 5 打診によるアセスメント　39
  - 6 聴診によるアセスメント　42

- **第2章 循環機能障害のアセスメント**〔畔上真子〕
  - 1 主な症状・病態と疑われる疾患　54
  - 2 問診によるアセスメント　62
  - 3 末梢循環系のアセスメント　65
  - 4 頸部, 腹部の循環のアセスメント　71
  - 5 心臓のアセスメント　73

- **第3章 消化機能障害のアセスメント**〔山崎章恵〕
  - 1 主な症状・病態と疑われる疾患　80
  - 2 問診によるアセスメント　90
  - 3 口腔, 頸部のアセスメント　93
  - 4 腹部のアセスメント　96
  - 5 主要症状別フィジカルアセスメントの視点　103

- **第4章　血液・造血器障害のアセスメント**〔伊藤寿満子〕
  - 1 主な症状・病態と疑われる疾患　　112
  - 2 問診によるアセスメント　　116
  - 3 視診によるアセスメント　　118
  - 4 触診によるアセスメント　　122

- **第5章　脳・神経機能障害のアセスメント**〔宮坂由紀乃〕
  - 1 主な症状・病態と疑われる疾患　　130
  - 2 問診によるアセスメント　　140
  - 3 フィジカルアセスメントの視点　　142

- **第6章　代謝・内分泌機能障害のアセスメント**〔伊藤喜世子〕
  - 1 主な症状・病態と疑われる疾患　　156
  - 2 問診によるアセスメント　　162
  - 3 ホルモン・内分泌系のアセスメント　　165
  - 4 糖尿病のアセスメント　　170

- **第7章　アレルギー・膠原病のアセスメント**〔亀谷博美〕
  - 1 主な症状・病態と疑われる疾患　　178
  - 2 問診によるアセスメント　　184
  - 3 フィジカルアセスメントの視点　　186

- **第8章　腎・泌尿器障害のアセスメント**〔塩原真弓〕
  - 1 主な症状・病態と疑われる疾患　　196
  - 2 問診によるアセスメント　　200
  - 3 フィジカルアセスメントの視点　　202

- **第9章　感染症のアセスメント**〔塩原真弓〕
  - 1 主な症状・病態と疑われる疾患　　210
  - 2 問診およびフィジカルアセスメントの視点　　213
  - 3 小児の発疹性疾患のアセスメント　　217

● 第 10 章　感覚機能障害のアセスメント

1. 白内障のアセスメント　〔大曽契子〕226
2. 緑内障のアセスメント　〔大曽契子〕228
3. 網膜剥離のアセスメント　〔大曽契子〕232
4. 加齢黄斑変性症のアセスメント　〔大曽契子〕235
5. 難聴のアセスメント　〔島田真理子〕237
6. 難聴の検査　〔島田真理子〕241
7. めまい，平衡機能障害のアセスメント　〔島田真理子〕244
8. 皮膚疾患のアセスメント　〔青柳美恵子〕246

● 第 11 章　骨・運動機能障害のアセスメント　〔三橋真紀子〕

1. 疼痛と疑われる疾患・要因　256
2. 腫脹，変形，神経症状と疑われる疾患　259
3. 問診・検査によるアセスメント　262
4. フィジカルアセスメントの視点　265

● 第 12 章　婦人科疾患のアセスメント　〔髙橋法恵〕

1. 不正性器出血と疑われる疾患　272
2. 帯下と疑われる疾患　274
3. 月経の異常と疑われる疾患　275
4. 腹痛・急性腹症と疑われる疾患　277
5. 排尿障害と疑われる疾患　279
6. 問診によるアセスメント　280

● 第 13 章　救急時のアセスメント　〔戸部理絵〕

1. 救急処置時のアセスメントと対応　288
2. ショック時のアセスメントと対応　291
3. 熱中症のアセスメントと対応　295
4. 熱傷のアセスメントと対応　297
5. 挫滅症候群のアセスメントと対応　299
6. 急性中毒のアセスメントと対応　301

索　引　306

総論 フィジカルアセスメントとは

1 看護におけるフィジカル
　アセスメントの意義 ………… 2
2 看護実践に活かす
　フィジカルアセスメント …… 4
3 フィジカルアセスメントに
　おける医療面接（問診）…… 6
4 バイタルサインの測定 ………… 9
5 視診のテクニック ……………… 12
6 触診のテクニック ……………… 14
7 打診のテクニック ……………… 16
8 聴診のテクニック ……………… 18

1. 看護におけるフィジカルアセスメントの意義

学習の要点は

看護職者にとってアセスメント能力が欠かせないことはいうまでもありません。フィジカルアセスメントの知識と技術を学ぶことが，看護実践の質を高めることに，どのようにつながるのかを考えてみて下さい。これが一番のポイントです。

●── 全人的看護におけるフィジカルアセスメントの必要性 ──●

看護は，対象となる人々がその人らしい生活を送るために，その人にとっての"健康のあり方"を，その人と共に探求し，維持していくことを支える役割を担う。しかし，その人らしい生活を送るための，その人にとっての"健康のあり方"を探求することは容易なことではなく，対象となる個々人の健康を身体的・精神的・社会的さらにはスピリチュアル的な側面からとらえると同時に，各側面からだけでなく全体としてとらえることが求められる。このように人間の健康を全人的にとらえるためにも，高いアセスメント能力を習得する必要があり，その基盤となるのが，フィジカルアセスメントの知識と技術である。

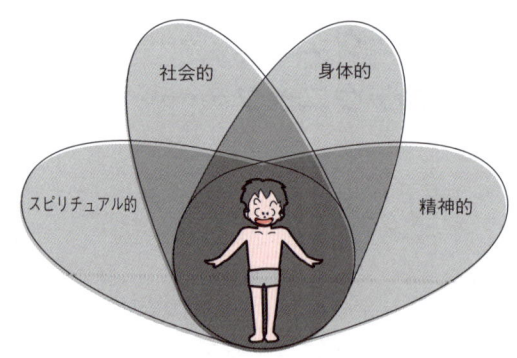

● 日常生活行動を理解するためのフィジカルアセスメント ●

　看護ケアの中心となる日常生活行動は，生命の営みとして「からだ」が行っていることであり，そのメカニズムを理解して，状態を正確に判断できることは，患者の日常生活行動能力にかかわる具体的なアセスメントを可能にし，健康問題の解決を図るための根拠に基づいた看護技術の展開につながる。すなわち，フィジカルアセスメントは日常生活行動をからだの構造や仕組みとつなげて深く理解する上でも，また，なぜこの看護技術を適用するのかという科学的な裏づけをもたらし，その効果を客観的に評価するためにも欠かせないものである。

● 看護ケアにつなげるフィジカルアセスメント ●

　看護が，自律的に対象が必要としているケアを実践するためには，対象の状態を的確にとらえる必要があることはいうまでもない。そのためには，看護職者が自分の全感覚を活用し，得られた情報を正確に判断できるフィジカルアセスメント能力を身につける必要がある。正確なフィジカルアセスメントができた上で，対象の信条や価値観などを反映させた形でケアを提供する実践力を伴った質の高い看護となる。看護が専門職としての役割を果たしていくためにも，自律的な判断につながるアセスメント能力の獲得に重点を置いてほしい。

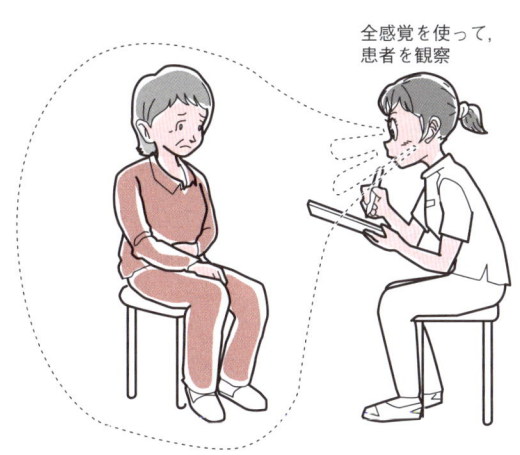

全感覚を使って，患者を観察

2. 看護実践に活かすフィジカルアセスメント

学習の要点は

EBN（根拠に基づいた看護）が盛んに言われていますが，看護を提供する際に看護職者が対象者の状態・状況を的確にアセスメントして，判断し，さらに提供した看護を評価するために再びアセスメントすることが，EBNの第一歩です。様々な援助を行う上で，何をアセスメントすべきかを整理して臨みましょう。

清潔の援助におけるアセスメント

　看護ケアの頻度として比較的多い清潔のケアでは，皮膚の状態を観察するためのアセスメント能力は欠かせないが，そのとき意外と見落とされがちなのは，鼻腔や耳腔の観察であり，その部位の清潔ケアである。こうした部位の清潔状態は，嗅覚や聴覚といった日常生活に直結する感覚器機能に影響を及ぼしている。

　例えば，耳の聞こえが悪いのは高齢のためだと思われていた患者の耳腔を観察したところ，耳垢とともに耳掃除をしようと本人が用いたティッシュペーパーが詰まっており，それを取り除いたら聴力が回復した事例もある。耳鏡を使った耳腔の観察が行われ，必要な清潔ケアを実施していれば聴力低下も起こさずに日常生活への影響も防げたと思われる。

食事の援助におけるアセスメント

　食事の援助ではさらに詳細なアセスメント能力が必要である。腸管内でのガスの異常発生に伴う腹部膨満で食事を思うようにとれない患者に対して，小腸あるいは大腸の蠕動運動が亢進しているのか，咀嚼筋の筋力低下あるいは歯や顎の問題により咀嚼が不十分なのか，食事内容によりガスが発生しているのか，あるいは消化管の病的な異常なのか，などをアセスメントしなければ適切なケアの展開はできない。さらに自律神経と消化酵素分泌との関係から，脳・神経のアセスメントが必要になってくるかもしれない。また仮に咀嚼筋に問題があった場合，その支配神経である下顎神経ひいては三叉神経には問題がないのか，嚥下能力には問題はないのかなどを確認することにより，患者の日常生活行動への影響を早期に見出し，予防的ケアをも含めた的確な看護ケアにつなげることができる。

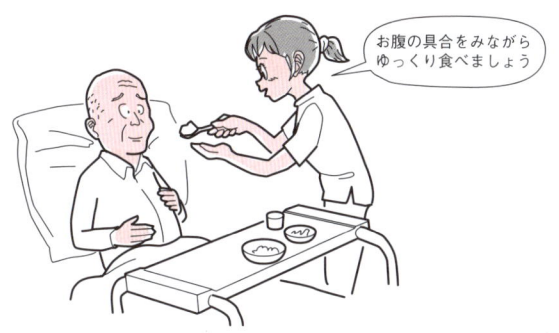

排痰の援助におけるアセスメント

呼吸器疾患の患者や手術後の患者などに行われる気管内吸引では，第一に粘液が貯留している部位を胸部・背部聴診により確認しなければ効果的な吸引は行えない。カテーテル挿入は気管分岐部までであり，吸引により効果的な粘液除去ができるためには，分岐部近くの主気管支あるいは葉気管支あたりまで粘液を移動させておくことが重要である。聴診により肺胞部で副雑音（ラ音）が聴取された場合は，体位ドレナージなどのケアを実施することで，粘液を気管分岐部近くまで移動させて吸引を行わなければ患者に苦痛を与えるだけの処置になってしまう。また吸引後も聴診を行うことは当然であり，これにより十分に貯留粘液を除去できたかを確認し，行ったケアを評価して，次のケアにつなげていくことができる。

このように呼吸器の聴診では，聴取部位と呼吸音から的確にアセスメントできる知識と聴取能力が欠かせない。さらに鼻腔内吸引を行うためには，下鼻道へカテーテルを挿入しなければならないが，鼻腔内の構造を実際に観察し，下鼻甲介の形と下鼻道につながる方向を確認することで的確な挿入が可能になる。これを行わなければカテーテルの挿入は勘で行わなくてはならず，そうした場合は鼻粘膜を傷つけたり，下鼻道から咽頭鼻部までカテーテルが達しないなど，正確で効果的な鼻腔内吸引が行えない確率が高くなる。つまり，身体内部への処置を行うためには，基礎的な解剖・生理学の知識を備えているとともに，ヒトの身体を見たり，触れたりして，より実際的な理解を深めていることが必要である。

看護ケアの質を向上させるためにも，またさらに多様な患者のニーズに応えるべく新たな看護技術を開発していくためにも，フィジカルアセスメントの知識と技術は，今後，看護職者にとって欠かせない基礎力になる。

3. フィジカルアセスメントにおける医療面接（問診）

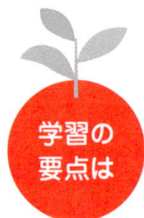

学習の要点は

医療面接（問診）では，対象の健康上の問題をいかに正確に把握できるかが，一番のポイントになります。そのためには，対象者がとまどいを感じることなく自分のことを話せる雰囲気を作ることが大切です。対象者の話にしっかりと耳を傾けること，また五感をフルに働かせて対象者からのサインを受け取ることが必要です。

医療面接（medical interview）

　看護における患者とのコミュニケーションの重要性はいうまでもないが，フィジカルアセスメントの大切な第一歩も患者との"対話"にある。患者の自覚症状や一番困っている身体上の問題（主訴）などを看護職者が正確に認識できるようにするためには，患者が自由に看護職者に話しかけられることが必要である。信頼関係を築くことをラポールというが，患者とのラポールが形成される前に，看護職者側がより多くの情報を得ようと，微に入り細にわたって聞くような態度で面接すると，患者は問いただされているような感じを受け，正確な情報を伝えないこともある。患者の状態や緊急度などにより1回の面接で必要とする情報量も異なるが，詳細な情報が必要であっても，ラポールの形成と並行して数回にわたって面接を進めていくことも必要である。

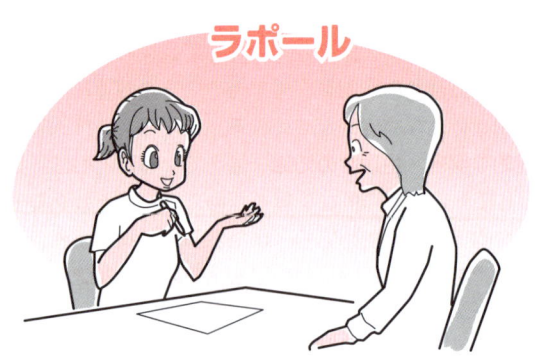

また一方で，正確なフィジカルアセスメントを行うためには，大切な内容を聞き漏らさないようにしなければならない。問題を明らかにできるような質問の仕方で，**系統立てて**，**必要事項**を確認していくことが求められる。

基本的な面接の項目について留意すべき点を次に述べる。

困っている症状（主訴）

主訴は患者が訴える自覚症状のうち最も重要なことで，患者にとって一番解決したい問題である。その問題が複数の場合もあり，患者の表現そのまま，あるいはそれに近い表現で記録しておく。またその問題が日常生活上でどのようなことに支障をきたしているかを確認することも，看護の視点において必要である。

現在の症状の流れ（現病歴）

問題がいつから生じたのか，それがどのように変化してきたのかを時間を追って順に，できる限り正確に話してもらう。身体的変化はある程度客観的な数値で表現してもらうようにする。

症状については，次のような点に注意する。

〈発症様式〉
突然の発症か，徐々に発症したのか。発症後の経過も急激に進行したのか，徐々にであるか。またどのようなとき（例えば，安静時，入浴中など）に発症するのか。

〈持続期間〉
症状は持続的なのか，間欠的なのか。持続的ならばどのくらい持続しているのか。間欠的ならば無症状の期間はどのくらいあったのか。次第に増悪しているのか，軽快しているのか。

〈部　位〉
患者自身に，症状のある身体部位をできる限り示してもらう。

〈症状の内容と種々の影響〉
どのような症状なのかを，患者の言葉で表現してもらう。また体位や運動，温度，季節など，症状の増悪・軽快に影響している内容を詳しくたずねる。

〈随伴症状〉
その症状が出現したときにほかの症状を示すかどうか。

〈全身状態〉
個々の症状のほかに全身状態について確認する。急激に全身状態が悪化しているか，あるいは体調は比較的良好か。

〈治療の影響〉
この症状に対して今までに受けた治療と，それによる症状の変化をたずねる。市販薬を購入して服用している場合も，その影響を必ず確認する。

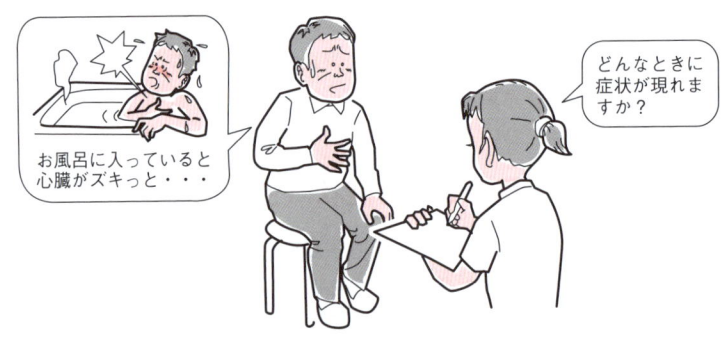

既往歴

　出生から現在に至るまでの患者の健康状態，罹患した疾患およびその経過について確認する。罹患した疾患については，医師から伝えられた病名のみを聞くのではなく，症状，治療，経過などについて確認する。病名は医師が患者に便宜的に告げたものもあるので気をつける。タバコやアルコールなどの嗜好品，常用薬の有無と内容，アレルギーの有無についても確認する。女性の場合，月経の状況，妊娠・分娩などについても確認する。

家族歴

　祖父母，両親，兄弟姉妹，配偶者，子供などを中心とした，患者の家族の健康状態や罹患した疾患，死亡している場合は死亡時の年齢と死因などを確認する。家系内に多発しやすい疾患については特に注意して聞いていく。

社会歴

　患者を取り巻く生活環境や職業などの変遷を確認する。職業は単に業種だけでなく，実際の仕事内容や従事した期間を具体的にたずねる。生活環境では，家族構成や住宅環境，日常の習慣，趣味，経済状況などをたずねる。その際，患者が心配していること，不満に思っていることも確認する。

システムレビュー

　現在問題となっている症状は，少なくとも身体システムの一つの情報である。ほかの身体部位に予期しない問題が潜んでいないかを確認するためにも，各臓器系別に過去から現在までの状況を聞いていく。患者には，これからたずねるシステムレビューの目的，すなわち順を追って全身状態を確認するので，言い忘れたことがあれば遠慮なく話してくれるようにと説明しておくことが大切である。

4. バイタルサインの測定

学習の要点は

バイタルサイン（vital sign）は，人間が"生きている"ことを表す身体の所見や反応であり，一般的には心拍・脈拍，呼吸，体温，血圧が主要な項目です。これら基本となる項目を正確にアセスメントするためには，測定する条件に留意することが重要です。

体　温

　体温には，平熱，低体温，発熱があり，同じ測定部位で，同じ体温計を使用して，一定の条件下（時間や気温など）で測定したときの体温を平熱という。一定の条件下で測定した場合，体温は測定部位により直腸温＞口腔温＞腋窩温であるが，例えば早朝，大気温度が低下している時間帯では，寝具の中の空気は温まっているため腋窩温の方が口腔温よりも高い場合がある。このように体温測定では，環境はもとより運動や食事など体温に影響を及ぼす事項に配慮することが必要となる。

　一般的に体温測定に用いられる部位は腋窩である。腋窩は皮膚であり，環境温度の影響を受けやすいので，核心温を推定するためには腋窩腔の最深部の空洞部において熱平衡を生じさせて測定する必要がある。熱平衡に達するまでには10分以上を要するので，少なくとも予測式体温計以外のものでは10分の測定時間が必要である。

　また腋窩温の測定は，腋窩動脈部位の温度測定をねらっているので，腋窩動脈に体温計の感温部が当たるようにしなければならない。腋窩の最深部と腋窩動脈の走行がおおよそ一致しているため，最深部に感温部が当たるように体軸方向より45度の角度で体温計を挿入する。腋窩の発汗に関しては，以前は「拭き取る」ように勧められていたが，水分は熱の伝導体であり，密着度に関しても影響しないことが明らかになり，汗は拭かずに挿入するようになった。

脈　拍

　脈拍数は，心臓の拍動により押し出された血液により生じた圧力が，末梢の動脈に伝わり動脈が拍動した回数である。そのため，心臓の拍動（弛緩－収縮）した回数である心拍数と，正常に心臓が拍動している場合は一致する。しかし，心臓が拍動しても血液が充分に押し出されない場合は脈拍として触知できないことがある。こうした状態が生じる原因については，「第2章　循環機能障害のアセスメント」の章で詳細に述べているので，p.69, 70 を参照のこと。

　脈拍は通常，前腕の橈骨動脈で測定する（図①）。左または右の橈骨動脈に示指・中指・薬指の3本の指先を揃えて患者の手首の手掌側に当てる。皮膚の上から拍動を触れることができる動脈には，橈骨動脈のほか，浅側頭動脈，総頸動脈，大腿動脈，膝窩動脈，足背動脈などがある。成人の脈拍数の基準値は 60～80 回/分であり，100 回/分以上は頻脈，60 回/分未満は徐脈と判断する。脈拍は，数，リズム，大きさ（脈拍が指を持ち上げる高さとして触知），遅速（脈の立ち上がりや消退の速さ）などに注意する。

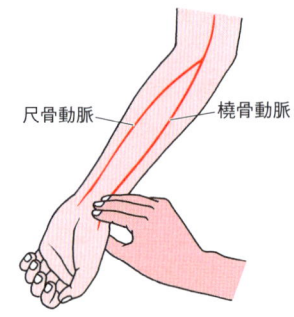

図①　脈拍の測定方法

呼　吸

　呼吸を視診のみでアセスメントすることは難しい面がある。例えば，呼吸の深さは呼吸筋や横隔膜の運動によりアセスメントすることになるが，視診だけでは判断がつきかねる。触診や打診，聴診を用いて総合的に判断する必要があるが，詳細なアセスメント方法は「第1章　呼吸機能障害のアセスメント」の章（p.24）を参照のこと。バイタルサインとしては，まずは呼吸数と呼吸のリズムに着目する。呼吸数は，成人では 15～20 回/分が正常であり，ほぼ規則正しいリズム（呼吸数と呼吸の深さの時間的変化）で行われている。また呼吸時の体位や呼吸補助筋の活用，口・鼻の動き，苦悶様表情の有無に関しても注意深く観察する。

血圧

　一般的に血圧は，マンシェットを上腕あるいは大腿に巻いて，聴診法か触診法を用いて，その動脈部の血圧を測定する（図②）。水銀式血圧計を用いることが基本であるが，臨床では自動血圧計やアネロイド式血圧計を用いることも多くなっている。

　上腕動脈を用いた測定では，坐位あるいは臥位で測定するが，このとき，測定部位が心臓と同じ高さになるように注意する。マンシェットのゴム嚢の中心が上腕動脈の真上になるように，指2本が入る強さで巻き，マンシェットの下縁は肘関節よりも2〜3cm上になるようにする。上腕動脈部に聴診器のチェストピースを当てて，橈骨動脈の拍動が触れられなくなった値よりも10mmHgほど高めに加圧する。

　マンシェットの適切な幅は，上腕周囲の40%といわれており，一般に成人では12〜14cmの幅とされる。血圧値については，「第2章　循環機能障害のアセスメント」の章で詳細に述べているのでp. 65〜70を参照してほしい。

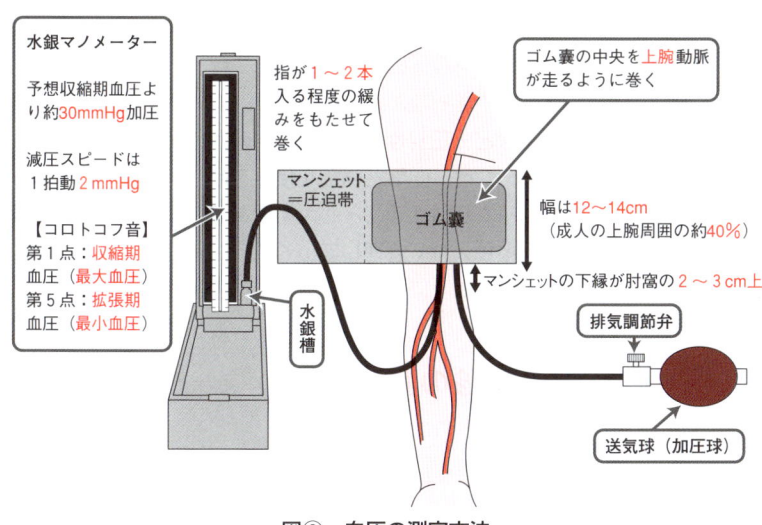

図②　血圧の測定方法

5. 視診のテクニック

学習の要点は

身体全体を視ることと，部分を視ることを繰り返し行うことが大切です。部分ばかりを視ていると，全体の異常性に気づかないことがあります。また視るべきところをしっかりと視ることも重要です。特に対象者の羞恥心を伴うような箇所を視診する場合は，対象者の思いを十分配慮するとともに，より一層正確に視ることを心がけることが必要です。

視診とは

　視診（inspection）は「観察」のことであり，日常の看護場面でも頻回に行われている。しかし，的確に見て正確に判断できるためには，確かな知識の裏づけと高度な観察技術が必要である。視診により異常を見つけるためには，正常な状態をしっかりとアセスメントできることが必要であり，身体各部の形状・位置・色・対称性・におい・動きなどの正常性について，普段から一つひとつの対象例を詳細に観察する習慣を身につけ，知識と経験を積み上げていくことが求められる。また視診した内容を言語で記録することも大切であるが，情報機器が発達した現代，視覚的なデータを取り入れて管理していくことも有効である。視診により異常を認めたら触診，打診，聴診により確認して，得られた情報の合致性により的確なアセスメントを行う。

視診の実際（図③）

〈判断できる内容〉
　大きさ，形（陥没・隆起・浮腫など），色，位置，動き，分泌物の有無など。

〈光　源〉
　十分な明るさ（800～1,000ルクス）が必要であり，明るさが不足している場合は補助光源を用いる。できる限り自然光の色で見ることが望ましい。

〈環境の整備〉
　アセスメントすべき部位がしっかりと見えるような体位をとってもらう必要があるため，プライバシーを十分に保護する環境を整える。

〈統合的な観察〉
　患者と出会った瞬間から視診は始まる。そのため患者の表情や動作、雰囲気なども大切にし、統合的にとらえていく。また部位別（局所的）に視診する場合でも、必ず最後に全身を見る。

〈対称性の観察〉
　身体の視診では左右の対称性は重要であり、必ず左右を比較する。

〈定量的な観察〉
　大きさや形など、必要に応じて定規や角度計などで定量的な観察を行う。

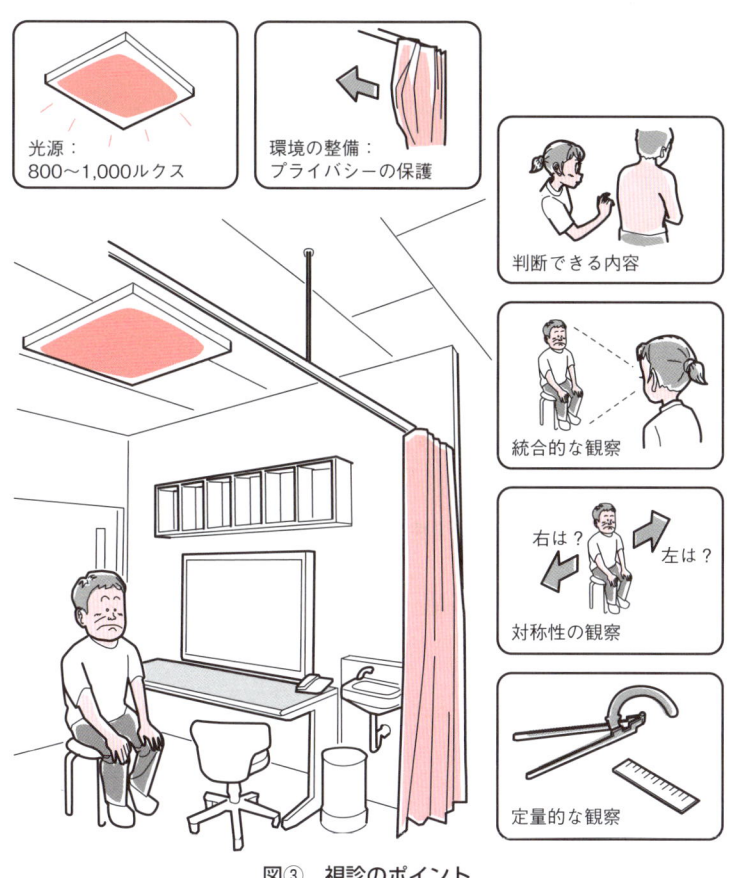

図③　視診のポイント

6.触診のテクニック

学習の要点は

身体の各部分に適した"触れ方"があります。例えば、臓器の形を触診するのか、動きを触診するのか、あるいは振動を触診するのか、これら"触れるもの"により"触れ方"が異なります。手の置き方、指の使い方、力の入れ方など、一つひとつの触診の方法を丁寧に習得して下さい。

触診とは

触診(palpation)は手または指の感覚によりアセスメントすることである。手と指では、触覚や位置覚は指先が、温度覚は手背や指の背面が、振動覚は中手指骨関節部の手掌側が敏感である。触診で大切なことは、解剖学的な位置や形を頭に描きながら、何に触れようとしているのかを明確にしておくことである(図④)。漫然と触診しても重要な情報は得られない。

触診の実際

〈判断できる内容〉
　大きさ、硬さ、位置、温度、湿度、弾性、振動などの運動状態

〈手の準備〉
　冷たい手で触れると筋肉の収縮を引き起こしたりするため、手を擦り合わせるなどして十分に温める。また、爪などで皮膚を傷つけないように気をつける。

〈患者への説明〉
　触診により何を調べるのかを十分に説明し、患者の了解を得て行わなければ患者の苦痛は大きく、協力も得られない。

〈腹部の触診〉
　不必要な圧を加えないように、触診する手は、肘関節と手関節、手掌を曲げずに触診部位に平行に置いて触れる。軽い触診は、皮膚を1〜2 cm押し下げ、圧痛、温度、湿度、弾性、表在性腫瘍などを確認する。深い触診は、手掌で3〜5 cmの深さまで皮膚を陥没させて内部臓器の位置や腫大、腫瘤、圧痛、可動性などを確認する。

〈圧痛時の触診〉
　圧痛があると疑われる部位は，触診の最後に触れる。圧痛を調べる場合は，絶えず患者の顔色や表情，身体の反応を観察しながら進め，痛みの程度を確認しながら最初は弱く，徐々に強く触れていく。

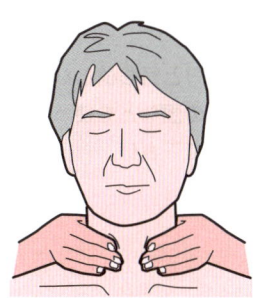
甲状腺の触診
輪状軟骨の下で気管を覆う

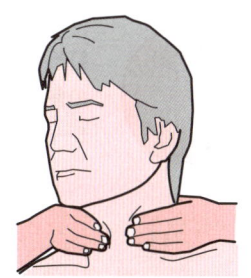
甲状腺葉部の触診

図④　触診は解剖学的な位置・形を念頭に置きながら

7.打診のテクニック

学習の要点は　打診板となる左手中指の置き方と打診槌となる右手中指の使い方がポイントです。机の面などを使って何度もトレーニングしてコツを習得して下さい。

打診とは

　打診（percussion）は身体の各部位を叩くことで生じる振動音により，部位の性状をアセスメントすることである。

打診の実際

〈判断できる内容〉
　胸部，腹部の臓器や組織の大きさ，密度，組織の破壊などの異常な性状。
〈直接打診法〉
　指または手で直接身体を打つ方法である。
〈間接打診法〉
　左手中指を打診板として，右手中指を打診槌として打つ方法である（図⑤～⑦）。
①左手中指（打診板）は伸展させ，その遠位指節間関節をしっかりと打診部位の皮膚に密着させる。このとき，左手のほかの部位は皮膚に触れないようにする。これは打診による振動を消さないで，生じた反響が左手中指の指尖部に鋭敏に伝わるようにするためである。
②右手は屈曲させた中指（打診槌）以外は柔軟に丸めて，手を速やかに動かす。手首には力を入れずに軽くスナップを利かせる感じで，左手中指の遠位指節間関節を右手中指でハンマーのように打つ。
③右手中指は左手中指を打ったあと素早く離し，発生した振動を弱めないようにする。

〈打診音〉
①共鳴音（清音）：強度の大きな音で，正常な肺で生じる音。
②過共鳴音：強度（音の大きさ）が非常に大きい，轟音。肺気腫のような含気量が多いときの肺の音。
③鼓音：最も密度の低い組織の音で，太鼓様の音。胃の気泡や腸内のガスにより生じる。
④濁音：密度の高い組織の音で，重く響かない音。実質である肝臓や筋肉で生じる音。

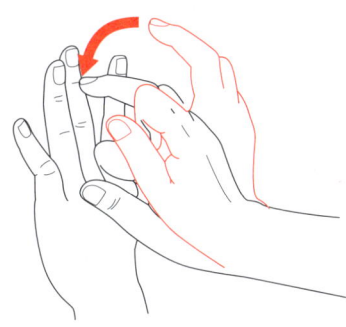

図⑤　間接打診法の手の動作

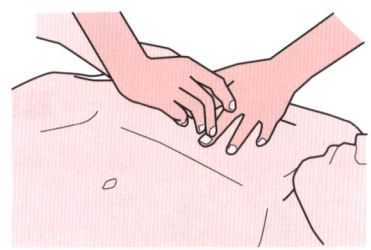

図⑥　間接打診法による胸部打診（仰臥位）

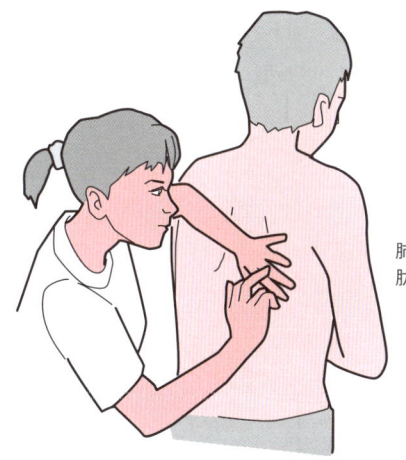

肺野の下端まで，上から下へ肋間を左右交互に打診する

図⑦　胸部背面の打診

8. 聴診のテクニック

正確な聴診を行うためには，静かな環境が必要です。また聴診に集中することも重要なポイントです。わずかな変化も聴き逃さないようにトレーニングして下さい。

聴診とは

　聴診（auscultation）は身体から発せられる音を聴いてアセスメントする方法で，直接耳で聴く方法（直接聴診法）もあるが，一般的には聴診器（stethoscope）を用いて行う。聴診器はヘッドにベル型と膜型を備えたものが望ましい（図⑧）。ベル型は血管音や血圧などの低音域の音が聴きやすく，膜型は呼吸音や腸蠕動音などの高音域の音が聴きやすい。

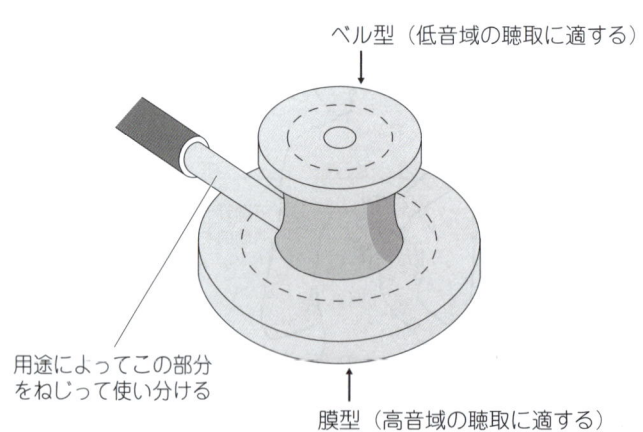

図⑧　聴診器のベル型と膜型

聴診の実際

〈判断できる内容〉

　胸部や腹部の内臓から生じる音により呼吸状態や心臓および大動脈・肺動脈の弁の閉鎖，腸蠕動の状態，血液の流れなど。

〈聴診器の用い方〉

　自分の外耳道に合ったイヤーピースをつけて，導管は音のゆがみを最小限にするために30～35 cm以上にならないようにする。聴診器のヘッドは母指・示指・中指の3指あるいは示指・中指の2指（図⑨，図⑩）で軽く持つ。ヘッドと導管の接続部を持つと音が変化することがあるため注意する。ヘッドを持った手は柔軟に保って，手首や指に力を入れないようにする。

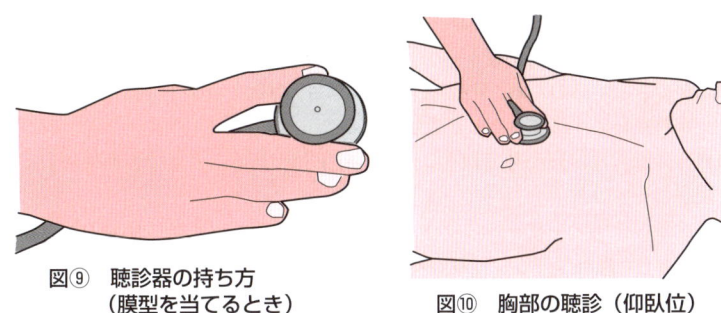

図⑨　聴診器の持ち方
　　　（膜型を当てるとき）

図⑩　胸部の聴診（仰臥位）

〈ヘッド面の注意〉

　ヘッド面が皮膚温よりも著しく冷たいと患者に不快感を与えるだけでなく，低温刺激により筋肉の収縮雑音が生じるため，ヘッドは必ず手掌で温める。またヘッドと皮膚の接触面に隙間がないようにして音を確実に聴取する。

〈音の性質〉

①高低は音の周波数により生じ，1秒間の周波数が多いほど高音であり，少ないと低音になる。ヘルツ（Hz）で表示される。

②強弱は音の大きさで表され，デシベル（dB）で表示される。

③長短は音の持続時間で，長い音，短い音で区別する。

④音色は音の質であり，ガサガサ，ザーザーといった擬音で表現される。

フィジカルアセスメントとは

既出問題チェック 一般問題

☑ 胸背部の観察方法で適切なのはどれか。95-A49
1. 視診は深吸気位で行う。
2. 脊柱の触診は前傾姿勢で行う。
3. ベル型聴診器は皮膚に押し付ける。
4. 打診は肘を支点にして打つ。

● 解答・解説

1. ✕ 視診は，深吸気位でなく安静時の呼吸状態を観察する。呼吸運動は不随意運動であるとともに，大脳の運動野から信号が錐体路を経由して随意的な呼吸運動を起こすことができる。そのため，呼吸数，呼吸の深さ，呼吸のリズムを観察する際は患者に気づかれないようにすることが大切である。
2. ○ 脊柱の触診は前傾姿勢で行うことで，肩甲骨を開くことができ面積が広くなるため観察しやすい。
3. ✕ 聴診器のチェストピースにはベル型と膜型がある。ベル型は低調の音を聴くのに適しており，皮膚に押しつけるのではなく，皮膚に軽く当てて用いる。膜型は高調の音を聴くのに適しており，皮膚にしっかり密着させて用いる。
4. ✕ 一般に打診は，指打診法が用いられる。この方法は，肘を支点にするのではなく，前腕を静止して，軽く手首にスナップを利かせる。利き手でない側の手を伸展し，中指（打診板）を患者の皮膚に密着させ，その背面を利き手側の中指（打診槌）を用いて連続的に叩打し，その音を聴き分ける。

☑ 腹部の触診で適切なのはどれか。99-A40
1. 聴診の前に実施する。
2. 仰臥位で膝を伸展させる。
3. 深いところから徐々に浅く触れる。
4. 疼痛のある部位は最後に触れる。

● 解答・解説
1 × 触診によって腸運動の変化や疼痛の悪化等が起こる可能性があるため，聴診の後に行う。
2 × 腹部の緊張をとるため，触診は仰臥位で膝を屈曲して行う。
3 × 浅い部分から深い部分の順番で行うのが触診の基本である。浅い触診は腹壁の緊張や硬直，腫瘤の有無などを観察するために行う。深い触診は臓器の構造，大きさ，緊張度，疼痛，腫瘤の有無を把握することができる。
4 ○ 疼痛部位の触診によって，痛みや苦痛の増強や他症状が出現する可能性が考えられる。把握ができている疼痛部位は，最後に触れるようにする。

☑ 触診が適している観察項目はどれか。101-P40
1 発　疹
2 側　弯
3 腸蠕動
4 声音振盪

● 解答・解説
1 × 発疹とは皮膚に現われた変化をいい，色や形の変化を診る視診が適している。しかし，圧痛や硬さなど触診から得られる情報もある。
2 × 側弯とは，脊柱が側方へ弯曲している脊柱の形態の異常であり，視診が適している。
3 × 腸蠕動音を聴取して確認する。聴診が適している。
4 ○ 患者の胸壁に両手を置き，患者に低音の発声をしてもらうことで声の振動を触診し，胸腔内の状態を観察する方法である。触診が適している（**p.38** 参照）。

☑ 入院中の乳児のバイタルサインで最初に測定するのはどれか。98-A5
1 体　温
2 呼　吸
3 脈　拍
4 血　圧

● 解答・解説
1 ⎫
2 ⎬ 泣き叫んだり身体を激しく動かしたりすると一番影響を受けるバイタルサインは何
3 ⎬ かを考える。呼吸は，小児が啼泣すると全く測定できなくなる。脈拍も啼泣や体動の
4 ⎭ 影響を受けやすい。最も影響を受けにくいのは体温である。したがって，小児のバイタルサインは，呼吸⇒脈拍⇒血圧⇒体温の順に測定を進めていくのがよい。よって，1 ×，2 ○，3 ×，4 × となる。

フィジカルアセスメントとは

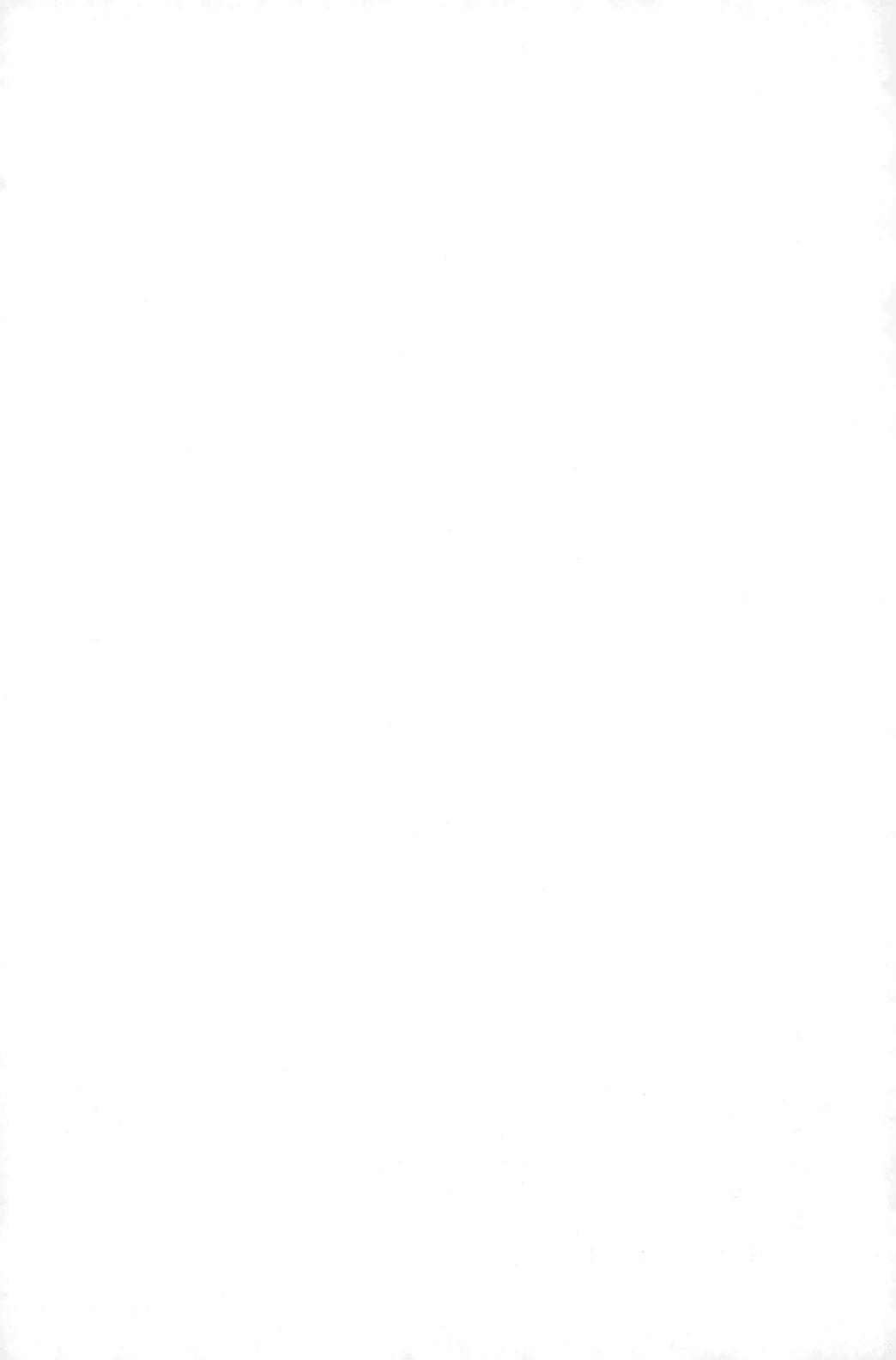

第1章　呼吸機能障害のアセスメント

1 主な症状・病態と
　疑われる疾患 24
2 問診によるアセスメント 28
3 視診によるアセスメント 30
4 触診によるアセスメント 35
5 打診によるアセスメント 39
6 聴診によるアセスメント 42

1. 主な症状・病態と疑われる疾患

学習の要点は　病態から現れる様々な症状を学習するためには，正常な身体の構造と機能を理解しておくことが重要です。疾患では慢性閉塞性肺疾患（COPD）や気管支喘息，肺癌に関連した出題が多く，それに伴う学習が必要です。

呼吸困難

　呼吸困難とは呼吸することが非常に苦しく不快と感じる感覚のことである。しかし，意識がない場合も，他覚的にみて呼吸が著しく苦しそうな状態も呼吸困難と呼ぶことがある。呼吸困難は症状の発現状況から**急性**，**亜急性**，**慢性呼吸困難**に大別できる。急性の呼吸困難では緊急を要する処置が必要となるケースも多く，発症時間の確認は重要である。**呼吸器系**の障害だけでなく，**循環器系**，**筋骨格系**，**脳・神経系**の障害でも起こるため，全身のアセスメントが必要となる（表1-1）。また，慢性呼吸不全の患者では，低酸素血症にありながら呼吸困難を伴わないこともあり，呼吸困難がないからといって安心はできない。呼吸困難には息切れの軽い状態から，息ができないと感じるほど重篤な状態まで様々である。日常の息苦しさの度合いを5段階で分類した「**ヒュー・ジョーンズの分類**」を参考に判断する（表1-2）。

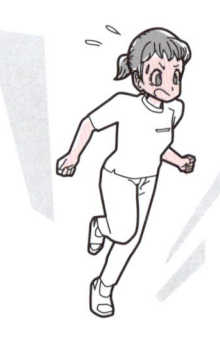
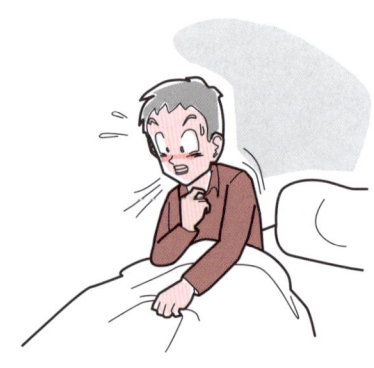

表 1-1　呼吸困難の発症時期と主な疾患

発症時期		疾患とその他症状
急性呼吸困難 (数分〜数時間)	呼吸器疾患	COPD 急性増悪：起坐呼吸，呼吸数の増加，呼吸補助筋を用いた呼吸 気管支喘息：起坐呼吸，喘鳴 ARDS：著明な低酸素血症，咳嗽・喀痰，頻呼吸，頻脈 自然気胸：突発性の胸痛，乾性咳嗽，やせ型長身の若年の男性に多い 肺塞栓：胸痛，血痰，頻呼吸 気道内異物：嗄声，喘鳴
	心疾患	急性心筋梗塞：激しい胸痛，不整脈
	脳血管疾患	脳内出血：意識障害，麻痺，頭痛
	心因性	過換気症候群：多呼吸，手指のしびれを伴い，若い女性に多い
亜急性呼吸困難 (数日〜数週間)	呼吸器疾患	肺炎：咳嗽・喀痰，発熱 急性間質性肺炎：頻呼吸，発熱，低酸素血症 肺結核：咳嗽・喀痰，発熱，倦怠感
	心疾患	うっ血性心不全：泡沫痰，起坐呼吸 心膜炎：発熱，胸痛
	脳血管疾患	脳炎：意識障害
	その他	糖尿病性ケトアシドーシス：意識障害，アセトン臭
慢性呼吸困難 (数か月〜数年)	呼吸器疾患	COPD：口すぼめ呼吸，咳嗽・喀痰，喫煙歴 肺線維症：乾性咳嗽，ばち状指 肺高血圧症：顔面や下肢の浮腫

表 1-2　呼吸困難の重症度分類

Hugh-Jones（ヒュー・ジョーンズ）の分類	
Ⅰ度	同年齢の健康人と同様に仕事ができ，歩行，階段の昇降も健康人と同じにできる
Ⅱ度	平地では同年齢の健康人と同様に歩行できるが，坂や階段を健康人と同じ速さでは登れない
Ⅲ度	平地でも健康人と同じ速さでは歩けないが，自分のペースでならば1km以上歩くことができる
Ⅳ度	休みながらでなければ，50mも歩けない
Ⅴ度	話をしたり衣服を脱いだり，身の回りのことをするにも息切れがする

―――――――― 喘　鳴 ――――――――

　気道における空気の流れは狭窄などがあると速くなり，流れが乱れることで喘鳴が生じる。喘鳴は聴診器なしで聴こえる異常呼吸音で，主に上気道（鼻腔，咽頭，喉頭）から生じる異常呼吸音を「上気道喘鳴」stridor といい，吸気に喘鳴を認める。また気管支以下の気道から生じ主に呼気時（または吸気・呼気時）に生じる異常呼吸音を，「下気道喘鳴」wheezing と呼び区別する場合がある。
　上気道喘鳴は喉頭・気管異物，喉頭浮腫，喉頭けいれん，急性喉頭蓋炎など，急激に気道閉塞をきたす疾患が多く，直ちに治療が必要な場合がある。そのほか

上気道の腫瘍等がある。また下気道喘鳴の代表的疾患は気管支喘息で，そのほか肺水腫や肺気腫，慢性気管支炎などでも出現する。

喀痰

気道分泌物である喀痰は肺疾患に対する多くの情報を有しており，呼吸器アセスメントにおいては重要な情報源である。通常の気道粘膜表面は杯細胞からの分泌液で潤い，異物などを喉頭に向かって押し出している。気道感染や刺激等により気管支腺が刺激されると気道分泌物が増加する。喀痰は呼吸器や循環器疾患の随伴症状として認められる。痰は漿液性，粘稠性などの性状に分類され，その特徴から主な原因疾患を考えることができる。

咳嗽

咳嗽は気道粘膜への刺激に対する反応であり，異物を排除しようとする生体の防衛反応である。咳嗽には喀痰を伴う湿性咳嗽と喀痰を伴わない乾性咳嗽がある。気道粘膜が何らかの原因によって刺激され，迷走神経反射を起こし咳嗽が起こる。湿性咳嗽は喀痰や異物を体外に喀出することを目的としているため，咳嗽能力の低下は喀痰の喀出を困難にするおそれがある。同様に咳嗽を抑えることは無気肺や誤嚥による窒息を起こす可能性があり危険である。しかし乾性咳嗽は異物などの喀出を目的としていないため，咳嗽による体力の消耗を予防する意味から咳嗽を抑えることも必要な場合がある。

喀痰を伴う湿性咳嗽は副鼻腔気管支症候群などの気道の炎症やアレルギー性要因，慢性閉塞性肺疾患などで起こる。喀痰を伴わない乾性咳嗽は，冷気や乾燥した空気，異物を吸入した場合などの物理的要因，タバコや排気ガスなどの大気汚染物質等による化学的刺激や，自然気胸，胸膜炎などによる胸膜刺激によっても発生する。そのほか百日咳，マイコプラズマ，気管支異物，心因性咳嗽など様々な疾患が考えられる。

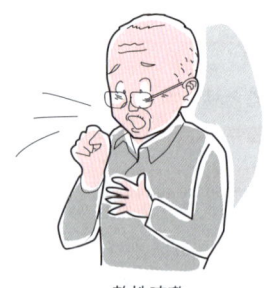
乾性咳嗽

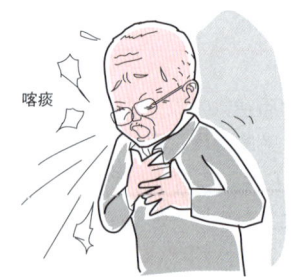
湿性咳嗽

嗄声

嗄声は声の音色異常で声帯の病変を示す徴候である。声がかすれる，声が小さい，声が出しにくいなどの症状を示す。嗄声は声帯の直接的疾患によって声帯が十分閉じなくなる場合と，反回神経麻痺によって声帯が可動しなくなる場合がある。反回神経は迷走神経の分枝で延髄から胸部を経由して声帯に達している。このため脳，肺，心臓，食道など反回神系を取り巻く様々な臓器に関係する疾患やその治療によって麻痺を生じる可能性がある。また声帯が完全に閉じないことから湿性嗄声は誤嚥の徴候の一つとされる。嗄声をきたす疾患には，反回神経麻痺のほか，喉頭炎，声帯浮腫，声帯ポリープ，喉頭癌などがある。

発熱

発熱とは一般的に平熱よりも1℃以上高くなった場合をいう。発熱は白血球等の免疫系細胞から放出されるサイトカインの働きにより発熱に関与する物質が産生され，体温調節中枢が異常を起こし発熱が起こる。体温調節中枢は視床下部に存在する。発熱は疾患によって様々な熱型を示すことがある(p.210参照)。稽留熱は日内変動が1℃以内の高熱が持続し，主な疾患は腸チフスや化膿性髄膜炎などである。弛張熱は日内変動が1℃以上で37℃以下にならない熱型で，主な疾患は敗血症，感染症，化膿性疾患，悪性腫瘍などがある。間欠熱は，日内変動が1℃以上あり37℃以下になる場合で，代表的な疾患はマラリアや胆道感染などである。

胸痛

痛みは，疼痛の部位によって大きく体性痛，内臓痛に分けられる。胸部における体性痛は，皮膚や粘膜，胸壁部の筋骨格，筋膜，壁側胸膜等で肋間神経の支配領域にある。また咽頭や喉頭の痛みも体性痛に含まれる。体性痛の特徴は限局性で，疼くような，差し込むような痛みで表現される。疾患では胸膜炎や自然気胸，癌性浸潤，骨の痛みなどである。内臓痛は組織の酸素欠乏，臓器の過伸展，内臓平滑筋のれん縮などが原因で起こり，臓器では心臓，大動脈，肺・肺血管，胸腔・縦隔，気管・気管支，食道などである。痛みの特徴は，部位が不明瞭で締めつけられるような，絞るような，張り裂けるような痛みで表現される。胸痛をきたす呼吸器系疾患は，肺梗塞，自然気胸，胸膜炎，肺癌などである。肺には知覚神経がなく直接的な疼痛はないが，壁側胸膜に炎症や癌性浸潤が及ぶと知覚神経が豊富にあるため胸痛が出現する。胸痛出現時は，痛みの性状，部位，持続時間，随伴症状（放散痛や関連痛の有無，呼吸困難，発熱，咳嗽，嗄声，異常呼吸音，副雑音等）を含めてアセスメントする。

2.問診によるアセスメント

学習の要点は

呼吸器疾患に特徴的な主訴と疾患について，生活環境や精神的状況も合わせて関連づけながらアセスメントしましょう。また，心不全や鼻咽頭疾患，脳神経系疾患，内分泌系疾患などによって起こる呼吸の異常もあることも関連づけて学ぶことも大切です。呼吸の異常に伴う生活にどんなことが起こるのか考えましょう。

主訴に関して

　先の項目で述べたように，呼吸器系の障害では主に，呼吸困難，喘鳴，発熱，咳嗽，喀痰，胸痛などがある。

　患者の状態によっては直ちに処置を必要とする場合もあり，患者の全身状態を見極める必要がある。低酸素状態にある患者は，落ち着きがなくなり，コミュニケーションが十分に図れなくなるなど不穏，錯乱，興奮状態を示すことがあり，問診時の意識状態についても観察する必要がある。問診は患者の全身状態を観察し，どの程度の問診が可能であるか，必要であるのかを判断して行う。呼吸困難が強いときや低酸素状態にあるときは家族等から聴取することもある。

現病歴・既往歴・家族歴に関して

　現病歴として，症状が出現してから現在までの症状の程度，部位，持続時間などの経過を詳細に確認する。また随伴症状についても確認する。

　既往歴として呼吸器疾患の有無や呼吸器以外の疾患の有無，また成人でも，その患者の小児期における呼吸器感染症について確認する。

　家族歴として結核をはじめとした伝染性疾患や，糖尿病や癌など遺伝的要素が高い疾患などについて確認する。

生活歴に関して

- ●生活環境

　気管支喘息患者では特に居住環境やペットの飼育，新築・改築・転居の有無や室内の空調や間取り，掃除の状況などを確認する。

- **喫煙状況**

  喫煙歴や受動喫煙（職場や家庭などでの副流煙の状況）は，肺癌をはじめとした癌のリスクを高めるとともに，慢性閉塞性肺疾患（COPD）の危険因子でもある。喫煙（ブリンクマン）係数＝喫煙本数（1日分）×喫煙年数で計算し，400以上で肺癌やCOPDなどの喫煙による罹患率が要注意となり，600以上でハイリスクとなる。

- **職業歴**

  石綿（アスベスト）などが用いられた建築物や物を廃棄する際に長期間呼吸器に流入することで重篤な呼吸器障害をきたす可能性がある。

- **食生活**

  COPDなど呼吸器障害は，エネルギー消耗が激しいことから，栄養状態や体重の変化などの把握が必要となる。

- **アレルギー歴，薬の服用状況**

  薬剤・食物・物質などによるアレルギー，薬の服用状況，日常生活動作，睡眠状態や日中の眠気，睡眠中のいびきや無呼吸なども確認が必要である。

  薬剤では，アスピリンや酸性非ステロイド性抗炎症薬の投与によって気管支喘息が起こる場合や，気管支喘息が重篤化する場合がある。また，関節リウマチの治療薬や漢方薬で間質性肺炎が発症する場合があり，薬剤や漢方薬をはじめ健康補助食品についての確認も必要である。

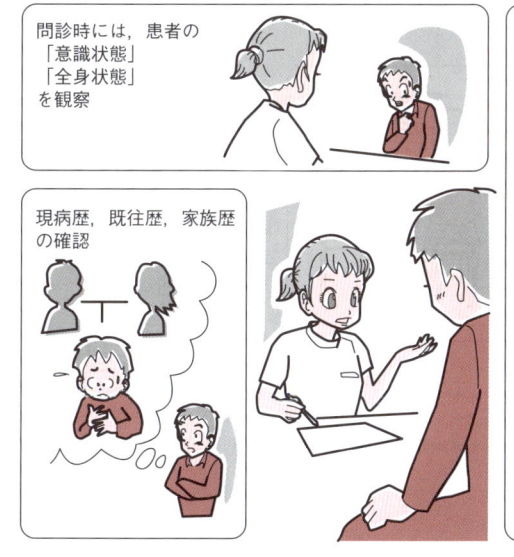

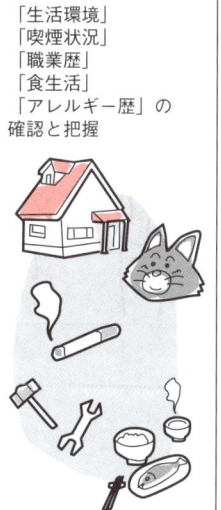

問診時には，患者の「意識状態」「全身状態」を観察

現病歴，既往歴，家族歴の確認

「生活環境」「喫煙状況」「職業歴」「食生活」「アレルギー歴」の確認と把握

3. 視診によるアセスメント

学習の要点は

フィジカルアセスメントでは，看護の視点に基づいた呼吸に関する問診，視診，聴診，打診から情報を得ます。その結果から呼吸器の障害が健康にどのような影響を与えているのか，またその程度を判断します。まず，はじめの呼吸パターン・状態の観察は特に重要です。チアノーゼの概念や観察についても覚えておきましょう。

視診の概要

視診は可能であれば真っすぐに座ってもらい，前後，側方，背部から観察する。視診は問診や触診，打診，聴診を行いながら，患者の姿勢・表情，皮膚の色，チアノーゼの有無，皮膚の張り，湿潤や乾燥の有無を観察する。呼吸運動では呼吸状態，腹式呼吸，胸式呼吸，努力様呼吸の有無，呼吸補助筋の使用について観察する。胸郭の視診では胸郭の拡張，左右差，胸郭の横径と前後径の比較，胸郭変形の有無を観察する。

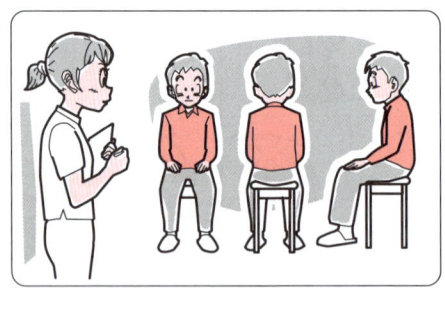

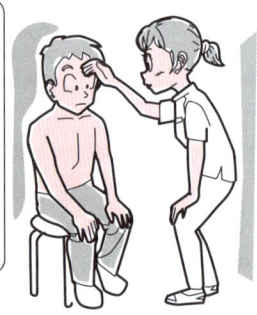

呼吸の仕組み（胸郭・呼吸筋の関係）

①換気と胸郭・呼吸筋の関係

　換気は呼吸筋の働きによる吸気と呼気の胸郭容量の変化の繰り返しにより行われている。呼吸筋が疲労すると換気量が低下し，低酸素血症や高炭酸ガス血症に陥る。

②吸気と胸郭・呼吸筋の関係

　健常人の安静吸気運動は，横隔膜と肋間筋が収縮することで胸郭が拡張する。胸郭が拡張すると胸腔内の陰圧が急激に高まり，鼻孔から空気が流入する（胸腔内の陰圧は吸気時－5～－9 mmHg，呼気－3～－6 mmHg）。

・安静時の吸気は横隔膜と外肋間筋，第2・3内肋間筋の収縮によって胸郭内積を拡大させる。

③吸気努力時の呼吸補助筋〈呼吸筋疲労などで吸気努力が必要な場合〉（図1-1）

・胸鎖乳突筋が胸骨を引き上げ胸郭が上昇する。
・斜角筋が胸上部を引き上げ胸郭が拡張する。
・僧帽筋が胸郭を引き上げ胸郭が拡張する。

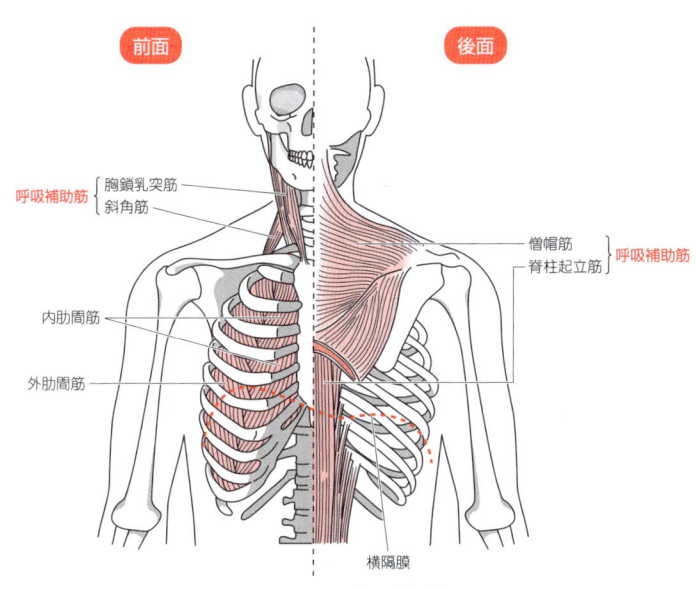

図1-1　呼吸補助筋

呼吸の仕組み（呼吸の性質）

呼吸は周期性の変化を考慮して 1 分間の呼吸回数を数える。呼吸は意識することで回数が変化するため，呼吸を測定する際は脈を触診するなどして，相手に呼吸回数を測定していることを意識させないことが必要である。また呼吸は運動や労作によって変化するため，安静時の呼吸を測定する。

呼吸は，速度が速くまたは遅くなる変化，換気量の変化による深さの変化，規則的な呼吸が保てないために出現する呼吸周期やパターンの変化などがある（表1-4）。

表 1-4　呼吸の速さ，深さ，周期性変化

観察点	呼吸の名称	呼吸状態の説明	呼吸パターン
呼吸数	正常呼吸	1 分間に 15〜20 回	（吸気 呼気／呼吸の深さ）
	頻呼吸	1 分間に 25 回以上の呼吸回数	
	徐呼吸	1 分間に 12 回以下の呼吸回数	
深さ	過呼吸	呼吸回数は変わらないが呼吸の深さが増し，1 回換気量が増える	
	減呼吸	呼吸回数は変わらないが呼吸の深さが浅くなり，1 回換気量が減る	
呼吸数と深さ	多呼吸	1 分間に 24 回以上の呼吸回数で深さも増し，そのため分時換気量が増える	
	小呼吸	1 分間に 12 回以下の呼吸回数で呼吸の深さも浅くなり，分時換気量が低下する	
呼吸周期	チェーン・ストークス呼吸	呼吸と呼吸の間に無呼吸の状態が数秒〜数十秒続く。呼吸の深さは浅い呼吸から始まり徐々に深くなり，再び浅くなる。その後呼吸が停止する☞呼吸により肺胞気二酸化炭素は低下するが，呼吸中枢の二酸化炭素は数秒遅れて低下する。呼吸中枢の二酸化炭素が低下したことで呼吸をしなくてもよいという指令が脳から伝わる。伝達の遅れが無呼吸状態を生む	
	ビオー呼吸	呼吸と呼吸の間に無呼吸がある。呼吸開始から深い呼吸が始まり，突然呼吸が止まり無呼吸が数秒〜数十秒続く。呼吸の深さは一定である。呼吸中枢活動の低下により，呼吸停止を伴う不規則な呼吸である	
	クスマウル大呼吸	非常に深い呼吸で呼吸数が減少する。吸気の方が呼気より長い。糖尿病性ケトアシドーシス時に認める☞血液中の水素イオンが増すと，呼吸の化学受容器が刺激される。呼吸によって血液の pH を改善しようとして深い呼吸になる	

呼吸の仕組み（努力様の呼吸）

視診は呼吸状態をアセスメントする上で重要な役割を果たしている。特に緊急性の高い状況では，視診によって危険な状態をある程度判断できる。視診では中枢性のチアノーゼ出現の有無，湿潤や冷汗など皮膚の状態を観察する。同時に意識状態を観察し，意識レベルの低下や落ち着きのなさ，興奮状態の出現にも注意をはらう。また一定の状態に身体を保てず体位を変える動作や，肩，鼻翼，下顎など身体の一部を用いた努力様の呼吸をしているかなどについても観察する（表1-3）。

表1-3 努力様の呼吸

観察部位	呼吸の名称	症状
顔面	鼻翼呼吸	吸気時により多くの空気を取り入れようとして，鼻翼を大きく開く
顔面	下顎呼吸	胸鎖乳突筋による努力様呼吸
顔面	口すぼめ呼吸	口をすぼめることで呼出口を狭くし，呼気に抵抗をかけることで，呼気時の気道閉塞を予防する。慢性閉塞性肺疾患患者の呼吸困難時にも無意識的にみられることがある
胸部	奇異呼吸	正常吸気時は，横隔膜が収縮し胸郭が広がり腹壁が持ち上がる。呼吸筋疲労により横隔膜が十分収縮しないと，胸腔側に横隔膜が入ったままとなり，胸腔が陥没した呼吸になる。横隔膜の筋力低下時にみられる
胸部	シーソー呼吸	吸気時に上胸部が陥没し腹部が拡張する呼吸。肋間筋などの胸壁筋の筋力低下によって起こる
胸部	フーバー呼吸	呼吸筋疲労によって横隔膜が平低化し，吸気時に胸郭下部肋骨が内側に動く状態
胸部	陥没呼吸	鎖骨上窩の吸気時陥没，肋間の陥没 上気道閉塞の初期症状として出現する。舌根沈下や上気道浮腫，気管内異物などが考えられる危険な徴候
姿勢	起坐呼吸	仰臥位になることで末梢から心臓への静脈還流が増え，肺静脈圧が上昇することで呼吸困難が出現する。仰臥位になれず座っている状態（うっ血性心不全，気管支喘息）

胸郭の形態

胸郭形態の視診では，胸郭の横径と前後径の比較を行う。正常では左右対称性で前後径は左右に比べ小さい（1：2〜5：7）（図1-2）。

胸郭は楕円で，肋骨角70〜80度，肋骨は脊柱に対して45度である。病的な胸郭としては，樽状胸の水平の肋骨，前後径の増加，隆起した肋骨角で閉塞性肺疾患に特徴的である。鳩胸は前方への胸郭の突出，漏斗胸では胸骨の一部または全てが陥没している。脊髄の変形では側弯，後弯，前弯などが認められる。

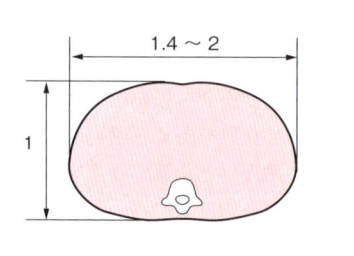

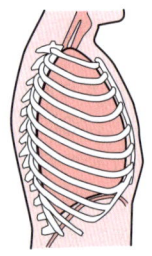

図 1-2　胸郭の形態

チアノーゼ

　健常者の口唇や爪床などの色調はピンク色を呈している。チアノーゼではこれらの色調が青黒くなる。低酸素血症の中等度から重症では口唇や口腔粘膜にチアノーゼが認められる。チアノーゼはその原因によって末梢性チアノーゼと中心性チアノーゼに分けられる。

①末梢性チアノーゼ
　末梢血管の閉塞や心拍出量の減少による末梢循環障害によって起こる。また寒冷刺激によっても起こり，これは末梢循環を低下させることで中心温度を保とうとするためである。

②中心性チアノーゼ
　動脈血酸素濃度が低下することで粘膜に起こるチアノーゼで，酸素と結合していないヘモグロビンが 5.0 g/d/ 以上で起こる。爪，口腔粘膜，舌，眼瞼結膜などに認められる。

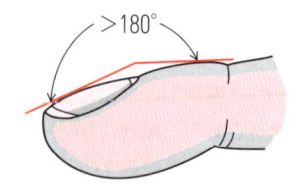

ばち状指

　手足末端部の異常な拡大と爪の根元と爪の角度が 180 度を超えた状態（図 1-3）。低酸素血症が長期に及ぶ場合に起こるとされている。指趾末端のうっ血により，軟部組織が増殖したことによると考えられている。
　ばち状指はチアノーゼをきたす心疾患，呼吸器疾患では特発性肺線維症，間質性肺炎などの患者，また肺癌でも認められる。

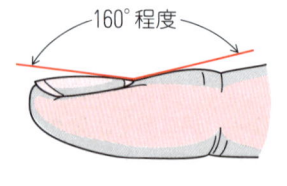

図 1-3　ばち状指

4. 触診によるアセスメント

学習の要点は

呼吸器では低酸素症によって起こっている徴候や症状を短時間に査定し，低酸素症の原因や誘因が何かを分析する必要があります。触診の技術をしっかりおさえ，音声振盪の正常と逸脱についても覚えておきましょう。

触診の概要

　前胸部，後胸部，左右側胸部に触れ，皮膚と皮下の構造，胸郭の拡張，触感振盪音，気管の位置についてアセスメントする。

　皮膚に触れることで，体温や皮膚の張り，皮下気腫の有無，皮膚の乾燥・湿潤，筋肉の緊張度，腫瘤などの情報が得られる。

胸郭と肺の解剖（図 1-4）

・立位では肺尖部は鎖骨上 3cm ほどの位置にあり，背部では第 7 頸椎の部位にあたる。
・肺底部は安静呼気時にはおおむね鎖骨中線上で第 6 肋骨，前腋窩線上で第 7 肋骨，中腋窩線上で第 8 肋骨の位置にある。
・背部における肺底部は第 10 胸椎棘突起の位置にあり，深い吸気によって第 12 胸椎棘突起の位置まで下降する。
・心臓のほとんどは胸骨内にあり，心臓の右側は打診によって確認できないことが多い。
・心尖部は左第 5 肋間で鎖骨中線よりやや内側にある。
・気管は第 2 肋骨の部位で左右の気管支に分かれる。第 2 肋骨は前方にやや突出した胸骨角に結合している。気管は背部では第 4 胸椎棘突起の位置で左右の気管支に分岐する。
・肺は左右非対称性の臓器で，右肺は 3 葉に左肺は 2 葉に分かれている。右肺の上葉と中葉は鎖骨中線上の第 4 肋骨と中腋窩線上の第 5 肋骨を結ぶ位置にある水平裂によって区分けされている。右の中葉と下葉および左の上葉と下

触診によるアセスメント　35

葉は中腋窩線上の第5肋骨と鎖骨中線上の第6肋骨を結ぶ位置にある斜裂によって区分けされている。

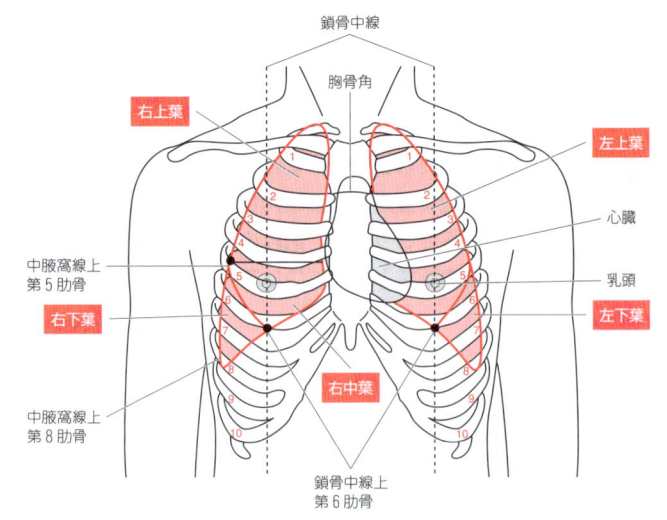

図1-4 胸郭と肺の解剖図

触診方法と観察の視点

　胸郭の可動性を正確に観察するためには，胸式呼吸でできるだけ深く呼吸をしてもらう必要がある。また触診では両手を胸郭に強く当てるのではなく，呼吸を邪魔しないように柔らかく，対称性に両手を置くことが重要である。視診でわかりにくい胸郭の可動性変化も触診によってわかる場合が多い。

　音声振盪では，相手になるべく低音で長く発声してもらい，上肺野，中肺野，下肺野の順に左右を比較しながら触診する（**p.38**参照）。

気管の位置を確認するための触診

〈方　法〉頸部に両手を当て，両母指で気管が正中にあるか触診する。
〈正　常〉正中にある。
〈異　常〉無気肺では異常のある一側へ気管が偏位する。胸水貯留時は反対側へ気管が偏位する。

胸郭拡大（可動性）を確認する触診

①上肺部

〈方　法〉
- 両母指を胸骨上に八の字に置き，他の指は自然に開いて両上肺部に軽く当てる（図 1-5）。
- 患者に息を吸ってもらい，この時の母指の動きを観察し母指がどれだけ開いたかを見る。また左右の開きに差がないかを見る。

〈正　常〉母指は 3〜4 cm 離れる。母指の動きに左右差がない。

〈異　常〉無気肺や胸水貯留，気胸などでは，病変側の胸郭運動が低下し，胸郭の動きが左右非対称となる。肺気腫では肺や胸壁の拡張運動が低下するため，両母指の離れる間隔が狭くなる。

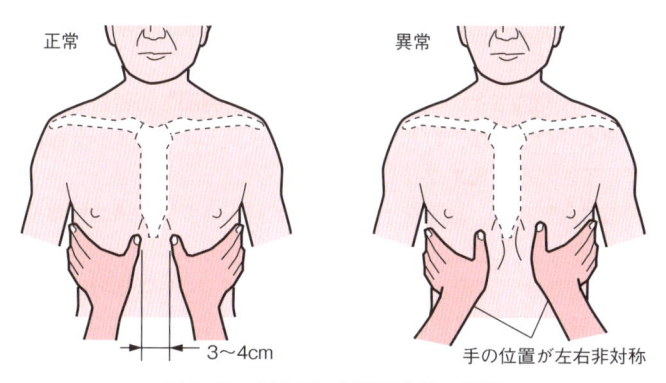

図 1-5　上肺部の胸郭可動性の確認

②中・下肺部と肋骨角

〈方　法〉
- 両手の母指を患者の肋骨弓に沿って置き，他の指と手掌を側胸部に軽く当て，深呼吸をしてもらい両手の動きを比較する。

③後胸郭の可動性を測定

〈方　法〉
- 第 10 胸椎の高さで両母指を脊椎に当て，他の指を肩甲骨下端に沿って当てる（図 1-6）。

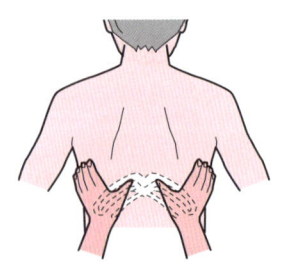

図 1-6　後胸郭の可動性の測定

音声振盪の触診

〈方　法〉
- ・振盪音：触診で知覚する振動音で発声による胸壁の振動を検者の手で感じ，胸壁面上での声音振動の伝導から胸郭内部の異常を推測する。
- ・坐位で実施する。
- ・手掌または尺側面などの敏感な部分を患者の前胸部に密着させ，患者に低音で少し長く「ひとーつ，ひとーつ」や「ナインティーナイン」などを繰り返し発声してもらう（図1-7）。
- ・触診部位は胸部前面，後面を上肺野，中肺野，下肺野の順に診察部位を変えて行う。

〈正　常〉左右差がない。胸壁の厚さによって変化する。気管支分岐部近くの胸骨角，第2肋間で最も振盪を感じる。

〈異　常〉・減弱部位：痰の貯留，無気肺，胸水貯留，気胸，肺気腫
　　　　　・亢進部位：限局性肺炎

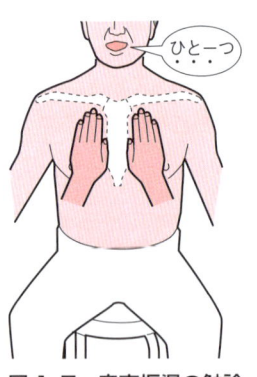

図 1-7　音声振盪の触診

5. 打診によるアセスメント

学習の要点は

フィジカルアセスメントは呼吸に関する看護問題だけではなく，合併症を予防するためにも使われます。打診音の種類と病態の関係，横隔膜の可動域確認についても理解が必要です。

打診の概要

反響音，振動の変化により打診音が清音（共鳴音）・鼓音・濁音かを把握し，胸郭の空気含量を推測することで，臓器の位置と大きさ，横隔膜の動き，胸腔や肺の空気，液体などを調べる。

〈打診音の種類〉
　音の強さ（音の大きさ，小ささ），音質（音の高さ，低さ，空気の含有量が多いほど低い音），音の長さ（音の持続した時間）を観察し音の種類を特定する。
・清音（共鳴音）：大きく低い音で長く聞こえる
・鼓音：大きく高い音で，太鼓のような音，やや長い
・濁音：強さは中間で，高さも中間，ずしんと響く音

打診方法の基本

①肋間に利き手と反対側の中指を当て，指を反らすつもりで皮膚に密着させてぴったりあてがい，他の指は皮膚から離す（図1-8）。
②利き手の中指または中指と薬指で弧を描き，手首にスナップをきかせ，肋間に当てた中指の遠位指節間関節を限りなく短い時間で叩き，叩いたらすぐに離す。
③左右対称性に肺尖部から肺底部へ，各部分で1～2回素早く強く前胸部と後胸部を打診する。後胸部では肩甲骨を避けて打診する。

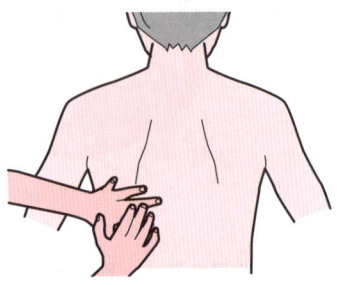

図 1-8 打診方法の基本

打診方法と観察の視点

〈打診方法〉
- 肺尖部から上肺野，中肺野，心臓部，下肺野にかけて左右差を確認しながら打診する。肺尖部は鎖骨上 3cm ほどの位置にある。
- 肺尖部は背部で第 7 頸椎棘突起と同じ高さにある。
- 背部では左右の肩甲骨を避けるため腕を組み，やや前かがみになってもらうと打診しやすい。
- 前胸部同様，肺尖部から下肺野にかけて打診する。

〈正　常〉
- 肺野末梢肺で清音を認める。背部の範囲で，骨を避けた部分では音が大きく，音質は低く，長い清音を認める。
- 肺肝境界：前胸部では右鎖骨中線上で第 6 肋間の位置。背部では第 10 胸椎棘突起に位置する。
- 肺肝境界以下での打診音は濁音
- 鼓音は含気の多い胃の部分で認める。

〈異　常〉
- 普通の呼吸状態で，過共鳴音を認めると，含気量が増加した状態を表し，肺気腫が疑われる。
- 気胸では鼓音を聴取する場合がある。
- 無気肺，胸水，血胸が存在すると含気量が少なく音が半濁音となり，ずしんと重く，小さく短く高い音がする。
- 肺気腫では肺肝境界は右鎖骨中線上第 6 肋骨間より低下する。
- 呼吸筋疲労により横隔膜の動きが低下しても肺肝境界は低下する。

●横隔膜の可動域を調べる打診方法
・できるだけ息を吐いた状態で呼吸を止める。
・肩甲骨線上を下に向かって打診する。
・音が清音から濁音に変化したところにマークをつける（この位置が呼気時の横隔膜の高さ）。
・息を楽にする。
・息を思いきり吸い呼吸を止める。
・印をつけた部位から下に向かって打診する。
・音が変わったところに印をする。
　→この差が横隔膜の動き（左右差，吸気時と呼気時の差を測定する）

〈正　常〉
・横隔膜は，肝臓によって右がわずかに高い。
・横隔膜の動きに左右はない。
・深呼吸時の横隔膜の動きは 3〜5cm である。

〈異　常〉
・肺気腫や横隔膜の疲労時は可動域が狭くなる。
・気胸の場合，気胸側の横隔膜が下がる。
・神経・筋疾患など拘束性障害時も横隔膜運動が制限される。

6. 聴診によるアセスメント

学習の要点は　正常な呼吸音と聴診部位を臓器の位置と関連づけて理解しましょう。呼吸音の消失の意味や副雑音の種類と病態との関係について理解しておきましょう。

―――― **聴診の概要** ――――

　呼吸音は気道内の気流によって発生する。気流は断面積が大きくなるほど遅くなるため，気管から肺胞へ向かうにしたがって気流が遅くなる。これは末梢へ行くにしたがって細気管支の数が増えることで，総断面積が大きくなることによる。気道内の気流による音は，断面積の狭い気管では粗く速いが，肺胞では遅く柔らかい音になる。呼吸音の変化には大きく分けて，①呼吸音の異常（音の強弱，変化や消失，部位の異常，例えば気管支呼吸音が，気管支周辺以外で聴取されるなど）と，②副雑音がある。

　聴診では気道内の気流変化から気道における障害の存在に関する情報がわかる。

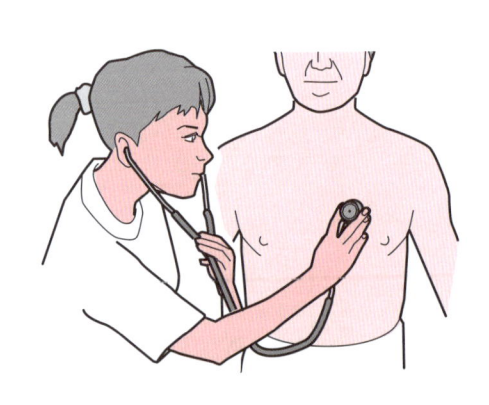

呼吸音と副雑音

①呼吸音には気管上で聴取される気管呼吸音、気管分岐部周辺で聴取される気管支肺胞呼吸音、それ以外の肺野で聴取される肺胞呼吸音がある（表 1-5）。
②副雑音には連続性ラ音と断続性ラ音がある（表 1-6）。連続性ラ音にはいびき（様）音と笛声音があり、断続性ラ音には捻髪音と水泡音がある。そのほか、非肺性副雑音には胸膜摩擦音や、皮下気腫の部位で聴取される皮下捻髪音などがある。

表 1-5　呼吸音の聴診部位と観察の視点

呼吸音	観察部位	正　常	異　常
気管呼吸音	・頸部気管上	・呼気の際に強く長い ・粗く強く高い音 ・吸気より呼気で音が大きい ・吸気と呼気の間が中断している	気管呼吸音がほかの部位で聴取されると、その部位に炎症病変が疑われる
気管支肺胞呼吸音	・第1～第2肋間の胸骨縁 ・肩甲間部で第4胸椎までの間	・吸気、呼気の長さが等しい ・中音調で中程度の強度	気管支呼吸音化、肺実質の音の伝播の亢進：前胸部胸骨上と背部両肩甲骨間の部分以外の肺胞呼吸音聴診部位で聴かれると、肺炎などが疑われる
肺胞呼吸音	・上記以外の肺野	・小さい音 ・吸気の際に呼気よりはっきり聴かれ、長さは2.5倍長い、木の葉の間を風が吹き抜ける音に似た柔らかい音がする	・肺胞呼吸音減弱：肺水腫、肺うっ血などによる含気低下を示す ・肺気腫、胸水、気胸、気道内異物などで呼吸音が減弱 ・肺気腫では呼気の延長を認める ・肺炎など炎症部位では呼吸音が粗くなる

表 1-6　副雑音の分類

副雑音	状　況
◎副雑音：異常呼吸音	気道の一部に狭窄が生じると気流速度が増大するため、気流と気道壁の間の相互作用で気道壁が振動し、副雑音を認める
I．連続性ラ音：rales 　※ continuous sounds ともいう ・一定以上持続して聞こえる副雑音をいう ・音の特徴は声や楽器のような音で、低音性と高音性がある ・連続性ラ音にはいびき（様）音と笛声音がある ・主に呼気相で聴取される	・高い音や低い音で長い音 ・気管支喘息の発作時に聴取される代表的な副雑音である。初めは呼気で聴かれるが、狭窄がひどくなると吸気、呼気両方で聴取される。さらに気管支れん縮が強くなり空気が通過できなくなると副雑音は聞こえなくなる。また太い気管支などでも閉塞によって聴かれる

1）低音性連続性ラ音：rhonchi（ロンカイ）：いびき（様）音 ・「グーグー」と表現される低調音 ・太い気管支で発生し，広い胸壁上で聴かれる	・呼気，吸気ともに聴取されるが呼気相で明瞭に聴かれる ・痰の貯留，気管支喘息，閉塞性肺疾患，気管・気管支狭窄，気管支拡張症などで聴取 　＊痰の貯留時によく聴かれる音なので，吸引前後で確認が必要 ・比較的太い気管支で痰などが貯留したときによく聴かれる副雑音 ・気管支のれん縮などで気管が細くなったり，腫瘍などで気管が狭くなったときにも聴取される
2）高音性連続性ラ音：wheezes（ウィーズ）：笛声音 ・「ピーピー」と表現される高調音 ・細い気管支で狭窄が発生し，空気が通るときの音で，両耳を手で押さえて口を少し閉じ気味で息を吐き出したときに聴かれる音に似ているといわれている ・伝播範囲が狭い	・呼気，吸気ともに聴取され，特に呼気時に強く聴取される ・気管支喘息では特異的に聴取され，肺気腫では努力性呼気時に聴取される ・気管支異物，肺癌などでも聴取される ・高い音ほど細い気管支が痰などで狭くなっている
Ⅱ．断続性ラ音：discontinuous sounds ・細かい断続的な音と粗い断続的な音 ・主に吸気相で強く聴かれる	・断続性 ・空気の通り道の水分が多くなって空気が水をはじいて出る音（プチプチ） ・肺胞が広がるときに出る音で，肺胞が虚脱して弾力を失い空気が入ってくるときの音（バリッバリッ）
1）捻髪音：fine crackles（ファイン・クラックル） ・「バリバリ」と表現される高調音 ・聴診された胸壁直下で発生 ・虚脱した細い気管支が吸気時に再開するときの音で，髪の毛を耳元で捻ったときの音に似ている。細気管支が吸気時に開き，呼気時に閉鎖するときなどに聴取される。また臥床患者の背側でよく聴取される。突発性間質性肺炎では吸気時に肺が拡張し間質組織を引っ張るために聴取される。肺炎や無気肺で肺胞がつぶれ再膨張したときにも聴取される	・ベルクロラ音：マンシェットをはがすときのようなバチバチした高い音 ・吸気終末に下肺野，背側で多く聴取される ・特発性間質性肺炎（IIP）で高率に聴取され，心不全，肺炎の初期にも聴かれる
2）水泡音：coarse crackles（コース・クラックル） ・「ボコボコ」と表現される低調音 ・気管支壁に張った液体の膜が呼吸運動で破裂するときの音で，粗く低調な大きな音でブツブツとした感じの音である。吸気の早い時期から聴取され，呼気時も聞こえる。断続性ラ音は痰の貯留部位を判断するために有効である。太い気道に痰が貯留すると吸気相と呼気相に大きな低い粗い断続性ラ音が聴取される。細い気道に貯留した場合は吸気相の後半に小さな粗い断続性ラ音が聴取される。痰貯留により聴かれるラ音は痰の吸引などにより消失する	・呼気，吸気ともに聴取される ・気道内分泌物が呼吸により破裂することにより発生する ・気道内分泌物の多い疾患である肺水腫時に認める ・水泡音は肺炎，慢性気管支炎，気管支拡張症，心不全などで聴取される
◎その他の異常音 胸膜摩擦音：音の特徴が一定せず，「ギューギュー」と聴取される	・胸膜炎病変部で吸気，呼気ともに聴取される

聴診の方法

聴診は坐位で行うことが基本であるが，坐位になることができない場合は側臥位，または仰臥位で行う。患者の咳などを直接受けないように，患者の真正面ではなくやや横に座り聴診する。聴診器は皮膚にきつくない程度にぴったり当てる。患者に口を少し開けてもらい，通常より大きくゆっくりした口呼吸で聴診する。1か所で吸気と呼気の両方の呼吸音を聴診し，左右差を確認する。下葉の肺音は背部で聴診すると情報が得やすい。

聴診時の注意

聴診では呼吸音の大きさ，質の変化（高さ，粗さ），左右差，吸気と呼気の変化や，副雑音が聴かれる部位，副雑音は吸気時か呼気時か，断続性か連続性か，音が高音か低音かについて観察する。聴診では呼吸音の大きさが重要となる。大きい副雑音は換気量が保たれているが，小さい呼吸音は換気量の低下が考えられる。

聴診の順序と部位

①前胸部では肺尖部から肺底部にかけて，左右の肺音を比較しながら聴診する（図1-9，図1-10）。
②聴診部位は鎖骨中線上を目安とするが，心尖部を避けるため肺底部ではやや外側を第6肋骨の高さまで聴診する。
③背部では第7頸椎の高さから肩甲骨を避け，肩甲間部および肩甲骨下部第10〜12胸椎の高さまで聴診する。

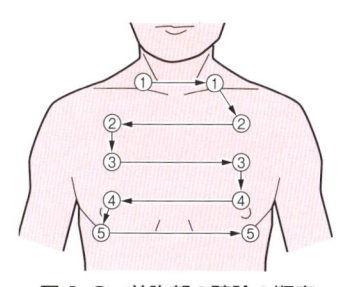

図1-9 前胸部の聴診の順序　　図1-10 背部の聴診の順序

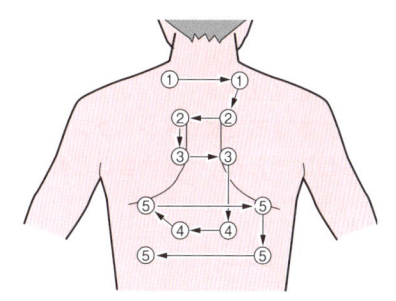

呼吸機能障害のアセスメント

既出問題チェック　状況設定問題

88歳の男性。慢性閉塞性肺疾患〈COPD〉を長年患っている。他に慢性疾患の既往はなく日常生活動作はほぼ自立している。1週間前から息苦しさが増強し，昨日から38.0℃の発熱があって受診した。経皮的動脈血酸素飽和度〈SpO_2〉82％。動脈血ガス分析（room air）：PaO_2 45 Torr，$PaCO_2$ 50 Torr。胸部エックス線撮影の結果，右肺上葉に陰影を認め肺炎と診断された。

☐ このときの所見でみられる可能性が高いのはどれか。99-P103
1 胸部の打診での過共鳴音
2 吸気と呼気との長さの比がほぼ2：1
3 右胸の下肺野付近の皮膚に皮下気腫
4 胸郭の前後径と左右径との比がほぼ1：2

☐ 入院し，抗菌薬の点滴静脈内注射と酸素投与とが開始された。今後の発生に最も注意が必要なのはどれか。99-P104
5 腹水
6 脱水症状
7 高血糖症状
8 CO_2ナルコーシス

☐ その後順調に回復したため退院が決まった。患者はエレベータのない公営住宅の4階に1人で暮らしており，近隣に家事を手伝ってくれる親戚や友人はいない。食事は不規則でインスタント食品ばかりである。
退院指導で入れるべき内容はどれか。**2つ選べ**。99-P105
9 嚥下訓練
10 水分制限
11 毎日の散歩
12 外出後の手洗い
13 配食サービスの紹介

●解答・解説

1 ○肺は過膨張（含気量が多い）のため，胸部の打診で過共鳴音が聴かれる。
2 ×肺の過膨張が気道を閉塞するため呼吸の後の呼気が延長し，他方，吸気は換気量が少ないために短くなる。
3 ×この場合，気胸ではないので右下肺野付近の皮下気腫はみられない。
4 ×COPDの代表的疾患は肺気腫であるが，肺気腫患者の胸郭はビア樽状と呼ばれるように胸郭の前後径と左右径はほぼ同等となる。

5 ×腹腔内に水が溜まる病態にはない。
6 ×点滴を開始した段階で脱水症の可能性は少なくなる。
7 ×点滴内に高濃度の糖が含まれていれば別であるが，末梢からは入れられないので高血糖の心配はない。
8 ○呼吸不全では酸素投与によるCO_2ナルコーシスが起こりやすいので低濃度から様子をみながら始めるべきである。

9 ×誤嚥の可能性があり，嚥下評価で異常がみられれば嚥下訓練も必要であるが，本例ではその記載はない。
10 ×心不全を危惧するような所見もなく，水分制限は脱水症の原因となるので本例では危険。
11 ×リハビリテーションにはよいが，4階に住んでいるため症状の悪化を招くことがある。
12 ○呼吸器感染は症状悪化につながるため，外出後の手洗いは欠かせない。
13 ○栄養管理はこのような食生活の患者にはきわめて重要。

Aさん（58歳，女性）は，3年前に慢性閉塞性肺疾患と診断された。3日前に38.0℃の発熱があった。市販の総合感冒薬を内服して様子をみていたが，昨晩から黄色痰がみられ，息苦しさが増強した。外来を受診したところ肺炎と診断され，入院した。入院時の状態は，体温38.2℃，呼吸数28/分，脈拍92/分，血圧138/72 mmHg。

☑ 現時点の症状として考えられるのはどれか。101-A97
1 呼吸の断続性副雑音
2 Biot〈ビオー〉呼吸
3 顔面浮腫
4 皮下気腫

☑ 1週後，Aさんは肺炎が改善し，酸素吸入（1*l*/分）を行っている。病棟内での歩行が許可されたが，Aさんは歩くとすぐ息切れがすると言ってベッド上で過ごすことが多い。Aさんへの指導で適切なのはどれか。101-A98
5 「肩呼吸の練習をしてみましょう」
6 「歩いた後に水分補給をしてください」
7 「安静時に酸素の量を増やして回復を待ちましょう」
8 「息切れがあるときに血液の酸素飽和度を測定してみましょう」

☑ Aさんは，酸素吸入（1*l*/分）を行いながら入浴することが許可された。看護師は，経皮的動脈血酸素飽和度〈SpO₂〉と脈拍とを測定しながら入浴の見守りを行った。測定時の結果と症状とを表に示す。次回入浴時の対策で適切なのはどれか。101-A99

測定時の状況	SpO₂（%）	脈拍（/分）	症　状
座位で脱衣した後	98	84	息苦しさなし
座位で身体と髪を洗った後	86	114	息切れあり
浴槽の湯に入って3分後	88	120	動悸あり
座位で身体を拭いた後	94	94	息切れあり
立位で着衣した後	92	102	息切れあり
座位で3分間休憩した後	97	88	息切れなし

9 脱衣時の座位の時間を延長する。
10 今後の入浴では酸素吸入は必要ない。
11 浴槽の湯に入る時間を10分間確保する。
12 身体を洗った後に休憩してから髪を洗う。

● 解答・解説

1 ○ 異常な呼吸音を副雑音というが，これは通常の呼吸音に異常音が加わったものである。肺炎患者では，断続性副雑音が聴取されやすい。慢性閉塞性肺疾患に肺炎を合併した本症例の現時点の症状として，最も考えやすい。

2 × ビオー呼吸は，無呼吸の後に突然数回の頻呼吸の群発を認めるパターンが不規則で，延髄の疾患や脳炎，髄膜炎などの際に認められる。本症例では，考えにくい。

3 × 慢性閉塞性肺疾患が増悪して低酸素血症の状態が持続すると右心不全を合併する可能性もあるが，肺炎を合併して間もない現時点の症状としては考えにくい。

4 × 気管や気管支内腔から空気が間質腔内に漏れ出し，さらに進展して皮下に至ると皮下気腫を生じるが，気胸も認めていない本症例の現時点の症状としては，考えにくい。

---

5 × 慢性閉塞性肺疾患の患者に対しては，肩呼吸や胸式呼吸ではなく，腹式呼吸を指導する。

6 × 慢性閉塞性肺疾患の患者に対しては，喀痰の喀出を促進するために，歩行後のみならず安静時から水分の摂取を促すべきである。

7 × 慢性閉塞性肺疾患の患者に対する酸素投与は，酸素飽和度が低下しているときに増量すべきである。酸素飽和度が保たれている安静時には，増量する必要はない。

8 ○ **7** の理由から，息切れがあるときに血液の酸素飽和度を測定し，酸素飽和度が低下していることが確認できれば，酸素投与量を増量すべきである。正しい。

---

9 × 「座位で脱衣した後」の経皮的動脈血酸素飽和度〈SpO_2〉は98％と低下しておらず，息苦しさや脈拍の上昇も認められないので，脱衣時の座位の時間を延長する必要はない。

10 × 「座位で身体と髪を洗った後」や「浴槽の湯に入って3分後」には，経皮的動脈血酸素飽和度〈SpO_2〉はそれぞれ86％，88％と90％未満に低下しており，息切れや動悸，脈拍の上昇も認めているので，今後の入浴でも酸素吸入は必要である。

11 × 「浴槽の湯に入って3分後」には，経皮的動脈血酸素飽和度〈SpO_2〉は88％と低下しており，動悸や脈拍の上昇も認めているので，浴槽の湯に入る時間を3分間以上に延長すべきではない。

12 ○ 「座位で身体と髪を洗った後」には，経皮的動脈血酸素飽和度〈SpO_2〉は86％と最も低下しており，息切れや脈拍の上昇も認めているので，身体を洗った後に休憩をして酸素飽和度を上昇させた上で，改めて髪を洗うべきである。正しい。

呼吸機能障害のアセスメント

64歳の男性。喫煙歴は40年間30本/日。2年前に肺気腫と診断され，以後禁煙し薬物療法を行っていた。平地でゆっくりなら50mくらい歩ける。1週前から咳と痰が増え呼吸困難が増悪したため入院した。入院時脈拍数90/分，血圧128/84 mmHg，呼吸数24/分，体温37.5℃，右下肺野に連続性ラ音が聴取される。胸部エックス線所見は肺野の透過性亢進と横隔膜低位，肺機能は1秒率52%である。動脈血ガス分析はpH7.33，動脈血酸素分圧（PaO_2）65 mmHg，動脈血炭酸ガス分圧（$PaCO_2$）50 mmHg，息苦しさの訴えがあり食事も少量しか摂取していない。

☑ 入院時のアセスメントで正しいのはどれか。93-P40
1 ヒュー・ジョーンズ分類Ⅱ度である。
2 肺炎である。
3 高炭酸ガス血症である。
4 肺性脳症である。

☑ 入院後，酸素吸入と抗菌薬による治療が開始された。しかし，体温38.4℃で，痰の量が増加した。呼吸困難は改善されず，動脈血酸素分圧（PaO_2）48 mmHg，動脈血炭酸ガス分圧（$PaCO_2$）64 mmHgとなり，意識障害が出現した。必要な処置はどれか。93-P41
5 右側臥位によるドレナージ
6 リザーバーマスクによる酸素吸入
7 人工呼吸器による呼吸管理
8 間欠的持続陽圧呼吸（IPPB）

☑ 呼吸状態が安定し，退院が予定されている。生活指導で正しいのはどれか。93-P42
9 食事は少量ずつ数回摂取する。
10 入浴は時間をかける。
11 運動は階段昇降程度にする。
12 呼吸は胸式を心がける。

●解答・解説

1. ×入院時,「息苦しさのため,食事も少量しか食べられなかった」ということより,息苦しさのため基本的ニードすら満たされていないことが想像でき,ヒュー・ジョーンズ分類の第Ⅴ度である(p.25の表1-2参照)。

2. ×咳・痰,呼吸困難などは肺炎とも考えられるが,胸部エックス線での肺野の透過性の亢進,横隔膜の低位は肺気腫の症状の典型である。

3. ○血圧ガスの基準値は PaO_2 80〜100 mmHg, $PaCO_2$ 35〜45 mmHg, pH7.36〜7.44である。高炭酸ガス血症とは, $PaCO_2$ が基準値以上のことである。

4. ×肺性脳症とは,呼吸不全では高度の低酸素血症あるいは高炭酸ガス血症,また,両者がみられるが,これによって,脳組織の代謝性障害,頭蓋内圧亢進が出現し惹起される脳症である。

5. ×右下肺野で連続性ラ音があることより,右下肺野部に分泌物があると考える。分泌物を喀出させるのにドレナージは有効であるが,右下肺野部貯留物を喀出するには左側臥位が望ましい。

6. ×リザーバーマスクを装着した場合,60〜99%の濃度で酸素が投与されることになり,高濃度の酸素投与となる。$PaCO_2$ が高い状態で,高濃度の酸素が投与されると,ますます CO_2 が蓄積され,呼吸中枢が CO_2 に反応しなくなり無呼吸になる。

7. ○体内に CO_2 が蓄積されていることより,呼気が十分にできていない状況にあると考えられる。この場合,人工呼吸器を使用して呼気を促し,体内の CO_2 を体外に出すことが大切となる。

8. ×IPPBは意識の正常な患者が対象であるので,意識障害が出現しているこの患者には適用できない。

9. ○1回の食事に時間をかけることは負担になり,息苦しさが出現する可能性がある。しかし,1日に必要なエネルギー量があるので,1回量が少なければ,回数を増やし1日のエネルギー量をとるとよい。

10. ×時間をかけてお風呂に入ることは負担となり,息苦しさが出る可能性があるので,あまり時間をかけないほうがよい。

11. ×入院前より,平坦な道をゆっくりと50mほど歩くことができる程度なので,退院後に階段昇降ができるかどうか疑問である。

12. ×胸式呼吸よりも腹式呼吸のほうが疲れにくく,換気量も多いので,腹式呼吸のほうが望ましい。

第2章 循環機能障害のアセスメント

1. 主な症状・病態と疑われる疾患 …………… 54
2. 問診によるアセスメント ……… 62
3. 末梢循環系のアセスメント …… 65
4. 頸部，腹部の循環のアセスメント …………… 71
5. 心臓のアセスメント ………… 73

1. 主な症状・病態と疑われる疾患

学習の要点は

この項目では循環器疾患に特徴的な症状を取り上げていますが，症状が単独で出現することはまれです。心不全の増悪時，虚血性心疾患の症状は国家試験に頻繁に出題されているので，必ずおさえておきましょう。

胸痛

　急激な胸痛を主訴とする循環器疾患で，まず疑われるのは虚血性心疾患（狭心症，心筋梗塞）である。ただし，高齢者や糖尿病患者などは無痛性の狭心発作を起こすことがあり，必ずしも初期症状が胸痛でない場合もある。心筋梗塞では虚血による痛覚神経終末刺激は腕神経叢領域に関連痛を引き起こす。よって，痛みの発生部位は頸・肩・左腕に放散痛として感じられることがある。また，肺梗塞や大動脈解離でも胸痛が急激に発症する。一方，心膜炎では胸痛はゆっくり発症することが多い（図2-1）。

背部痛

　背部痛は筋・骨格系，腎疾患でも出現するが，症状が突発的で激痛を伴う場合は大動脈解離，急性心筋梗塞の放散痛（関連痛）を疑う（図2-1）。

四肢の疼痛

　四肢末梢のしびれ，疼痛，冷感，歩行障害を主訴とする場合，末梢動脈の慢性虚血を引き起こす血管疾患を疑う。代表的なものは，閉塞性動脈硬化症や大動脈炎症候群である。

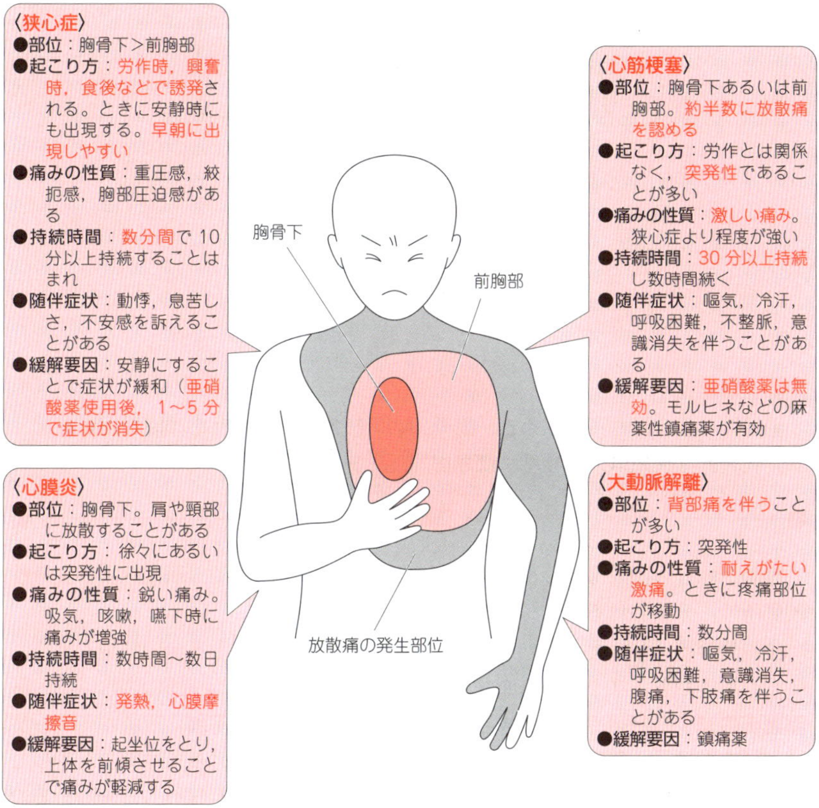

〈狭心症〉
- 部位：胸骨下＞前胸部
- 起こり方：労作時，興奮時，食後などで誘発される。ときに安静時にも出現する。早朝に出現しやすい
- 痛みの性質：重圧感，絞扼感，胸部圧迫感がある
- 持続時間：数分間で10分以上持続することはまれ
- 随伴症状：動悸，息苦しさ，不安感を訴えることがある
- 緩解要因：安静にすることで症状が緩和（亜硝酸薬使用後，1〜5分で症状が消失）

〈心筋梗塞〉
- 部位：胸骨下あるいは前胸部。約半数に放散痛を認める
- 起こり方：労作とは関係なく，突発性であることが多い
- 痛みの性質：激しい痛み。狭心症より程度が強い
- 持続時間：30分以上持続し数時間続く
- 随伴症状：嘔気，冷汗，呼吸困難，不整脈，意識消失を伴うことがある
- 緩解要因：亜硝酸薬は無効。モルヒネなどの麻薬性鎮痛薬が有効

〈心膜炎〉
- 部位：胸骨下。肩や頸部に放散することがある
- 起こり方：徐々にあるいは突発性に出現
- 痛みの性質：鋭い痛み。吸気，咳嗽，嚥下時に痛みが増強
- 持続時間：数時間〜数日持続
- 随伴症状：発熱，心膜摩擦音
- 緩解要因：起坐位をとり，上体を前傾させることで痛みが軽減する

〈大動脈解離〉
- 部位：背部痛を伴うことが多い
- 起こり方：突発性
- 痛みの性質：耐えがたい激痛。ときに疼痛部位が移動
- 持続時間：数分間
- 随伴症状：嘔気，冷汗，呼吸困難，意識消失，腹痛，下肢痛を伴うことがある
- 緩解要因：鎮痛薬

（図中ラベル：胸骨下／前胸部／放散痛の発生部位）

図2-1　心疾患における胸痛の特徴

呼吸困難

循環器疾患で呼吸困難を主訴とする場合，次の2つの病態が考えられる。

①肺うっ血

左心不全を起こすと，十分な血液を送り出せないため左室充満圧が上昇し，肺循環にうっ血（血液の停滞）を生じる。このうっ血により肺でのガス交換が不十分となり，呼吸苦が出現する。肺うっ血が進行すると臥床で呼吸苦が増強し，起坐位で症状が改善する（起坐呼吸）。また，就寝して2〜4時間後に呼吸困難が出現することがある（発作性夜間呼吸困難）。一方，左心不全の急性増悪では，急激に肺の間質や肺胞に血漿が漏出し，肺水腫や喘息（心臓喘息）など重篤な呼吸障害に至る場合がある。肺水腫ではピンク色の泡沫痰，湿性ラ音を伴うことが多い。

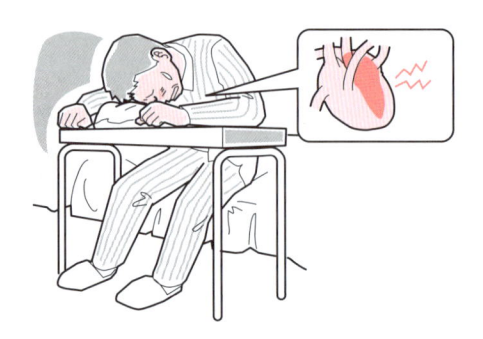

②肺血流量低下

　肺循環への血流が不足すると，肺でのガス交換が減少するため呼吸困難を起こす。代表的な疾患は，肺梗塞，肺高血圧症である。

● ─────────── 浮　腫 ─────────── ●

　浮腫とは，細胞外液のうち間質液が病的に増加した状態で，病態により全身性と局所性に分類される。

　全身性浮腫（肝腫大，腹水，下肢の浮腫，体重増加）は右心不全の特徴である。

　右心機能が低下すると静脈血が心臓に戻りにくくなる。心疾患の場合はこの静脈還流の減少が特徴で，坐位や立位では重力作用のため，下肢に浮腫が出現しやすく圧痕が残る。同時に，心拍出量の減少に伴い腎血流量が低下することでレニン・アルドステロン系の分泌が亢進される。その結果，ナトリウムと水の再吸収が促進され，循環血液量が増加するため，毛細血管圧が上昇する。これに伴い毛細血管から組織間隙に血漿が漏出し浮腫となる。

　一方，局所性浮腫は，深部静脈血栓や静脈瘤など局所的な循環障害によって生じる。

● ─────────── 易疲労感 ─────────── ●

　心機能が低下すると全身の組織への酸素供給量が不足するため，非酸素性代謝が促進される。その結果，乳酸などの疲労物質を多く生産し，易疲労感が出現するとされている。

● ─────────── 動　悸 ─────────── ●

　動悸とは，心臓の拍動を自覚した状態のことで，「脈がとぶ」，「ドキドキする」などと表現されることが多い。労作時に動悸が出現する場合は，心不全のほか貧血など様々な原因が考えられる。しかし，安静時に動悸を自覚するときは，まず

不整脈を疑う。不整脈とは，心臓の刺激生成・伝導系の異常で，心拍動のリズム不整のみでなく，徐脈や頻脈も含む（**表2-1**）。

表2-1　主な不整脈の分類

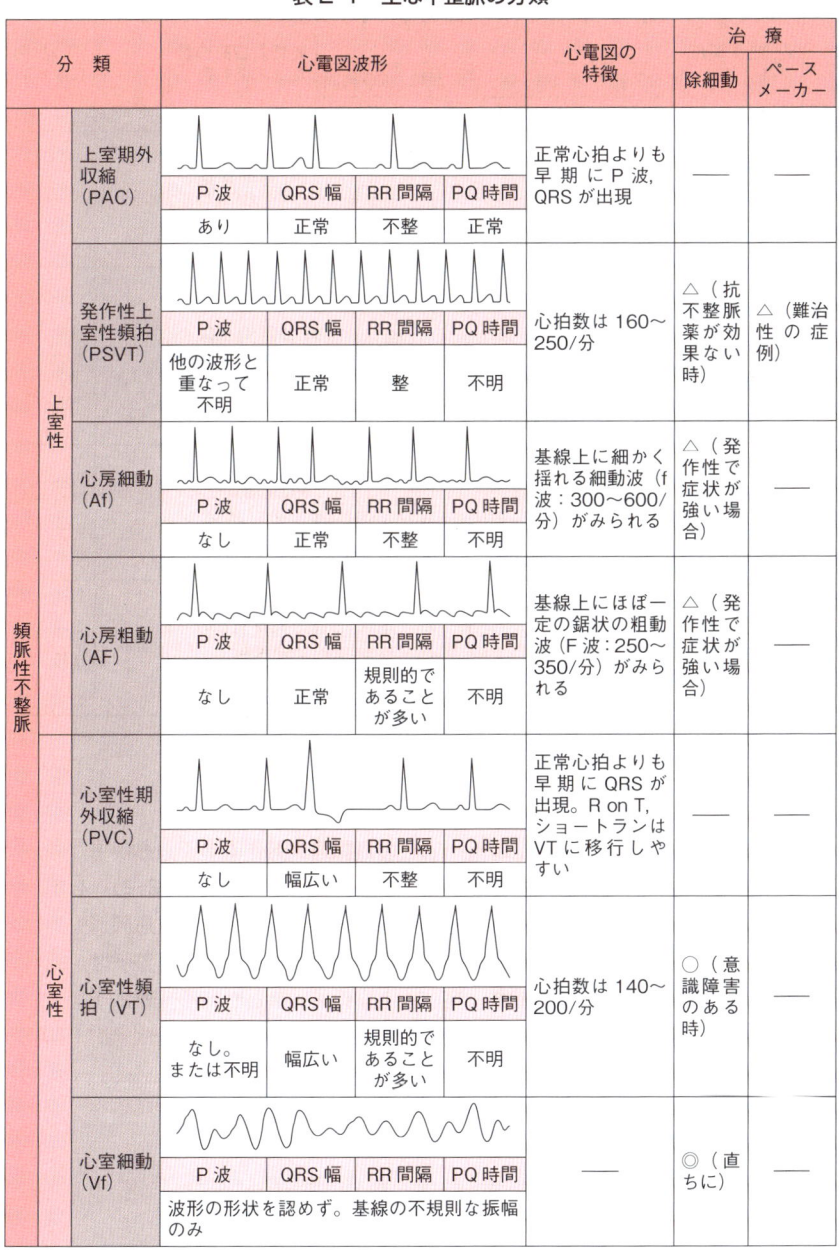

分類		心電図波形				心電図の特徴	治療	
							除細動	ペースメーカー
頻脈性不整脈	上室性	上室期外収縮 (PAC) P波: あり / QRS幅: 正常 / RR間隔: 不整 / PQ時間: 正常				正常心拍よりも早期にP波，QRSが出現	—	—
		発作性上室性頻拍 (PSVT) P波: 他の波形と重なって不明 / QRS幅: 正常 / RR間隔: 整 / PQ時間: 不明				心拍数は160〜250/分	△（抗不整脈薬が効果ない時）	△（難治性の症例）
		心房細動 (Af) P波: なし / QRS幅: 正常 / RR間隔: 不整 / PQ時間: 不明				基線上に細かく揺れる細動波（f波：300〜600/分）がみられる	△（発作性で症状が強い場合）	—
		心房粗動 (AF) P波: なし / QRS幅: 正常 / RR間隔: 規則的であることが多い / PQ時間: 不明				基線上にほぼ一定の鋸状の粗動波（F波：250〜350/分）がみられる	△（発作性で症状が強い場合）	—
	心室性	心室性期外収縮 (PVC) P波: なし / QRS幅: 幅広い / RR間隔: 不整 / PQ時間: 不明				正常心拍よりも早期にQRSが出現。R on T，ショートランはVTに移行しやすい	—	—
		心室性頻拍 (VT) P波: なし。または不明 / QRS幅: 幅広い / RR間隔: 規則的であることが多い / PQ時間: 不明				心拍数は140〜200/分	○（意識障害のある時）	—
		心室細動 (Vf) 波形の形状を認めず。基線の不規則な振幅のみ				—	◎（直ちに）	—

分類			心電図波形				心電図の特徴	治療	
								除細動	ペースメーカー
徐脈性不整脈	洞停止・洞房ブロック		P波	QRS幅	RR間隔	PQ時間	突然洞結節の興奮が休止する	—	○（症例により）
			突然脱落	突然脱落	不整	不明			
	房室ブロック	Ⅰ度房室ブロック	P波	QRS幅	RR間隔	PQ時間	PQ時間が延びるが，QRSの脱落はなし	—	—
			あり	正常	整	延長			
		Ⅱ度房室ブロック〈ウェンケバッハ型〉	P波	QRS幅	RR間隔	PQ時間	PQ時間が徐々に延長し，QRSが脱落する	—	—
			あり	PQ時間の延長で時に脱落	不整	徐々に延長			
		Ⅱ度房室ブロック〈モビッツⅡ型〉	P波	QRS幅	RR間隔	PQ時間	PQ時間は正常。P波の後突然QRSが脱落する	—	○（症例により）
			あり	突然脱落	不整	正常			
		Ⅲ度房室ブロック〈完全房室ブロック〉	P波	QRS幅	RR間隔	PQ時間	心房，心室それぞれが別々のリズムで動いている。心拍数は30〜50/分	—	◎（速やかに）
			あり	正常	正常	不整			

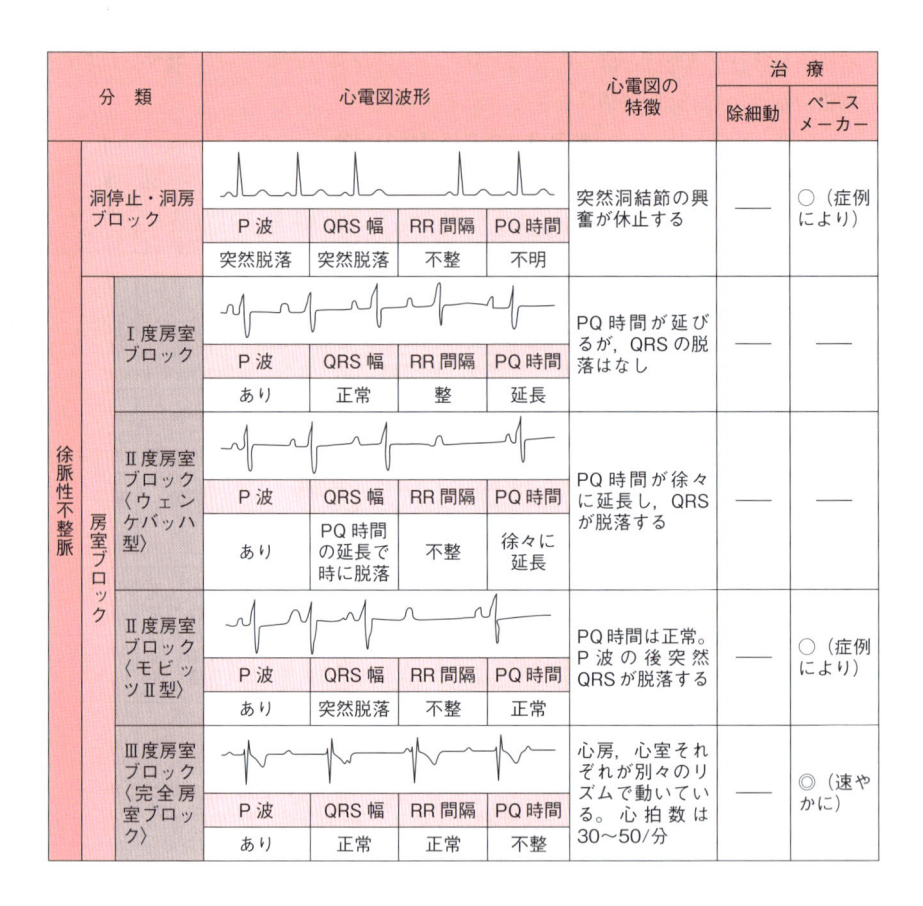

―●――――― 失 神 ―――――●―

　失神とは，脳への血流低下による一過性の意識消失発作である。心疾患が原因の失神を心原性失神といい，病態には閉塞性と不整脈性がある（表2-2）。なお，アダムス・ストークス症候群とは，心拍調律の著しい変化の結果，意識消失，けいれん，めまいなどを起こす場合をいう。発作の原因となりうる不整脈は，完全房室ブロック，洞停止，心室細動，発作性上室性頻拍などがある（表2-1）。

　なお，失神発作が10分以上持続するような場合は，一過性脳虚血性発作（TIA）が疑われる。

表 2-2 心原性失神の特徴

分類	原因疾患	機序
閉塞性	・大動脈弁狭窄症 ・僧帽弁狭窄症 ・重症肺高血圧症　など	左室の流入路（左房→左室）または流出路（左室→大動脈）に閉塞性循環障害をきたしているため，労作に対し適切な心拍出量を保てない
不整脈性 （アダムス・ストークス症候群）	・洞不全症候群 ・房室ブロック ・上室性頻拍 ・心室性頻拍　など	徐脈性不整脈では，心拍数の過度な減少によって心拍出量が低下する 頻脈性不整脈では，心拡張期の短縮によって1回拍出量が低下する

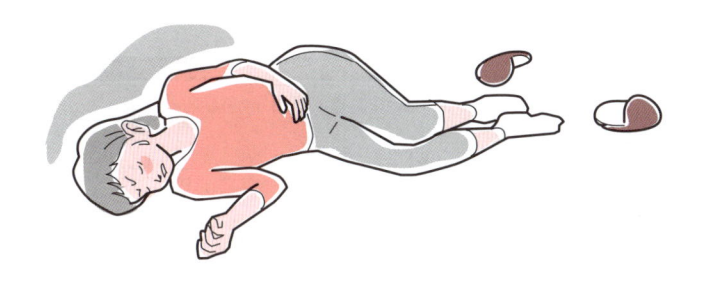

循環機能障害のアセスメント

> **除細動器の進歩**
>
> 　除細動器は，致死的不整脈による突然死を救うことができる機器である。AEDや植え込み型の除細動器など，その進歩や普及はめざましい。
>
> ○自動体外式除細動器（Automated External Defibrillator；AED）
> 　AEDは，器械が除細動の必要性を自動的に診断して，音声で救助者に伝える仕組みで，非医療従事者でも講習なしに使用できる。AEDでの救命は時間との勝負となる。具体的には，心室細動（Vf）による心停止の場合，除細動が1分遅れると救命率が10％下がるといわれている。また，心停止から3分経過すると，脳に不可逆的な障害が発生するので，AEDが到着するまで一般的な心肺蘇生を行う（p.289，290も参照）。
>
> ○植え込み型除細動器（Implantable Cardioverter Defibrillator；ICD）
> 　ICDは人工ペースメーカーのように体内に植え込み，心室頻拍と心室細動を自動的に感知して電流を放電し，除細動を行う装置。人工ペースメーカー植え込みと同様，ICDも電磁波による誤作動のおそれがある。そのため，患者は体脂肪計，電磁調理器，携帯電話などの使用を控えなければならない。また，ICD植え込み後は状況によって運転免許の保留期間が定められている。

主な症状・病態と疑われる疾患

高血圧

　高血圧は自覚症状が少なく，日常生活に支障をきたさない場合が多い。しかし，頭痛，肩こり，耳鳴り，めまい，四肢のしびれなどの症状として出現することがある。図2-2に高血圧の分類と診断を示した。高血圧の約90％が**原因不明**の**本態性高血圧**と呼ばれ，残る10％が循環器，腎，内分泌系の**原因疾患**に伴う**二次性高血圧**とされている。高血圧を放置しておくと，心筋梗塞や脳血管障害などのリスクが2～3倍高まるといわれている。血圧は「**心拍出量×末梢血管抵抗**」で表すことができ，様々な要因が血圧調整に関与している（図2-3）。

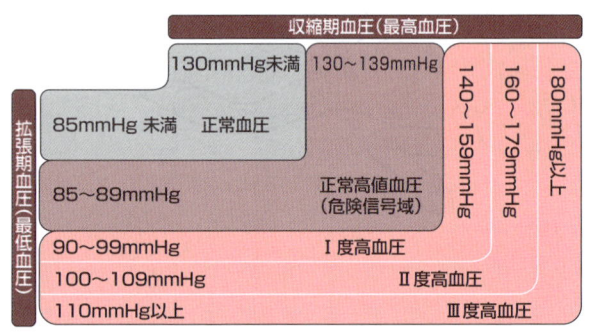

	収縮期血圧（最高血圧)					
拡張期血圧（最低血圧）	130mmHg未満	130～139mmHg	140～159mmHg	160～179mmHg	180mmHg以上	
	85mmHg未満	正常血圧					
	85～89mmHg	正常高値血圧（危険信号域）				
	90～99mmHg	Ⅰ度高血圧				
	100～109mmHg	Ⅱ度高血圧				
	110mmHg以上	Ⅲ度高血圧				

図2-2　高血圧の分類と診断

血圧　＝　心拍出量　×　末梢血管抵抗

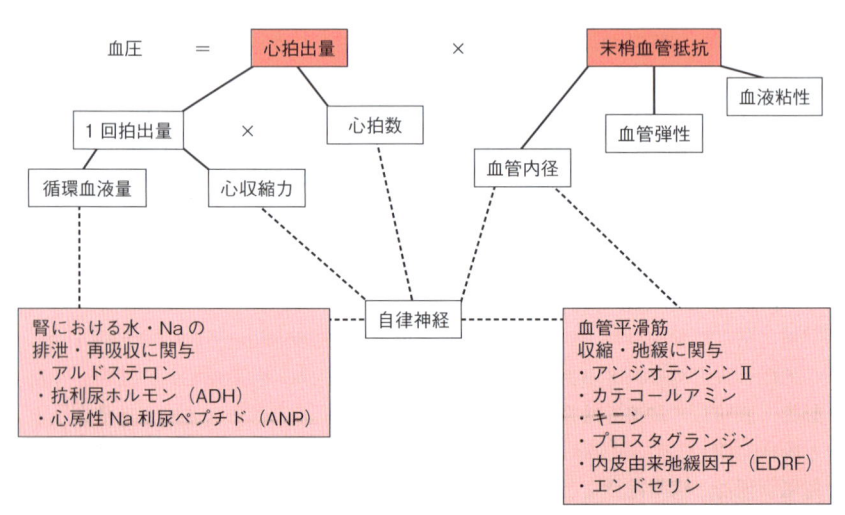

- 心拍出量：1回拍出量 × 心拍数
- 1回拍出量：循環血液量、心収縮力
- 末梢血管抵抗：血管内径、血管弾性、血液粘性

自律神経

腎における水・Naの排泄・再吸収に関与
- アルドステロン
- 抗利尿ホルモン（ADH）
- 心房性Na利尿ペプチド（ANP）

血管平滑筋
収縮・弛緩に関与
- アンジオテンシンⅡ
- カテコールアミン
- キニン
- プロスタグランジン
- 内皮由来弛緩因子（EDRF）
- エンドセリン

図2-3　血圧調節に関与する因子
（畔上真子他著，バイタルサイン：血圧（臨牀看護，vol. 27（13）），pp.1898-1906，へるす出版，2001）

チアノーゼ

チアノーゼとは，手指，爪，口唇粘膜の色調が青紫に変化する現象で，低酸素の状態あるいは末梢循環障害を示す生体反応である。通常，酸素と結合していないヘモグロビン（還元ヘモグロビン）が 5.0 g/dl 以上で生じる。チアノーゼの病態は 2 つに大別できる。

①末梢性チアノーゼ

循環障害による四肢末端を中心に出現するチアノーゼで，動脈血の酸素飽和度は正常である。心不全など心拍出量低下のほか，動脈や静脈の閉塞でも出現する。

②中心性チアノーゼ

心臓から拍出される際，動脈血の酸素飽和度がすでに低下している状態で，チアノーゼは口唇，眼瞼，爪床に現れる。チアノーゼ性心疾患（ファロー四徴症，アイゼンメンジャー症候群，肺動静脈瘻など）は，酸化ヘモグロビンに還元ヘモグロビンが混入してしまう（右→左短絡）ため，チアノーゼが出現する。また，肺水腫を伴う重症心不全なども中心性チアノーゼの原因となる。

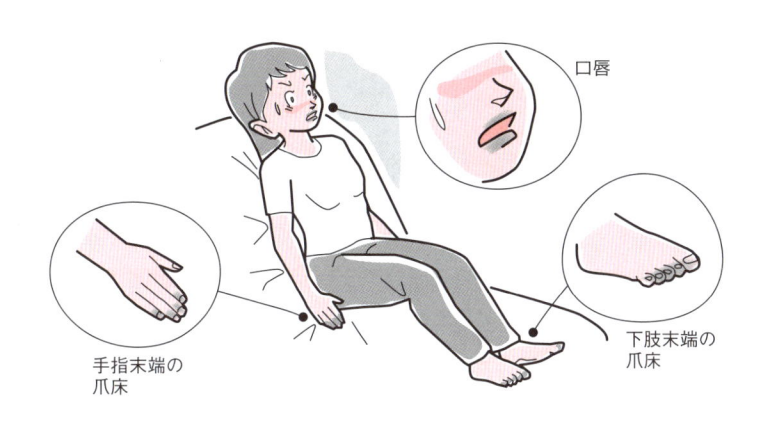

循環機能障害のアセスメント

口唇

手指末端の爪床

下肢末端の爪床

2. 問診によるアセスメント

学習の要点は　循環器疾患では，急性心梗塞のように全身状態が急激に悪化する場合もあるため，患者の状態に合わせて優先順位を考えながら問診を進めましょう。

●――― 主訴が胸部の痛みのとき ―――●

　胸部の痛みを訴える場合は，痛みの部位，放散痛（関連痛）の有無，痛みの程度，発現時間と持続時間，発症の誘因，痛みの増強・緩和要因，随伴症状について周診を行う。狭心症が疑われる場合は，どの程度の活動で発作が誘因されるかを確認する。**四肢の痛み**に対しては，疼痛の部位とともに，どの程度の歩行で症状が出現するのかを確認する。

〈胸痛と心電図変化〉
　狭心症と心筋梗塞ではそれぞれ特徴的な心電図変化を認める。胸痛を訴える場合は，まずは心電図をとってみる。また，血液検査で注目すべき項目も知っておきたい。
・**狭心症**：発作中あるいは運動負荷試験で **ST 低下**，**陰性 T 波**が出現。ただし，異型狭心症では ST が上昇する（発作時のみ）。
・**急性心筋梗塞**：発作直後から **ST 上昇**，**異常 Q 波**，**冠性 T 波**といった特異的な所見がみられ，これらは経過とともに変化する。また，血液検査結果でも，**心筋逸脱酵素**（CK，AST，LDH）が経時的に変化する。

●――― 主訴が呼吸困難のとき ―――●

　呼吸困難の場合，症状を自覚した時期と症状の進行，湿性咳嗽や喘鳴の有無，喀痰の性状，**疲労感**や**チアノーゼ**の有無についてたずねる。また，起坐呼吸，発作性夜間呼吸困難の有無について確認する。

━━ その他の主訴 ━━

浮腫に対しては，体重増加の有無，排尿の回数，浮腫の有無と部位，症状を自覚した時期と症状の進行についてたずねる。

動悸については，動悸の出現は安静時か，労作時か，持続時間と頻度，誘因，随伴症状（めまい，胸痛，息切れなど）の有無を質問する。また，**失神発作**のエピソードがあるときは，発作直前に何をしていたか，発作前の動悸やめまいの有無，発作時のけいれんの有無，冷感，嘔気等の症状についてたずねる。失神の持続時間などの状況はその場にいた人からの情報収集が重要となる。

高血圧のある患者は，自覚症状の有無と家庭での血圧測定値について聞く。

━━ 既往歴に関連して ━━

①冠危険因子

虚血性心疾患などの血管疾患では，**動脈硬化**を促進する糖・脂質代謝異常の既往を重点的に問診を進める。異常を指摘された時期，治療方法，経過について詳細にたずねることで，患者の健康認識や自己管理の一端をうかがうことができる。既往歴としておさえておきたい疾患は次のとおりである。

> 高血圧，脂質代謝異常，糖尿病，動脈硬化性疾患（虚血性心疾患，脳梗塞，動脈瘤，閉塞性動脈硬化症など），高尿酸血症

②内服薬

内服している治療薬の薬剤名，用量，用法，内服開始時期について質問し，患者がどの程度内服を自己管理できていたかもあわせて確認する。

━━ 家族歴・生活歴に関連して ━━

①家族歴

患者の血縁者で，先に述べた冠危険因子の罹患者または死亡者がいないかを聞く。脂質代謝異常（高脂血症）のある場合には，特に**家族性高コレステロール血症**の有無について情報を得る。

②生活歴

虚血性心疾患は生活習慣病の一種で，生活習慣危険因子が発症に深く関与しているため，二次的予防を視野に入れた生活の情報収集が必要となる。

1）年齢・性差

　一般に，女性は男性に比べ動脈硬化の進展は遅い。これは女性ホルモンのエストロゲンにコレステロールの上昇を抑え，血管を拡張させる作用があるためと考えられている。よって，女性の場合は閉経時期，経口避妊薬使用の有無についての情報を得る必要がある。

2）肥　満

　身長，体重からBMI（Body Mass Index：体格指数）を算出する。算出方法は，「体重（kg）÷〔身長（m）〕^{2}」（分類については，p.83の表3-6を参照）。また，最近体重の変化があったかをたずねる。

3）食生活

　食欲，食の嗜好（特に塩分，脂肪酸の摂取）と，欠食や間食などの摂取パターンについて質問する。また，1日あたりの水分摂取量についてもたずねる。過去に栄養指導を受けている場合は，指導内容と継続管理ができているかを確認する。

4）嗜好品

　喫煙歴，飲酒歴，カフェインの摂取量についてたずねる。喫煙歴を聴取する場合には，受動喫煙の有無についても確認をする。また，過去に禁煙や禁酒に失敗している場合は，その理由について聞いておく。

5）運動・活動

　運動習慣や就労も含む日常生活労作については，活動の制限範囲を特定する。

6）排　泄

　排尿と排便の回数について情報を得ておく。

7）ストレス

　ストレスは交感神経活性を亢進させ，血圧を上昇させる。休日や休息，睡眠を十分にとれているか，ストレッサー，ストレス解消方法についてたずねる。なお，何事にも非常に熱心で競争心が強いA型行動パターンは，ストレスを溜めやすく，虚血性心疾患発症と間接的な関与があるといわれている。

3. 末梢循環系のアセスメント

学習の要点は

一般的な身体所見は，視診・触診・打診・聴診など五感をフルに活用し，見落としがないように頭部から胸部，腹部，四肢へと系統的に行う必要があります。しかし，循環器疾患を疑う場合には，急変の可能性も考慮し，まずバイタルサインの測定からアセスメントを始めます。本項では広義のフィジカルアセスメントとして，器機を用いた評価法も含めています。

四肢の視診

　まず，足を引きずる歩行（間欠性跛行），手指・足趾の潰瘍の有無を確認する。異常がある場合，慢性閉塞性動脈硬化症などの末梢循環障害が疑われる。皮膚については，色調（チアノーゼ，蒼白など），浮腫の有無と部位を観察する。同時に，爪の色調，肥厚の有無，ばち状指の有無も視診する。これらの異常は，慢性的な心拍出量の低下のサインとして重要である。

　チアノーゼは末梢での酸素欠乏のサインで，動脈血酸素分圧（PaO_2；正常値80～100 mmHg）が40～55 mmHg以下で現れやすいとされている。PaO_2を測定するには動脈採血が必要だが，パルスオキシメータを用いると経皮的動脈血酸素飽和度（SpO_2）を非観血的・連続的に測定できる。SpO_2とは，酸素と結合可能な動脈血中の総ヘモグロビンのうち，実際に酸素と結合したヘモグロビン（酸化ヘモグロビン）の占める割合のことである。SpO_2は95％以上が正常で，90％以下は呼吸不全，80％以下でチアノーゼ出現の指標として用いることができる（図2-4）。

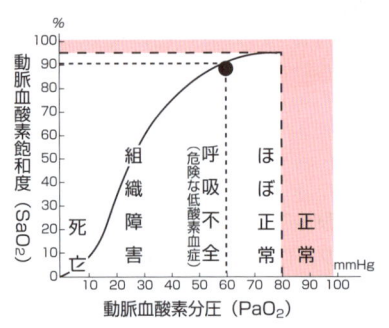

図 2-4　酸素解離曲線（ヘモグロビンの酸素飽和曲線）

末梢循環の触診

　四肢の皮膚を触診し，局所の温度（冷感，熱感）を確認する。下肢の浮腫を確認するには，指で前脛部を少し強めに 5～10 秒圧迫する。6mm 以上の圧痕が残る場合は異常で，心不全を疑う。

　脈拍は，まず橈骨動脈で脈拍数，リズムを触診する。リズム不整のあるときは 1 分間測定し，同時に心音を聴取して心拍数と脈拍数の差をみる。持続する徐脈（60/分以下），頻脈（120/分以上），自覚症状を伴うリズム不整がある場合は，循環動態の悪化をきたす可能性が高いので心電図（12 誘導）をとる。失神，胸痛，動悸がある場合も迷わず心電図のモニタリングを開始する。

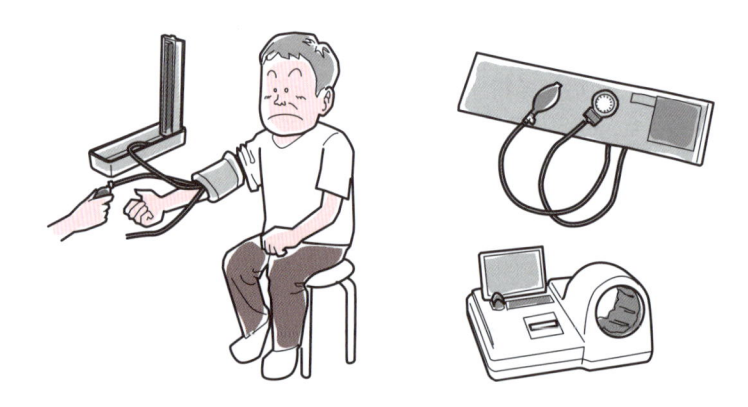

不整脈のほか，特殊な脈拍に奇脈がある。これは，吸気時に左心室の拡張が制限されるため，吸気で脈が弱く触れ，呼気時に脈が強く触れる現象である。奇脈が触れたら，まず心タンポナーデを疑う。

次に，橈骨動脈以外の表在動脈の触診を行う（図2-5，図2-6）。動脈が触知できない場合は，慢性閉塞性動脈硬化症などの循環障害を疑い，血液供給領域の知覚障害（しびれ，疼痛），冷感，圧痛の部位について詳細に観察する。

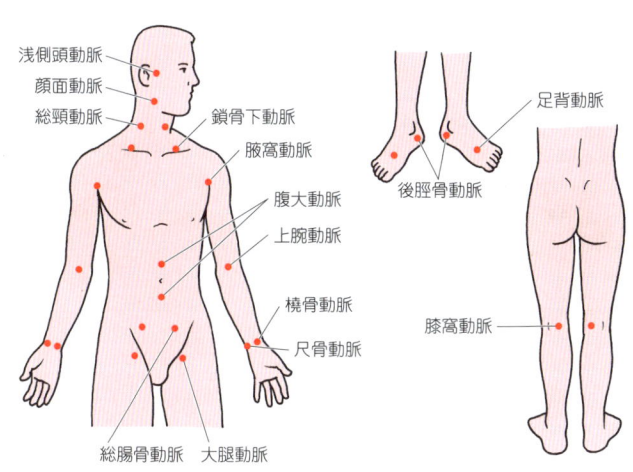

図2-5 体表面から脈拍を触れる部位

心電図の読み方のポイント

不整脈は，脈拍数（徐脈か頻脈か）とP波，QRS幅，RRおよびPQ間隔に注目して観察する。

①心拍数：著しい徐脈（40/分以下），頻拍（160/分以上）は緊急性が高い
②P 波：・あり→刺激は洞結節から出ている（正常）
　　　　・なし→刺激はほかの場所から出ている（異常）⇒緊急性はない
③QRS：・幅が狭い（正常）→心室に伝導障害はない。
　　　　・幅が広い（異常）→心室に伝導障害（心室性不整脈）がある【拍出量低下のリスク】
　　　　・なし（異常）→左心室の収縮がない【拍出量低下】
　　　　　⇒持続する場合は血圧が保てないため，緊急処置を要する
④RR間隔：リズム不整の有無がわかる⇒QRSの幅が正常なら緊急性はない
⑤PQ時間：延長→心房と心室の間の伝導障害がある⇒徐脈の場合は緊急処置を要する

■脈拍を触診するときは，基本的に最も拍動がよく触れる部位に，示指・中指・薬指の3指を軽く圧迫するように当てる。

●内頸動脈
力を抜いてもらい，胸鎖乳突筋を弛緩させる。検者は患者の横に立ち，必要に応じて頭部を触診側と反対に軽く回転させる

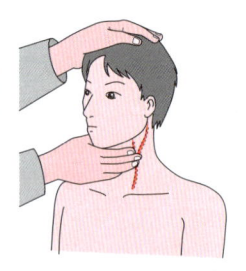

●橈骨動脈
左右同時に触れて，脈拍数やリズムの左右差についても観察する

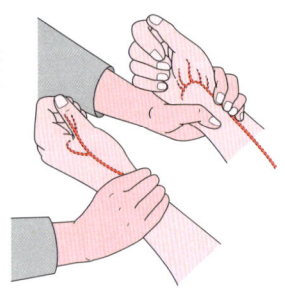

●上腕動脈
患者には肘を軽く屈曲してもらう。一方の手で患者の前腕を支え，上腕二頭筋の内側を圧迫するように触診する

●大腿動脈
仰臥位で両下肢は伸展し，力を抜いてもらう。上前腸骨棘と恥骨結合のほぼ中間点を圧迫する

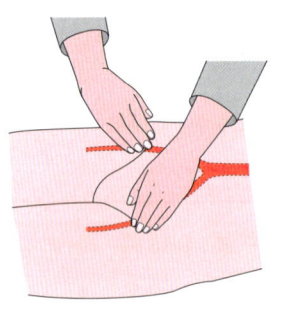

●膝窩動脈
仰臥位で膝関節を屈曲してもらう。患者の膝関節に両手の母指を置き，包み込むように支持し，示指と中指で触診する。このとき足関節を若干背屈させると膝窩動脈が伸展し拍動が触れやすい

●後脛骨動脈
足関節の力を抜いてもらう。内果の後方，わずかに下で触診できる

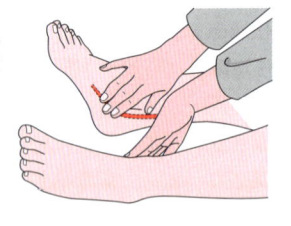

●足背動脈
足関節の力を抜いてもらう。一般的に母趾伸筋腱のやや外側で触知される。母趾伸筋腱は背屈位にするとわかりやすい

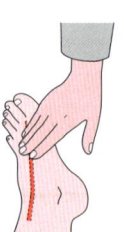

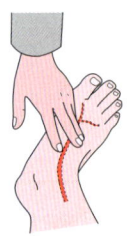

図2-6 主な表在動脈の触診法

末梢動脈の聴診

　血圧は，心臓の収縮によって動脈壁に伝えられる圧力で，**心拍出量**，**血管抵抗性**，**循環状態**の評価に有用である（**図2-7**）。基準値については高血圧の分類と診断（**p.60・図2-2**）を参照。なお，**低血圧**の明確な定義はないが，一般的に収縮期血圧が**100mmHg以下**をさす。収縮期血圧が80 mmHg以下になると，生命維持に重要な臓器への十分な血液供給できなくなる（ショック）。

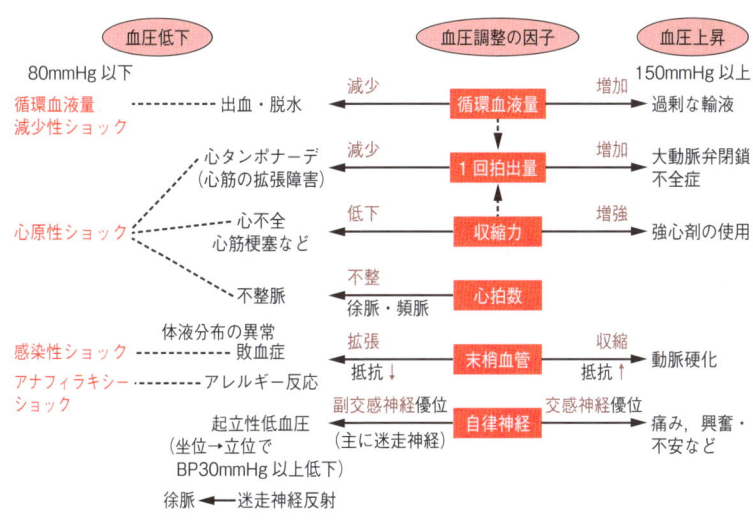

図2-7　血圧調整要因と血圧との関連

血圧低下		血圧調整の因子		血圧上昇
80mmHg以下	減少		増加	150mmHg以上
循環血液量減少性ショック ----- 出血・脱水	減少	循環血液量	増加	過剰な輸液
心原性ショック ----- 心タンポナーデ（心筋の拡張障害）	減少	1回拍出量	増加	大動脈弁閉鎖不全症
心原性ショック ----- 心不全・心筋梗塞など	低下	収縮力	増強	強心剤の使用
----- 不整脈	不整・徐脈・頻脈	心拍数		
感染性ショック ----- 体液分布の異常・敗血症	拡張・抵抗↓	末梢血管	収縮・抵抗↑	動脈硬化
アナフィラキシーショック ----- アレルギー反応				
起立性低血圧（坐位→立位でBP30mmHg以上低下）	副交感神経優位（主に迷走神経）	自律神経	交感神経優位	痛み，興奮・不安など
徐脈 ← 迷走神経反射				

　初回の血圧測定は必ず**左右の上腕**で測定を行う。通常，右上腕のほうが若干高いが，左右差が10 mmHg程度なら問題はない。**左右差**や**上下肢差**が顕著な場合は，**解離性大動脈瘤**や**閉塞性動脈硬化症**を疑い，四肢の血圧を測定する。
　なお，間接血圧測定法には，水銀血圧計，アネロイド血圧計を用いた①**触診法**，②**聴診法**と，自動血圧計による③**オシロメトリック法**がある。

①触診法

　橈骨動脈を触知しながら**マンシェット**を加圧し，動脈の拍動が消失した値よりもさらに**20〜30mmHg**加圧する。次いで，目盛を**2mmHg/秒**ずつ下げていき，最初に拍動を感じた点を**収縮期血圧**とする。なお，この方法では**拡張期血圧**は測定できない。触診法は，著しい低血圧でコロトコフ音が聴取できない緊急時に，収縮期血圧の目安として用いることができる。

②聴診法

　上腕動脈を触診し，拍動が最も強く触れる部位に聴診器の膜型を当てる．聴診器で上腕動脈を聴診しながら加圧し，最後の拍動音を聴取した目盛よりさらに20～30mmHg 加圧することで動脈の血流を遮断する．次に，目盛を 2mmHg/秒ずつ下げていき，コロトコフ音を聴取する．最初に聞こえた拍動音を収縮期血圧，最後に聴取された拍動音を拡張期血圧とする．ただし，小児や大動脈閉鎖不全症などでは，時に拡張期血圧が 0 mmHg まで聴取できることがある．その場合は，第4相の値を参考値とする．なお，聴診法は手技的要因で測定値に誤差が生じやすい（表2-3）．

③オシロメトリック法（非観血的血圧：NIBP）

　自動血圧計のマンシェット内部にあるセンサーが，動脈の拍動を振動として検出する方法をさす．

表 2-3　血圧測定値に誤差を及ぼす要因と解決策

血圧値誤差要因	原因	解決策
マンシェットのサイズ	・マンシェットの太さが10％異なると血圧が上昇する ・マンシェットの幅が広いほど血圧は低下し，幅が狭いほど血圧は上昇する	・正しいサイズのマンシェットを選択．腕の太さの40％くらいのものを用いる ・正しいマンシェットの幅 新生児…3cm，幼児…5cm，子ども…8cm～ 成人（細い腕）…13cm，成人（通常）…17cm，成人（太い腕）…20cm
マンシェットの巻き方	巻き方がきつすぎると加圧する前に動脈に圧がかかり，少ない圧で血流を止めるため血圧は低くなる	・マンシェットと皮膚の間に指が1～2本入る程度に巻く ・マンシェットは皮膚にじかに巻く
測定部位	重力により腕を挙上すれば血圧は下がり，腕を下げれば血圧は上がる	・測定部位が心臓と同じ位置になるようにする ・マンシェットは下縁が肘より2～3cm上に巻く
体位	重力の影響で収縮期血圧は臥位，坐位，立位の順で低下する．立位では最高血圧約10～15 mmHg 低下する	測定時の体位を統一し，5～15分，同一体位で休んだ状態で測定する
測定間隔	マンシェットの圧迫による末梢血管変動による測定誤差を生じる	再測定までには1分間以上の加圧間隔が必要
聴診間隙	加圧が不十分	まず触診法で測定する
不整脈時	不整脈によるリズム不整でコロトコフ音が変動する	心房細動のあるときは血圧変動が大きいため，2～3回測定し判断する

（畔上真子他著，バイタルサイン；血圧（臨牀看護，vol.27（13）），pp.1898-1906，へるす出版，2001）

4. 頸部，腹部の循環のアセスメント

> **学習の要点は**　動脈硬化は全身の血管病変であるため，四肢の血管のみでなく頸部や腹部の血管もアセスメントが必要となります。

頸動脈拍動

　まず，血管雑音の有無について頸動脈の聴診をする。頸動脈拍動の位置を確認したあと，拍動の視診をする。通常，頸動脈拍動の亢進は大動脈狭窄症のときにはっきりと観察できる。

頸静脈拍動

　解剖学的に，右房や中心静脈とほぼ直線的に位置しているのは右内頸静脈であるため，検者はベッドの右側に立つ。患者の上体を 15～30°に起こし，頸をわずかに検者と反対側に向ける。ペンライトなどの光源を頸筋に沿って当て，拍動を確認する（図2-8）。

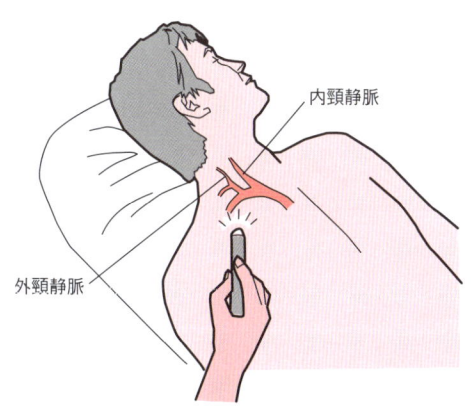

図2-8　ペンライトを用いた頸静脈拍動の視診

腹部のアセスメント

　動脈硬化性の疾患が疑われる場合，腹部大動脈瘤を念頭において腹部の観察を行う（図2-9）。

　腹部大動脈は正中よりやや左に位置しており，ここを片手でつまむように触診する。拍動が触れにくい場合は，両手で触診する。聴診時は，仰臥位で膝関節を屈曲して腹壁を弛緩させる。腹部大動脈は深部にあるため，聴診器の膜型を腹部にやや強く押し当てて聴診する。腹部大動脈瘤がある場合，瘤の大きさにもよるが，触診で拍動性腫瘤を触れ，聴診で血管雑音を聴取することが多い。

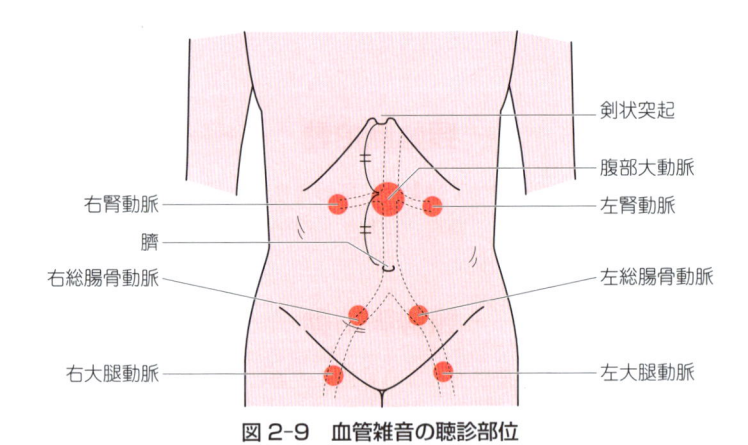

図2-9　血管雑音の聴診部位

（ラベル：剣状突起，腹部大動脈，右腎動脈，左腎動脈，臍，右総腸骨動脈，左総腸骨動脈，右大腿動脈，左大腿動脈）

5. 心臓のアセスメント

学習の要点は　差恥心を軽減するように配慮しながら，必要な観察を行うことが大切です。アセスメントにあたっては，心臓の解剖学的知識が必須となります。

心尖拍動

まず仰臥位で観察を行う。正常の心尖拍動は，左鎖骨中線の第4あるいは第5肋間腔に触れる。左側臥位にすると，心尖部は2〜3cm左側に移動して胸壁に近づくため，より拍動を確認しやすい。乳房の大きな女性患者の場合は，本人に左手で挙上してもらうとよい。

心音

①はじめに聴診器の膜型を強く皮膚に押し当てて高音成分を聴く（p.18参照）。聴診は心基部または心尖部のどちらから始めても構わないが，4つの弁領域を順に聴取する（図2-10）。通常，心基部ではⅡ音が，心尖部ではⅠ音が強くはっきりと聞こえるため，Ⅰ音とⅡ音の鑑別は容易である。また，Ⅰ音ーⅡ音間（収縮期）はⅡ音ーⅠ音間（拡張期）より短い。ⅠⅠ音とⅡ音が同定できない場合は，心尖部の聴診をしながら，頸動脈の触診を行う。頸動脈の拍動と同調して聞こえるのがⅠ音である。

②次に聴診器のベル型を軽く当て，心尖部と三尖弁領域の低音成分を聴く。過剰心音であるⅢ音，Ⅳ音は左側臥位にすると聴取しやすい。

③心雑音は，血流に狭窄部位があると雑音が生じ，狭窄前後の圧較差が大きいほど高音になる。心雑音は心音に比べて長く，発現時期により収縮期雑音，拡張期雑音，連続性雑音に分類される（表2-4）。まず，心雑音が収縮期にあるのか，拡張期にあるのかを識別することが必要となる。

循環機能障害のアセスメント

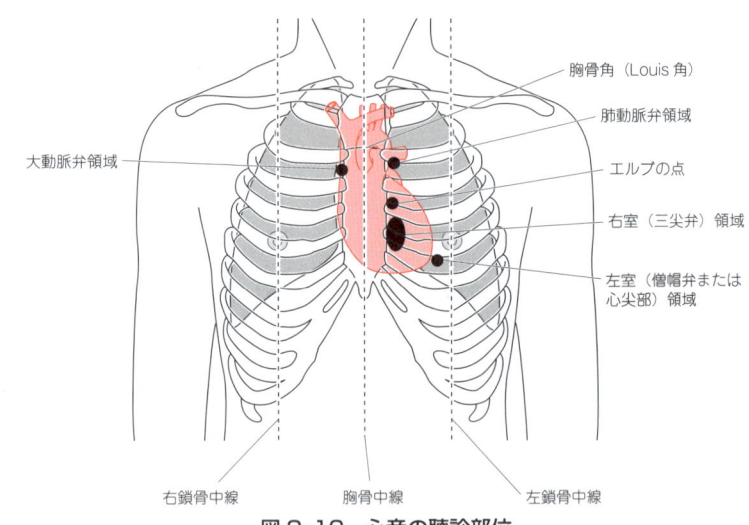

図 2-10 心音の聴診部位

ラベル:
- 胸骨角（Louis角）
- 肺動脈弁領域
- 大動脈弁領域
- エルプの点
- 右室（三尖弁）領域
- 左室（僧帽弁または心尖部）領域
- 右鎖骨中線
- 胸骨中線
- 左鎖骨中線

表 2-4 心雑音の分類と発生機序

分類		模式図	発生機序と雑音の特徴
収縮期雑音	駆出性雑音（中期収縮期性）	I — II	半月弁の狭窄，あるいは半月弁を通過する駆出血液量および速度が増大するときに生じる。血液の駆出は房室弁閉鎖（I音）のあとに始まり，半月弁が閉じる（II音）前に終わるので，I音とII音ははっきり聞こえる
収縮期雑音	逆流性雑音（全収縮期性）	I — II	房室弁の閉鎖不全による心室→心房への逆流，および心室中隔欠損による左室→右室への逆流により収縮期に雑音を生じる。雑音はI音から始まり，II音は雑音に覆われて聴取しにくい
拡張期雑音	拡張期逆流性雑音（前期拡張期性）	I — II	心室拡張期に，血流が閉鎖不全のある房室弁あるいは半月弁を通過するときに生じる雑音。雑音はII音とともに急激に増大し，I音の前に終わる
拡張期雑音	心室充満雑音（中期拡張期性）	I — II OS	心室充満時に，心房から心室へ血液が流入する際に狭窄があったり，あるいは流入血液量が多いときに生じる。雑音はII音のあとに出現し，I音の前に終わる
連続性雑音		I II I II	動静脈の短絡シャントによって，収縮期，拡張期を通じて圧較差が発生するため，連続的に雑音が生じる。雑音はI音からわずかに遅れて始まり，II音でピークになり，I音の前に終わる

74　心臓のアセスメント

循環機能障害のアセスメント

状況設定問題

48歳の男性。電気製品の販売員。労作時の息切れと易疲労感とを主訴に来院し，拡張型心筋症と診断され入院となった。入院時の脈拍112/分。血圧98/82 mmHg。起坐呼吸をしている。

☐ 最も起こりやすいのはどれか。99-A97
1 膿　胸
2 血性泡沫痰
3 下肢静脈瘤
4 心タンポナーデ

☐ 心不全症状と不整脈に対する薬物療法で症状が改善したため退院となった。退院2週後，出勤途中に駅で突然意識を消失し，救急搬入された病院で完全房室ブロック（Ⅲ度房室ブロック）によるアダムス・ストークス症候群と診断された。
このときの心電図はどれか。99-A98

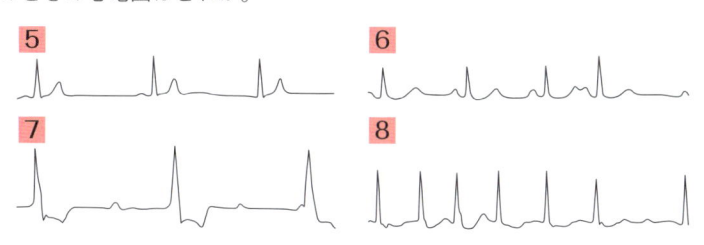

5
6
7
8

☐ その後意識が回復し，退院に向け恒久的ペースメーカー植え込み術が行われた。職場復帰後，売り場担当を避けた方がよい電気機器はどれか。99-A99
9 パソコン
10 電気毛布
11 電磁調理器
12 ICレコーダー

● 解答・解説

1 ×膿胸とは，胸腔内に膿を貯留した状態をいう。膿胸は非特異性感染に基づき，肺感染症に続発するもの，外傷由来，食道穿孔，術後発生などの原因によるものがある。外傷や感染は拡張型心筋症および心不全の病態とは関連なく，膿胸を起こす可能性は低い。

2 ○心不全増悪時，特に肺うっ血の強い左心不全をきたして肺水腫を起こした場合に，血性泡沫痰が認められることが多い。

3 ×心不全，特に右心不全が増悪した場合に顔面や下肢の浮腫が出現・増悪することはあるが，その結果すぐに下肢静脈瘤が起こるわけではない。下肢静脈瘤は下肢全体の静脈が走行に沿って不規則に拡張し迂曲した状態で，表在静脈や深部静脈との交通枝の弁不全によるものと深部静脈血栓によるものがある。この事例では考えにくい。

4 ×拡張型心筋症により心不全が増悪した場合，心嚢水の増加が認められることはあるが，心タンポナーデまで起こす可能性は，必ずしも高いとはいえない。

5 ×3心拍しか認められないものの，RR間隔は一定でP波とQRS波が1：1で対応しており洞調律の心電図である。完全房室ブロックの心電図ではない。

6 ×第1，第2，第3心拍は洞調律であるが，第4心拍目は予想よりも早く出現しており，期外収縮と考えられる。第4心拍目のQRS波形は第1～第3心拍目と同じ波形であり，先行するP'波も認められるので，上室性（心房性）期外収縮と考えられる。完全房室ブロックは認められない。

7 ○完全房室ブロック（Ⅲ度房室ブロック）では心房からの刺激がまったく心室に伝わらないため，心電図ではP波とQRSは無関係に独自のリズムをもって出現する。完全房室ブロックの心電図である。

8 ×RR間隔が不規則でP波を認めないので，心房細動の心電図である。基線の動揺，すなわちf波については明瞭ではない。

9 ×パソコン売り場での就労は，特に問題とならない。

10 ×電気毛布の使用は特に問題ない。

11 ○電磁調理器としては，IH炊飯器やIH調理器がある。IHとはInduction Heatingの略称で，電磁誘導加熱を意味する。発熱の仕組み上，これらの機器は使用中に電磁波を発生してペースメーカーの作動に異常をきたす可能性があるので，ペースメーカーの植え込み部分を近づけすぎるべきではない。したがって，職場復帰後，電磁調理器の売り場担当は避けた方がよい。

12 ×ICレコーダーの使用は特に問題ない。

Aさん（55歳，男性）は，仕事中に胸痛発作に襲われ，急性心筋梗塞で緊急入院した。入院直後に，経皮的冠状動脈形成術〈PTCA〉を受けた。
acute myocardial infarction

☑ 入院翌日，Aさんは「昨日は，痛みが強くて医師の説明がよくわからなかった。僕はどんな手術をしたのでしょうか」と看護師に尋ねた。
経皮的冠状動脈形成術〈PTCA〉の説明で適切なのはどれか。100-P94
1 「詰まっていた血管を風船で拡げました」
2 「血管に詰まっていた血栓を吸引しました」
3 「足の血管の一部を心臓の血管に移植しました」
4 「血管に詰まっていた血栓を薬で溶かしました」

☑ Aさんは順調に回復し，入院5日目には心臓リハビリテーションの計画に沿って，病棟内のトイレまで歩行ができるようになった。Aさんは「さっきトイレに行ってきたけれど，調子が良いから中庭を散歩しても大丈夫ですか」と笑顔で尋ねた。その日のAさんの状態は，体温36.6℃，呼吸数18/分，脈拍84/分，血圧134/84 mmHgであった。
Aさんへの看護師の対応で適切なのはどれか。100-P95
5 調子が良いなら大丈夫だと話す。
6 脈拍が90/分になるくらいのスピードで歩くよう指導する。
7 心電図モニターの電波が届かない中庭には行けないと話す。
8 歩行範囲は計画に沿って拡大していく必要があることを説明する。

☑ 看護師がAさんに心筋梗塞の再発作の予防について説明した。Aさんは「左胸が痛くならなければ大丈夫なんですか」と尋ねた。
myocardial infarction
胸痛以外の発作の兆候の説明として適切なのはどれか。100-P96
9 羞明
10 背部痛
11 乾性咳嗽
12 出血傾向

● 解答・解説

1 ○ 経皮的冠状動脈形成術（PTCA）とは，バルーン（風船）を用いて冠動脈狭窄病変や閉塞病変を直達的に拡張させる方法であり，正しい。

2 × 血管に詰まっていた血栓を吸引するのは，「血栓吸引療法」である。急性心筋梗塞の発症時には，粥腫（プラーク）が破綻して急激な血栓形成を誘発して冠血流の途絶を生じるため，血栓吸引療法を行い，冠血流を再開させることがある。

3 × 外科的な冠動脈バイパス術の場合，冠動脈の閉塞（狭窄）部位には手を加えず，閉塞部位の中枢側と末梢側との間に迂回路（バイパス）を作成する。バイパス血管の一つとして，足の血管（大伏在静脈）が移植されることがある。

4 × 血管に詰まっていた血栓を薬で溶かすのは，経皮的冠状動脈内血栓溶解療法（PTCR）である。急性心筋梗塞の発症時には，粥腫（プラーク）が破綻して急激な血栓形成を誘発して冠血流の途絶を生じるため，経皮的冠状動脈内血栓溶解療法を行い，冠血流を再開させることがある。

---

5 × 心筋梗塞後の心臓リハビリテーションは，リハビリテーション計画に沿って，徐々に負荷を上げていく必要がある。調子が良いからといって，勝手にプログラムを進めてはいけない。

6 × リハビリテーションプログラムに沿って「病棟内のトイレ歩行」が可能となったばかりの段階であり，まだ「脈拍が90/分になるくらいのスピードで歩くよう指導する」段階ではない。

7 × 「病棟内のトイレ歩行」が許可されただけの段階なので，まだ中庭には行けないと説明すべきである。心電図モニターの電波が届かないから，という理由ではない。

8 ○ 心筋梗塞後の心臓リハビリテーションは，リハビリテーション計画に沿って徐々に負荷を上げていくべきであり，歩行範囲も計画に沿って拡大していく必要がある。正しい。

---

9 × 心筋梗塞後の心臓発作の兆候として，「羞明（しゅうめい）：眼が光によって強く刺激され，光をまぶしく感じ，光を受けることを嫌う状態」は，ほとんど認められない。

10 ○ 心筋梗塞後の心臓発作の兆候として，胸痛以外に肩や顎，後頭部や歯への放散痛，背部痛や上肢の疼痛を認めることがある。

11 × 心筋梗塞後の心臓発作の兆候として，乾性咳嗽はほとんど認められない。乾性咳嗽は，高血圧症や慢性心不全の治療に使用されるアンジオテンシン変換酵素（ACE）阻害薬を内服した際に，副作用として認められることがある。

12 × 心筋梗塞後の心臓発作の兆候として，出血傾向はほとんど認められない。出血傾向は，心筋梗塞後にアスピリンなどの抗血小板薬やワーファリンなどの抗凝固薬を内服する結果として，出現することがある。

第3章 消化機能障害のアセスメント

1 主な症状・病態と
   疑われる疾患 80
2 問診によるアセスメント 90
3 口腔，頸部のアセスメント 93
4 腹部のアセスメント 96
5 主要症状別フィジカル
   アセスメントの視点 103

1. 主な症状・病態と疑われる疾患

学習の要点は

日本人に罹患率の高い癌の多くが消化器癌であり，癌の他にも潰瘍や肝硬変などの疾患に関連した症状は多様です。また，便秘や下痢，腹痛といった症状は，日常生活でもよく経験する症状ですが，重篤な疾患が原因となって引き起こされる場合もあります。国家試験でもよく出題されるので，それぞれの疾患の病態と特徴的な症状を関連させて理解することがポイントです。

咀嚼・嚥下障害

　口腔内に取り込まれた食物を上下の歯で噛み切り，噛み潰して唾液と混ぜ合わせながら嚥下できる程度まで処理することを咀嚼という。そして，飲み込みやすいように食塊を形成し，咽頭，食道を経て胃に至るまでの過程を嚥下という。咀嚼・嚥下障害は"うまく食べられない"，"うまく飲みこめない"状態を指す。食べるのに時間がかかる，口から食物をよくこぼす，むせるといった症状があり，全身状態としては，脱水や栄養状態の悪化，肺炎などをきたしやすくなる（表3-1）。咀嚼・嚥下障害を起こす原因で最も多いのは脳血管疾患で，高齢者は特に注意が必要である。原因となる疾患について表3-2に示した。

表3-1　咀嚼・嚥下障害の症状

- 食べるのに時間がかかる
- 口から食物をよくこぼす
- 食べにくい
- 飲みこみにくい
- 食物が口腔内に残っている
- むせる，せき込む
- 食後声質が変化する
- 唾液がだらだら流出している
- 痩せてきている
- 熱を出す
- 肺炎を起こす

表3-2　咀嚼・嚥下障害の原因

器質的障害	口腔・咽頭・食道の腫瘍 炎症 外傷 奇形 瘢痕狭窄
機能的障害	脳血管障害 脳腫瘍 パーキンソン病 筋ジストロフィー 末梢神経炎 薬物の副作用

腹痛

腹痛には，腹腔内臓器自体から生じる内臓痛と体壁の内面から生じる体壁痛，関連痛に分けられる。内臓痛や体壁痛は疝痛・疼痛発作として激しい痛みが現れる。関連痛は内臓痛が神経を介して特定の部位に波及したものであり，鈍い痛みとして現れる。疝痛とは，胃，腸などの臓器の壁となっている平滑筋のけいれんのため，数分〜数時間の間隔をおいて周期的に反復する腹痛をいう。痛みの部位と考えられる疾患について図3-1に示した。また，腹痛その他の症状によるイレウスの鑑別方法について，表3-3に示した。

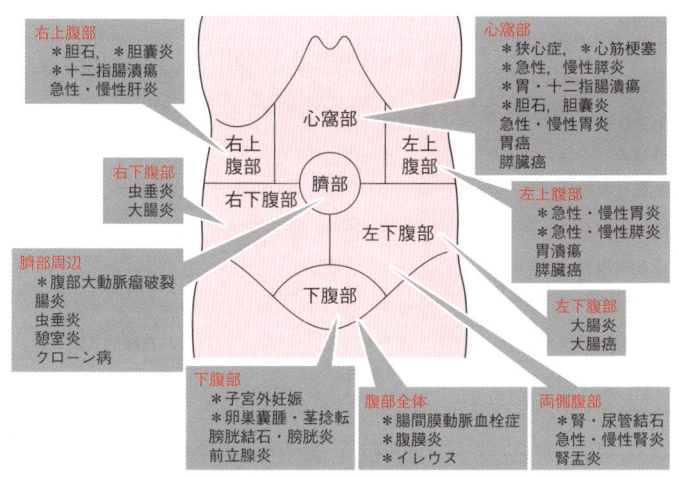

右上腹部
＊胆石，＊胆嚢炎
＊十二指腸潰瘍
急性・慢性肝炎

右下腹部
虫垂炎
大腸炎

臍部周辺
＊腹部大動脈瘤破裂
腸閉塞
虫垂炎
憩室炎
クローン病

下腹部
＊子宮外妊娠
＊卵巣嚢腫・茎捻転
膀胱結石・膀胱炎
前立腺炎

心窩部
＊狭心症，＊心筋梗塞
＊急性，慢性膵炎
＊胃・十二指腸潰瘍
＊胆石，胆嚢炎
急性・慢性胃炎
胃癌
膵臓癌

左上腹部
＊急性・慢性胃炎
＊急性・慢性膵炎
胃潰瘍
膵臓癌

左下腹部
大腸炎
大腸癌

腹部全体
＊腸間膜動脈血栓症
＊腹膜炎
＊イレウス

両側腹部
＊腎・尿管結石
急性・慢性腎炎
腎盂炎

＊ときに疝痛発作を起こすような激しい痛みを伴う疾患

図 3-1　腹痛をきたす疾患

表 3-3　イレウスの鑑別

腹痛	排便・排ガス	嘔気・嘔吐	腸蠕動	その他の腹部症状	考えられるイレウス
緩徐に始まる周期的な痛み	なし	2〜3日後	蠕動亢進，金属音	腹部膨満	単純性（閉塞性）イレウス
痛みの出現が急激，激痛，持続的	なし	初期より	腸雑音減弱→消失	筋性防御，弾力性腫瘤（Wahl症状）	複雑性（絞扼性）イレウス
緩徐に始まる持続的な痛み	なし	初期にはなし	蠕動低下，腸雑音なし	腹部膨満	麻痺性イレウス

食欲不振

食欲は疾患の悪化に伴って低下し，改善がみられると増進するため，疾患の経過をみるのに重要な症状である。食欲不振は**悪性腫瘍の初期症状**として現れることが多い。食欲不振に伴う体重減少や倦怠感，全身衰弱などの状態についても観察が必要である。食欲不振をきたす疾患を**表 3-4** に示した。

表 3-4　食欲不振をきたす疾患

脳，脊髄疾患	脳出血，脳腫瘍，脳炎，水頭症，髄膜炎など
内分泌疾患（ホルモン異常）	下垂体，甲状腺，副腎など多くは機能低下の場合
代謝病	重症糖尿病，ビタミン不足
腎臓病	腎機能障害による尿毒症
呼吸器疾患	肺気腫，重症喘息
血液疾患	貧血，白血病
感染症	急性，慢性感染症
中毒性疾患	アルコール，工業用薬剤，治療薬，妊娠中毒
消化器疾患	胃炎，潰瘍，癌 腸炎，潰瘍，癌，慢性便秘 肝炎，肝硬変 胆石，癌，胆道炎 膵炎，癌
精神障害	統合失調症，うつ病，神経症，神経性食欲不振

嘔気・嘔吐

嘔吐は消化器系からの直接の刺激によって起こる**反射性嘔吐**と大脳の嘔吐中枢の直接の刺激によって起こる**中枢性嘔吐**に分けられる。嘔吐をきたす疾患を**表 3-5** に示した。

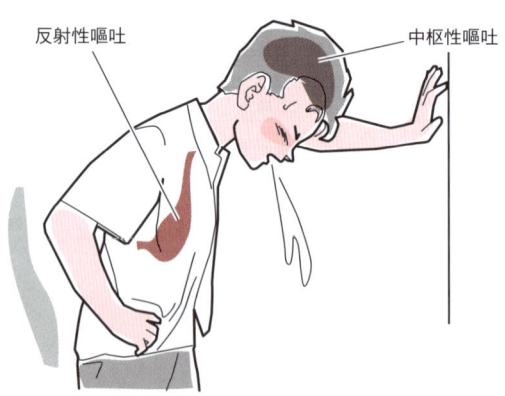

表3-5 嘔吐をきたす疾患

	刺激の分類	疾患
中枢性嘔吐	精神・心理的刺激	激しい感情の変化，激しい痛み，不快な臭気や音，神経症など
	血液中の化学物質による刺激	ジギタリスなどの薬物，細菌毒素，酸素欠乏，妊娠中毒症，尿毒症，急性アルコール中毒など
	機械的刺激	頭蓋内圧亢進，脳の血行障害
反射性嘔吐	前庭機能障害	乗り物酔い，メニエール病など
	舌咽神経刺激	舌根・咽頭への刺激，激しい咳嗽
	化学的刺激	銅・亜鉛などの有毒物，細菌，腐敗物など
	消化管疾患	食道炎，食道憩室，食道狭窄，急性・慢性胃炎，胃・十二指腸潰瘍，胃癌，幽門狭窄，急性・慢性腸炎，急性虫垂炎，イレウスなど
	肝・胆道疾患	急性・慢性肝炎，肝硬変，胆石症など
	その他の腹部疾患	急性・慢性腹膜炎，急性・慢性膵炎，腎・尿路結石，卵管炎，卵巣腫瘍など
	心疾患	うっ血性心不全，狭心症，心筋梗塞

肥満・やせ

　肥満・やせの判定基準には，身長と体重から計算されるBody mass index（BMI）が用いられている。肥満は脂肪が一定以上に多くなった状態で，体重に対して筋肉や骨の割合が多い場合は肥満ではない。BMIの計算式は，BMI＝体重（Kg）÷身長（m）^{2}である。表3-6に肥満とやせの判定基準を示した。

　体重に対する体脂肪量の割合は，体脂肪計によって簡便に測定できるようになり，体脂肪率として示される。適正体脂肪率の明確な基準は未だに定められていないが，男性25％以上，女性30％以上を肥満の目安とみなす。脂肪の量のうち，内臓脂肪は高血圧や脂質代謝異常，高血糖などが発症する原因になるといわれ，腹囲を測定することで内臓脂肪型肥満かどうかを判定できる。男性85 cm以上，女性90 cm以上が基準である。肥満には過食や特に原因が見あたらない単純性肥満と何らかの原因が特定できる症候性肥満がある。

　やせをきたす要因について表3-7に示した。特にやせた人の場合は，皮膚の乾燥，粘膜の炎症，骨の突出による褥瘡はないかなどを観察する。

表3-6 肥満・やせの判定基準（日本肥満学会）

判定	やせ	普通体重	肥満（1度）	肥満（2度）	肥満（3度）	肥満（4度）
BMI	18.5未満	18.5以上25未満	25以上30未満	30以上35未満	35以上40未満	40以上

表 3-7 症候性やせをきたす要因

誘因			疾患等
エネルギー供給不足	食欲低下・食事摂取量の不足	視床下部性	異所性松果体腫瘍など
		精神・神経疾患	神経性食思不振症 神経症，うつ病など
		食物の摂取障害	重症筋無力症，口腔疾患，消化管通過障害など
		全身疾患に伴う食欲低下	悪性腫瘍，感染症，中毒，妊娠悪阻，尿毒症など
	栄養素の吸収低下・利用障害	栄養素の吸収障害	小腸疾患，消化管切除など，消化管蠕動の亢進，消化液の分泌障害など
		栄養素の利用障害	肝疾患，インスリン欠乏性糖尿病，アジソン病など
エネルギー消費亢進	代謝・異化の亢進		甲状腺機能亢進症，褐色細胞腫，発熱，悪性腫瘍など
	栄養素の喪失		慢性出血，火傷，尿糖など

腹部膨満

　腹部膨満は，腹腔内の内容が貯留，増大し，外観的に腹部が大きくなった状態である。その主な原因としては，腹水，鼓腸，腹部腫瘤，妊娠，肥満などがある。

① 腹水

　腹水が500～600 ml以上になると診察で存在がわかり，1,000～1,500 ml貯留すると外見的に腹部膨満がわかる。腹水には，非炎症性の濾出液と炎症性あるいは腫瘍性の浸出液がある。濾出液による腹水の貯留をきたす要因としては，門脈圧亢進症，うっ血性心不全，腎機能低下，低蛋白血症などがある。

② 鼓腸

　消化管内にガスが貯留した状態の腸性鼓腸と腹腔内にガスが貯留した場合の腹腔性鼓腸（気腹）がある。腸性鼓腸の要因としては腸内ガスの発生亢進（発酵性食品の多食，薬剤の使用など），腸内ガスの吸収障害（心不全，門脈圧亢進症，腸炎など），腸蠕動運動の低下などがある。腹腔性鼓腸は消化管穿孔によって腸内のガスが腹腔内に貯留したり，腸嚢胞状気腫の破裂によっても起こる。

③ 腹部腫瘤

　上腹部では肝硬変や肝腫瘍，肝嚢胞，胃癌，脾腫などがある。下腹部では子宮筋腫，卵巣癌，卵巣嚢腫，大腸癌などがある。

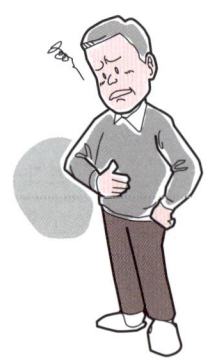

吐血・下血

　吐血は血液が混入した吐物を吐き出すことをいい，トライツ靱帯よりも口側の消化管から中等量から大量の出血があった場合に起こる。吐血の場合は，暗赤色ないしコーヒー残渣様で，胃癌に伴うことが多い。食道静脈瘤の破裂など大量かつ急激に出血が起こった場合は，鮮紅色の吐血を生じる場合もある。吐血と喀血の鑑別を表3-8に示した。

　下血は，肛門から血液が排出されるか便に血液が混じる場合をいう。下部消化管からの出血とは限らず，上部消化管からの場合もあり，吐血があれば下血があることが多い。潜血反応によって出血の存在が認められる場合は，下血とはいわない。上部消化管，小腸，上行結腸，横行結腸からの出血が100 mL前後みられる場合に，黒色あるいはタール状の排便がある。暗赤色の排便の場合は，下行結腸の出血を疑う。鮮紅色の出血は肛門に近い直腸，S状結腸からの出血が考えられる。排便後の鮮血滴下は痔核，裂肛などでみられる。

表3-8　吐血と喀血の鑑別

	吐　血	喀　血
原因疾患	食道・胃・十二指腸疾患，肝硬変	心・肺疾患
発現状態	嘔吐時に排出	咳嗽時に排出
性状	悪心・嘔吐，腹痛を伴いやすい 凝固性，泡沫なし	呼吸困難，胸内苦悶を伴いやすい 流動性，泡沫状
色	暗赤色からコーヒー残渣様	鮮紅色
反応	酸性，大量のときはアルカリ性	アルカリ性
混入物	食物残渣	粘液，膿が混じることあり
糞便	黒色便，タール便	正常

下　痢

　下痢は便の水分量が増加し，水様あるいは泥状の便が排出され，排便回数が増加する。固形の便が1日数回排出されるのは頻便といい，下痢と区別する。便の性状を詳しく把握するためには，ブリストル便性状スケール（図3-2，表3-9）を用いるとよい。

　下痢には急性下痢と慢性下痢がある（表3-10）。急性下痢の場合は，食中毒によるものも多い。主な食中毒の原因菌・ウイルス，原因食材を表3-11に示した。また，便の性状や腹痛，体重減少等の症状によって疾患を推測できる（表3-12）。

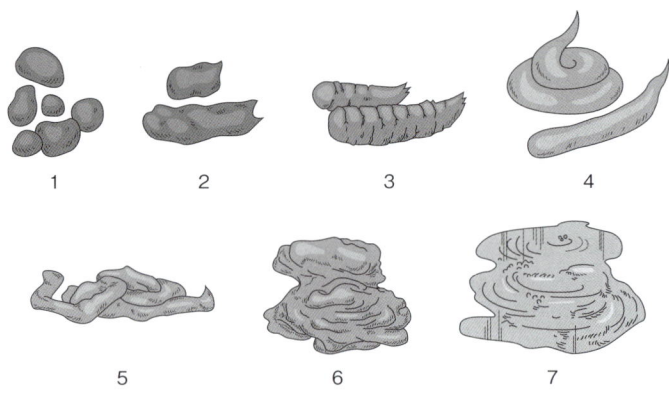

図 3-2 ブリストル便性状スケール

表 3-9 ブリストル便性状スケールの表現方法

スケール	便の状態	一般的表現
1	木の実のようなコロコロした硬い塊の便	兎糞便
2	短いソーセージのような塊の便	塊便
3	表面にひび割れのあるソーセージのような便	
4	表面がなめらかで柔らかいソーセージ，あるいは蛇のようなとぐろを巻く便（バナナ状）	普通便
5	はっきりとした境界のある柔らかい半分固形の便	軟便
6	境界がほぐれて，ふわふわと柔らかいお粥のような便	泥状便
7	塊のない水のような便	水様便

表 3-10 下痢の原因と症状

分類	原因	症状等	その他の症状
急性下痢	急性炎症	大腸や小腸の炎症，数日で回復	—
	食中毒	（表3-11参照）	—
慢性下痢	神経症性障害	長期にわたって下痢が断続，体重減少等がなく社会生活にも支障をきたさないことが多い	—
	食品アレルギー	たんぱく質がアレルゲンとなることが多い	—
	過敏性腸症候群	下痢型，便秘型，下痢と便秘の交互型などのタイプがあり，ストレスによって悪化	—
	潰瘍性大腸炎	反復性の粘血便や腹痛が主症状	発熱，体重減少を伴う
	吸収不良症候群	膵，肝，胆嚢疾患や腸の疾患による消化吸収障害による下痢	低栄養状態，貧血，体重減少，浮腫等

表3-11 食中毒の原因菌と症状

原因菌・ウイルス	原因食材など	潜伏時間	多発時季	下痢の他にみられる症状
黄色ブドウ球菌	おにぎり，仕出し弁当，和菓子，シュークリームなど	30分〜6時間	—	嘔気・嘔吐，腹痛
ウェルシュ菌	給食などで大量調理された食品	4〜12時間	—	腹痛，下腹部が張る感じ
セレウス菌	スープ，プリン，生クリームなど	8〜16時間	—	腹痛
腸炎ビブリオ	魚介類の刺身やすし類	3〜72時間	夏	激しい腹痛，悪心・嘔吐，発熱
ボツリヌス菌	「いずし」と呼ばれる保存食品	12〜36時間	—	胃腸症状，視覚症状，言語障害，嚥下障害，運動麻痺，呼吸麻痺
サルモネラ菌	生卵か半熟の状態の食品，食肉加工品	8〜48時間	9・10月	腹痛，発熱（38〜40℃），嘔吐
ノロウイルス	カキ，シジミ，アサリ，ムール貝，サザエなどの貝類	24〜48時間	11〜3月	嘔気・嘔吐，腹痛，発熱（38℃以下）
カンピロバクター	加熱不十分な食肉や生食，サラダ，生水など	2〜5日	—	発熱，腹痛
腸管出血性大腸菌	汚染あるいは加熱不十分な食肉や野菜，飲料水	3〜5日	—	嘔吐，腹痛から溶血性尿毒症まで様々

表3-12 下痢の症状と考えられる疾患

性状	量・回数	腹痛	裏急後重	脱水	体重減少	その他の症状	考えられる疾患
血性	不定	なし	ほとんどなし	軽度	なし	貧血，ショック	消化管出血
血性	不定	あり	あり	初期にはなし	なし	—	大腸憩室・ポリープ
粘血	頻回，量不定	主に左下腹部，あるいは腹部全体	ときにあり	軽度	軽度	発熱，頻脈，貧血	潰瘍性大腸炎，クローン病，大腸結核，アメーバ赤痢
水様	頻回，量不定最初多く以後少量	腹部全体，左下腹部	不定	軽度	軽度	—	細菌性大腸炎，食中毒
軟便あるいは水様	回数不定	左下腹部の圧痛	不定	なし	なし	腸雑音亢進	過敏性腸症候群
発酵性	大量，回数不定	ほとんどなし	なし	著明	著明	貧血，低蛋白血症，低コレステロール血症，浮腫	吸収不良症候群（膵性，胆汁性），小腸切除後吸収障害

便秘

便秘とは，便が大腸内に長時間とどまり，排便がスムーズに行われない状態で，排便の回数の減少，便量の減少，固い便，排便困難，残便感などの状態をいう。日本内科学会の定義では「3日以上排便がない状態，または毎日排便があっても残便感がある状態」となっている。便秘には器質性便秘と機能性便秘があり，それぞれの原因や誘因について表 3-13 に示した。

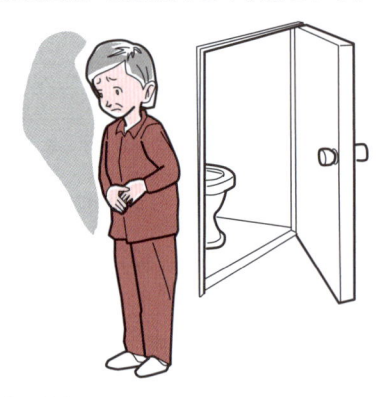

表 3-13 便秘の分類

分類		原因・誘因	メカニズム・特徴
器質性便秘	大腸の通過障害によるもの	腸管内外の腫瘍（大腸がん，大腸ポリープ，大腸憩室，子宮筋腫など），結腸の狭窄および捻転 腹部手術による癒着 妊娠 虚血性大腸炎やクローン病などの炎症による癒着狭窄 痔核，肛門周囲腫瘍	腸管の狭窄，閉塞，腸管周囲からの圧迫によって通過障害が起こる。急な発症で症状が進行性。血便，体重減少，貧血などの症状を伴うことも多い
	大腸の形態異常によるもの	ヒルシュスプルング病，S 状結腸過長症	先天性・後天性の腸管の形成異常によって腸管内容の通過障害が起こる
機能的便秘	弛緩性便秘	食事量，繊維性食品の摂取不足 高齢者，経産婦 運動不足 旅行などによる食事，排泄習慣の変化	胃―結腸反射の低下，排便反射の低下 腹筋力の低下によるいきみの不足 腸蠕動の低下
	痙攣性便秘	ストレスや自律神経のアンバランス	腹痛を伴う
	直腸性便秘	下剤・浣腸の乱用 便意の意識的抑制 腹圧の減弱	便意を感じる閾値の上昇 女性に多い
	医原性便秘	抗コリン剤，向精神薬 モルヒネ 臥床，便器の使用 手術侵襲，脱水	腸蠕動の抑制 胃・腸管の筋緊張，肛門括約筋の収縮の増強
	産科的便秘	妊娠中，分娩後	プロゲステロンの増加による腸蠕動の低下，分娩時の軟産道の裂傷，会陰切開の痛み等

黄疸

　黄疸は血中のビリルビン濃度が異常に高くなった病的状態をさし，肝機能障害が起こった場合に現れる症状の一つである。ビリルビンの基準値は，総ビリルビン 0.3〜1.2 mg/dl である。皮膚や眼球結膜が黄染した顕性黄疸の状態では血清総ビリルビン値が 2.0 mg/dl 以上になっている。黄色人種である日本人では皮膚の黄染は見分けにくいので，眼球結膜で見分けるとよい。皮膚や結膜に黄染はないが，血清総ビリルビン値が基準値より高い状態は潜在性黄疸ともいわれる。

　ビリルビンはバンデンベルグ反応によって間接型（グルクロン酸非飽和型）と直接型（グルクロン酸飽和型）に分けられる。黄疸の患者では全身の皮膚の瘙痒感を訴えることがあり，これは直接型ビリルビンが上昇する黄疸で，血液中に逆流した胆汁酸の刺激で起こる。また，尿中に排泄されるのも直接型ビリルビンであり，尿は強い褐色となる。黄疸は臨床的には溶血性（肝前性），肝細胞性，閉塞性（肝後性）の3つに分けられる（表3-14）。

表3-14　黄疸の分類と特徴

	溶血性（肝前性）黄疸	肝細胞性黄疸	閉塞性（肝後性）黄疸
血中ビリルビン	間接ビリルビン上昇	間接ビリルビン上昇 / 直接ビリルビン上昇 — 障害原因による	間接ビリルビン上昇 直接ビリルビンの上昇もあり
尿中ビリルビン	（−）	（＋）	（＋）
原因	溶血性（肝前性）黄疸 大量の赤血球の崩壊	肝細胞障害（肝炎，新生児黄疸，体質性黄疸，胎児赤芽球症）	毛細・細・小葉間・肝外胆管の障害，薬物，ウイルス，PBC（＊），PSC（＊），癌，結石

＊PBC：原発性胆汁性肝硬変　　PSC：原発性硬化性胆管炎

腹水

　腹腔内に液体が大量に貯留した（腹腔内には生理的に 20〜100 ml の浸出液が存在する）状態をいい，漏出液と浸出液の場合がある。腹水の原因は肝疾患だけでなく，心疾患や腎疾患による場合もある。腹水貯留状態の観察は体重と腹囲の測定によって行われるが，腹囲測定は朝10時に仰臥位臍上で行うなど，一定の条件を守って測定することが重要である。腹水の程度にもよるが，患者は一人で起き上がることができず，常に腹部膨満感があり，嘔気や胃部不快などの消化器症状や全身倦怠感を伴う。腹水は浮腫の一つでもあるので，腹水の状態とともに他の部位の浮腫や随伴症状，水分出納などとともに観察していくことが必要である。

2. 問診によるアセスメント

学習の要点は

消化機能についての問診は，消化器症状や痛みなど，患者が訴える症状や症状の出現形態，経過を聴取することで，症状の特徴を把握します。消化器症状では，食事や排泄との関係も重要であり，精神的な状態や生活環境の変化などにも影響を受けるため，患者の背景について問診することも重要です。消化器症状は薬物の副作用として生じることも多いため，既往歴や内服薬についても理解することが必要となります。

咀嚼・嚥下障害に関して

食事に時間がかかる，口から食物をよくこぼす，食事中や食後の咳，むせなどの症状はあるか。脱水や栄養状態の悪化に起因する体重減少，発熱，頻脈，不安定な血圧変動はないか。肺炎・窒息の既往。嚥下障害をきたす薬物の使用について問診を行う。

腹痛に関して

痛みの部位，発症の仕方（いつから，食事，運動などとの関係），どのように痛むか，痛みの強さ，持続時間，反復性，放散痛の有無と程度，アルコールや薬物の内服との関係，痛みに関連する既往歴について問診を行う。

食欲不振に関して

食欲不振の程度，体重減少の有無，実際の食事摂取量，倦怠感，嘔気・嘔吐，痛みなどの症状，食欲不振をきたす疾患の既往歴，ダイエットなどについて情報収集を行う。

嘔気・嘔吐に関して

嘔気・嘔吐が始まった時期，推測できる原因，例として妊娠，食事，アルコール，便通，心理的ストレス，頭蓋内圧亢進をきたすような外傷など，がん，腎不全など**表3-5**で示したような疾患の病歴などについて問診を行う。

肥満・やせに関して

　いつから肥満・やせが始まったか，食欲，食事摂取量などについて，やせの場合は易疲労感，脱力感，無力感，筋力低下，月経周期異常，無月経などの随伴症状について情報収取を行う。

腹部膨満に関して

　腹部膨満の程度，発現の時期，原因の有無（摂取食品，妊娠，既往歴），消化器症状（嘔気・嘔吐，食欲不振，腹鳴，排ガス，腹痛，便秘，下痢），腹部手術歴などについて情報収集を行う。

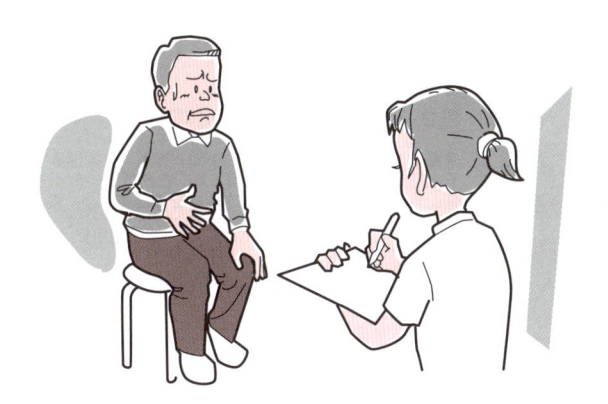

消化機能障害のアセスメント

吐血・下血に関して

　吐血のみ，吐血と下血を伴うか，下血のみか。消化性潰瘍，肝疾患，胃切除の既往。飲酒習慣。非ステロイド系の消炎鎮痛剤，ステロイド剤，血小板凝集抑制剤などの抗凝固剤，抗生物質などの内服の有無。その他，悪心，胃部不快感，腹痛，めまいなどの症状について情報収集を行う。

下痢に関して

　排便回数，排便間隔・時刻，便の色，臭い，硬さ，量，混入物，残便感，腹痛，裏急後重（しぶり腹）の有無など。下痢の誘因となる年齢，月経周期，性格，ストレスの有無，薬物の使用，食生活（下痢の原因となりやすい食品について），開腹手術の既往。海外渡航，急性下痢の場合，原因と考えられる食品について。下痢に伴う症状として，食欲不振，口渇，空腹感，悪心・嘔吐，腹痛，肛門部痛について情報収集を行う。

消化機能障害のアセスメント

●──── **便秘に関して** ────●

　排便回数，排便間隔・時刻，便の色，臭い，硬さ，太さ，量，混入物，残便感，腹痛，努責，所要時間など。便秘の誘因となる年齢，月経周期，性格，ストレスの有無，薬物の使用，食事摂取の内容と量，水分摂取量，運動量，生活リズム，排泄環境，トイレ様式，開腹手術の既往。

　便秘に伴う症状として，食欲低下，下腹部不快感，排ガス，鼓腸などについても情報収集を得る。

●──── **黄疸に関して** ────●

　表 3-15 に示すような黄疸の出現状態や随伴症状，既往歴や生活歴，家族歴などを聞く。

表 3-15　黄疸患者への問診項目

現病歴	1）黄疸の持続時間　2）腹痛（右季肋部痛，心窩部痛） 3）発熱もしくは急性炎症の所見　4）食欲低下，体重減少 5）便の色・性状　6）関節痛　7）皮膚瘙痒感　8）悪心，嘔吐
既往歴・生活歴	1）輸血歴　2）アルコール摂取歴　3）薬剤使用歴 4）海外渡航歴　5）手術歴　6）針治療歴 7）肝疾患・黄疸の既往（新生児期を含む） 8）職業歴　9）過去の居住歴
家族歴	1）肝疾患患者の有無　2）黄疸患者の有無

●──── **腹水に関して** ────●

　体重の変化（増加），腹水の発生時期と経過，尿量・回数，既往歴（心疾患，肝疾患，腎疾患），腹部膨満感。随伴症状として，食欲不振，悪心・嘔吐，全身倦怠感，易疲労性，浮腫，皮膚のかゆみ，呼吸困難などの有無などについて聞く。

●──── **全身倦怠感に関して** ────●

　消化器疾患の自覚症状として全身倦怠感を訴えることもあるので，問診が重要である。全身倦怠感を具体的にどのような言葉を用いて表現するか，表情や態度，姿勢などを観察する。全身倦怠感がいつごろから出現したか，その程度，既往歴，生活歴，随伴症状を聞く。随伴症状は，発熱，発汗，嘔気・嘔吐，体重増加・減少，息切れ，頭痛，無気力，不眠，立ちくらみなどがある。患者自身が自覚していないこともあるため，具体的に確認する。

3. 口腔，頸部のアセスメント

学習の要点は

消化機能に関連した口腔，頸部のアセスメントのポイントをまとめています。「食べる」という行為は，生命維持のための栄養・水分補給だけでなく，「食べたい」という欲求や「食べる楽しみ」という側面も持ち合わせています。ここでは食物を口に入れ，咀嚼して嚥下する機能を中心に学びましょう。

アセスメントの概要

患者に口をあけてもらい，ペンライト，舌圧子を用いて口腔内を観察する。口腔粘膜に触れるため，ディスポーザブル手袋を着用する。口腔粘膜，舌，歯肉を観察し，舌の動き，歯並び，噛み合わせなどを観察する。頸部は嚥下の際の甲状軟骨の動きや嚥下音，嚥下後の呼吸音を観察する。

視診によるアセスメント

口腔粘膜の色調や湿潤状態，粘膜に発生した炎症，腫脹，腫瘤，潰瘍舌の色や動き，舌乳頭の状態，舌の動き，歯の本数，う歯の状態，口腔衛生の状態などを見る（図3-3）。嚥下時に食塊が咽頭を通過する際に甲状軟骨が挙上するため，その動きを見る（甲状軟骨の位置はp.169参照）。

- 口腔粘膜はピンク色で，つやがあり，適度に湿潤している。粘膜が乾燥している場合は，唾液分泌の低下や脱水などが考えられる。
- 口腔内の炎症，出血は口腔内の衛生不良や腫瘍が考えられる。潰瘍はビタミンB_2不足などの栄養障害によっても発生する。高齢者では義歯が合わないことによって，炎症，出血，潰瘍が起こる場合がある。
- 成人には通常32本，上下16本ずつの永久歯が存在する。抜けた歯がないか，う歯がないかをみる。う歯の原因としては口腔内の衛生状態や歯列の問題がある。
- 歯肉が赤く腫れ，出血している場合は歯肉炎が考えられる。
- 歯肉から出血，腫脹，膿が出る，歯茎が下がって歯が長く見える，歯がぐらつくなどの症状がみられた場合は歯周病が疑われる。

消化機能障害のアセスメント

- 舌の色はピンクで表面は舌乳頭があり，ざらざらしている。舌に白い苔状のものが付着している場合を舌苔という。口腔内の浄化作用の低下や口腔衛生の不足で生じる。
- 硬口蓋と軟口蓋を観察するためには，患者に大きな口を開いてもらい，舌圧子で舌を押さえ，「アー」と声を出してもらうと奥が観察しやすい。硬口蓋はやや青白く，軟口蓋はピンク色が正常で，蒼白や発赤がないかを確認する。舌圧子は奥まで入れると咽頭反射による嘔気を誘発するので，注意する。
- 口蓋垂は正中に位置し，口蓋弓は左右対称に動く。口蓋扁桃に発赤や腫脹があると炎症を起こしている可能性がある。
- 舌を突き出してもらい，左右にスムーズに動くか観察する（図3-4）。麻痺があると麻痺側は萎縮して，麻痺側に向かって引きつった状態となる。
- 唾液や少量の水を嚥下してもらうと，咽頭通過時に甲状軟骨が急速に挙上するのでその動きを観察する。

軟口蓋（なんこうがい）とは，口蓋のうち硬口蓋後方の柔らかい粘膜性のヒダ部分のことである。その範囲は，口腔にあって硬口蓋後縁から口蓋垂を含む口蓋咽頭弓に至る部分までである。

硬口蓋（こうこうがい）とは，口蓋の前方にある上顎骨口蓋突起と口蓋骨水平版による骨支持を得ている口蓋粘膜に覆われた硬い部分のことである。

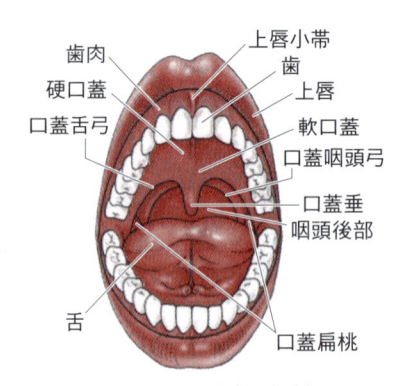

図3-3　口腔内の解剖

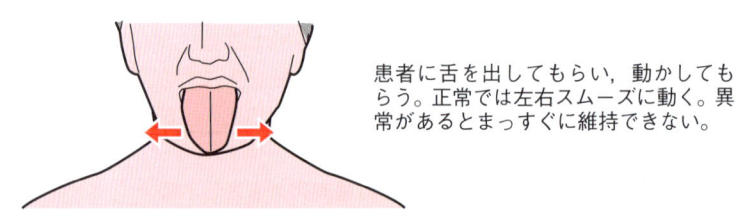

患者に舌を出してもらい，動かしてもらう。正常では左右スムーズに動く。異常があるとまっすぐに維持できない。

図3-4　舌の動きの確認

触診によるアセスメント

両側の下顎関節突起に手を当てた状態で患者に歯を食いしばってもらう。咀嚼筋である咬筋が収縮すると盛り上がりが触れる。

甲状軟骨に指を当て，唾液や少量の水を嚥下してもらうと，咽頭通過時に甲状軟骨が挙上するのが触れる（図3-5）。正常な場合は，1.5～2 cm程度移動し，1 cm以下は異常とみなす。この動きは気管を閉鎖し誤嚥を防止するために重要な動きである。

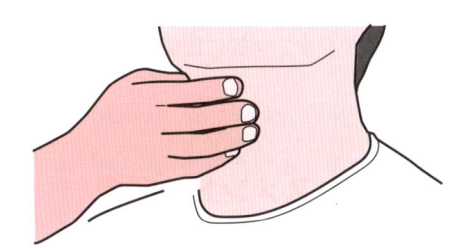

図 3-5　嚥下反射による甲状軟骨の移動

聴診によるアセスメント

声のかすれ，特に食中や食後の声の変化を聴取する。食塊を嚥下する際に咽頭部で生じる嚥下音と嚥下前後の呼吸音を聴取する。喉頭隆起（甲状軟骨の突起したところ）の外側部，および輪状軟骨直下（気管）に聴診器を当て，強く押し付けないように注意して聴診する（図3-6）。「ゴクン」という嚥下音と嚥下前後の呼吸音を聴取する。嚥下後に「ゴロゴロ」音が聴かれる場合は，食物の咽頭残留や誤嚥が疑われる。

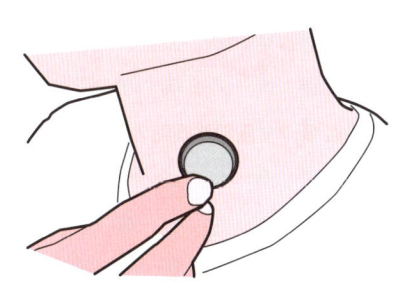

図 3-6　頸部の聴診部位

4. 腹部のアセスメント

学習の要点は

腹部には消化器だけでなく，泌尿器，生殖器など様々な臓器が含まれています。そのため，腹部のアセスメントを行うためにはそれぞれの臓器がどのような位置関係にあるのかを立体的に理解しておくことがポイントです。

アセスメントの概要

　腹部のアセスメントでは，患者に仰臥位になって膝を曲げてもらい，看護師は患者の右側に立ち（図3-7），臓器の位置（図3-8）をイメージしながら腹部全体，右上腹部，左上腹部，左下腹部，右下腹部の順に（図3-9），視診，聴診，打診，触診を行う。腹部のアセスメントの場合，打診・触診を先に行うと腸を刺激し，腸蠕動を亢進させてしまう可能性があるため，聴診を打診・触診よりも先に行う。

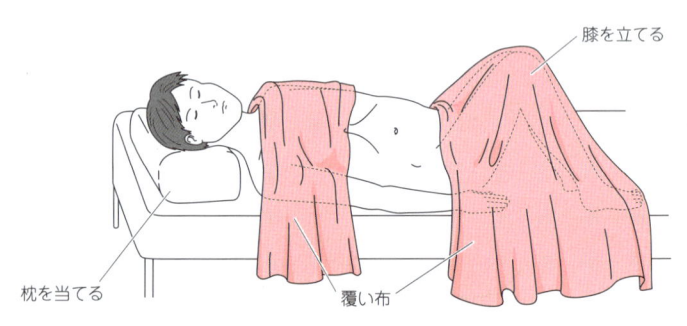

図3-7　腹部診察時の体位

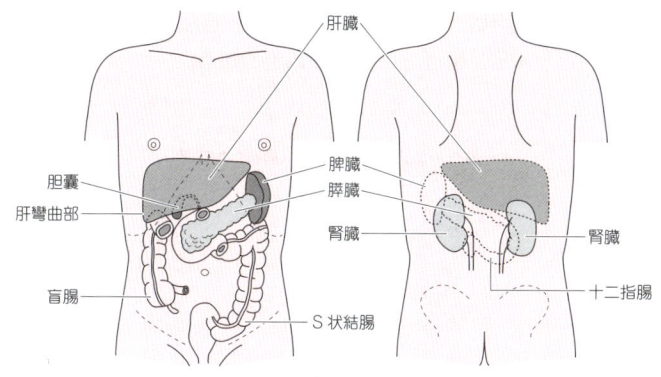

図 3-8　腹部臓器の位置

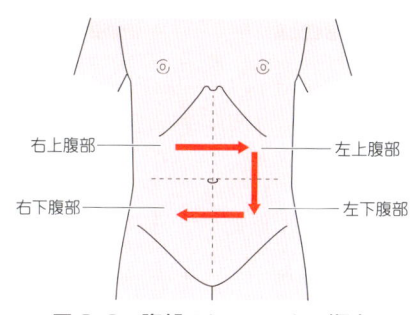

図 3-9　腹部アセスメントの順序

視診によるアセスメント

　腹部の形態，左右対称性，臍の偏位，皮膚の色，傷跡や発疹の有無，腫瘤の有無，腹部動脈の拍動，静脈の怒張などをみる。

- **臍の偏位**は腫瘍，ヘルニアが疑われる。
- 腫瘤がある場合は，妊娠子宮，子宮筋腫，卵巣腫瘍，腹壁ヘルニア（図 3-10），脂肪腫などの皮下腫瘍，肝腫大が考えられる。**腹壁ヘルニア**の場合は患者が仰臥位から頭と肩を持ち上げたときに最も明らかになる。
- **腹壁静脈の怒張**がみられる場合は，下大静脈閉塞，門脈閉塞が考えられる（図 3-11）。
- 腹部の拍動がみられ，触診で腹部大動脈の走行に一致して拍動性腫瘤を触知する場合は，**腹部大動脈瘤**が考えられる。

・黄疸が疑われる場合は，眼球結膜を観察する。自然光のもとで黄疸を認めた場合，血性ビリルビン値は 2.0 mg/dl 以上である。

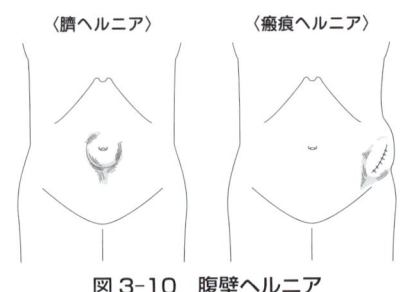

〈臍ヘルニア〉　〈瘢痕ヘルニア〉

図 3-10　腹壁ヘルニア

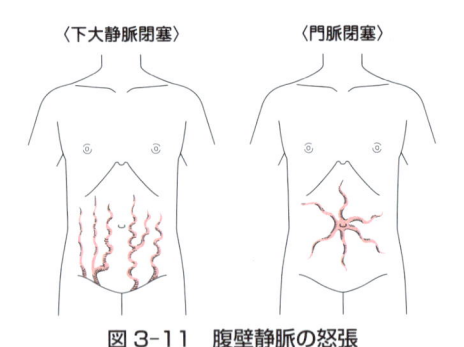

〈下大静脈閉塞〉　〈門脈閉塞〉

図 3-11　腹壁静脈の怒張

聴診によるアセスメント

腸蠕動音の回数，音の性質，部位を聴取する。聴診器のチェスト・ピースは手で暖めて，図 3-9 に示したように 4 つの領域を聴診する。右上腹部を 1 分間聴取し，腸蠕動音が 4〜12 回/分 であれば正常。

- 1〜3 回/分 であれば腸蠕動微弱。
- 13 回/分以上 で短い高音の場合，波が押し寄せるような音が聞こえる場合，全く聞こえない場合は イレウス が考えられる。

打診によるアセスメント

打診により腹腔内の臓器の形態と位置や腸の含気量，腹水，叩打痛による炎症の有無などを調べる。4 領域を順番に打診し，鼓音 か 濁音 かを聞き分ける。鼓音

はガスが貯留した腸管，胃，排尿後の空になった膀胱，濁音は肝臓，脾臓，充満した膀胱，便の貯留した腸管，腹水，腫瘍部分で聴取される。肝臓の打診は右鎖骨中線で，垂直範囲の濁音を聴取し，肝臓の大きさを測定する（図3-12）。

- 腹水の貯留を証明するためには，一方の手を側腹部にあて，他方の手で体側の側腹部を軽く叩く。液体があれば波動が伝わる。肥満で腹壁の脂肪が多い場合は，第3者の手の尺側を腹壁においてもらうと，皮下脂肪による波動は消失する（図3-13）。
- 腹水がある場合，仰臥位では腹部の中央は鼓音で側腹部が濁音となる（図3-14）。側臥位になると，下になった側で濁音が聞かれる。腹水が少ない場合は，膝胸位をとり胸を下にすると心窩部が濁音となる。

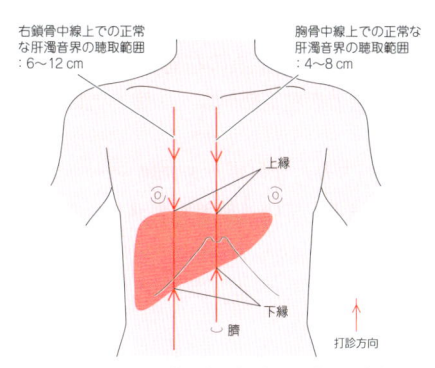

図3-12 肝臓の打診（肝濁音の測定）

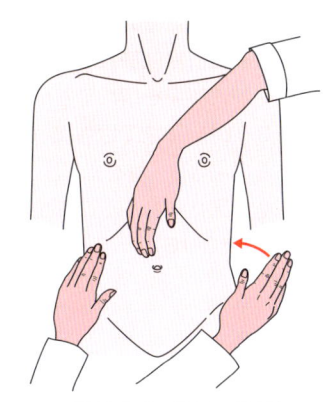

図3-13 腹水の証明

図3-14 腹水の濁音界と体位による移動

触診によるアセスメント

　触診は腹腔内臓器の大きさ，形態，位置，圧痛，腫瘤，腹水，腫脹の有無を調べる。患者の腹壁を緊張させないように，手を温めてから行う。また，急に触れないように話しかけたりしながら触れるようにする。所見がありそうなところはあとにして，遠いところから触診を行う。最初は腹壁を軽く圧迫しながら皮膚温，皮膚の湿潤，触れる臓器の大きさ，位置，移動性などを確認する。また，腹部の圧痛や抵抗，腹筋の反射，腫瘤，腹水の有無を見る。軽い触診で見当をつけたら，もう一方の手を置き，指先に力を加えて腹壁を圧迫し，深い触診を行う。軽い触診の目的は圧痛や抵抗，腹壁反射を知るためで，深い触診は積極的に心窩部の圧痛や抵抗を調べるために行う。右手の第2，第3，第4指の指先に力を入れて腹壁を圧迫する。

　肝臓の触診は吸気時のピークに肋骨下縁から上に向かって押す（図3-15）。正常では呼気時に肝臓は触れない。脾臓の触診は，右手を患者の左肋骨下縁にあて，患者に吸気時に呼吸を留めてもらい，左手で患者の左下部胸郭を脾臓方向に圧迫する（図3-16）。正常では脾臓は触れない。

- 脂肪腫の場合は，縁を指で圧迫するとその下からすり抜ける（可動性がある）。
- 圧痛を訴えた場合，その部位から炎症を起こしている臓器を推測できる（図3-17，表3-16）。

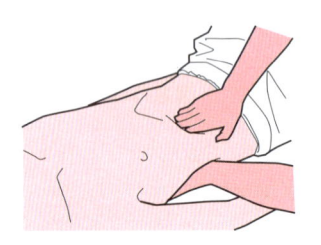

腹式呼吸がポイント。吸気に合わせて右手に力を加えていく。大きく息を吸ってもらうと，横隔膜の下降とともに肝臓も下がるため，指先にかすかに触れることがある。次に息を吐いてもらうと肝臓は上昇し，触れなくなるのがわかる。

腹壁が厚い肥満者に対しては，利き手の上にもう一方の手を重ね，腹部を圧迫し，両手を引くようにしながら触診をする。

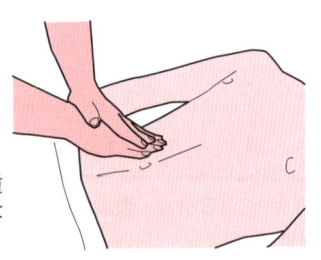

図3-15　肝臓の触診

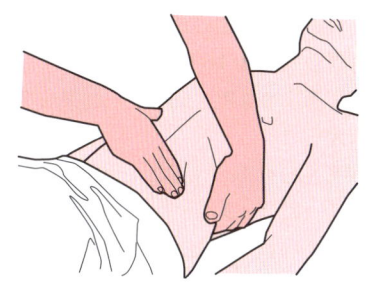

右手の指先を患者の左肋骨弓下に当て，指先が肋骨弓下に入るようにする。左手は胸郭の左下の後方に当て，患者に深呼吸してもらい，吸気時に下降してくる脾臓を触れる場合は脾腫大が疑われる。

図 3-16　脾臓の触診

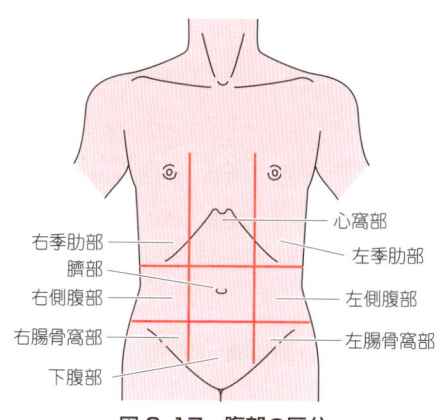

図 3-17　腹部の区分

表 3-16　腹部の区分と臓器

区　分	臓　器
右季肋部	胆，肝臓，結腸肝彎曲部，上行結腸・横行結腸の一部
心窩部	胃，十二指腸，膵臓，胆管
左季肋部	膵臓，脾臓，結腸脾彎曲部，横行・下行結腸の一部
右側腹部	上行結腸，右腎
臍周囲	小腸，横行結腸，膵臓，S状結腸
左側腹部	下行結腸，S状結腸，左腎
右腸骨窩部	虫垂，盲腸，右卵巣，卵管
下腹部	直腸，S状結腸，子宮，膀胱
左腸骨窩部	S状結腸，左卵巣，卵管，尿道

消化機能障害のアセスメント

腹部のアセスメント

- **マックバーニー点**，**ランツ点**などに反跳痛（圧迫した後，急に手を離したときに感じる痛み）があれば虫垂炎を疑う（図3-18）。
- 腹壁筋肉の緊張が亢進し，抵抗を感じるような筋性防御反応がある場合は，腹膜炎が壁側腹膜に及んでいると考えられる。
- 肝臓が触診で触れる場合は肝腫大が考えられる。大きさ，辺縁の性状，表面の性状・硬度・圧痛の有無を確認する（図3-19）。
- 脾臓の触診で触れる場合は脾腫大が考えられ，圧痛がある場合は炎症が考えられる。

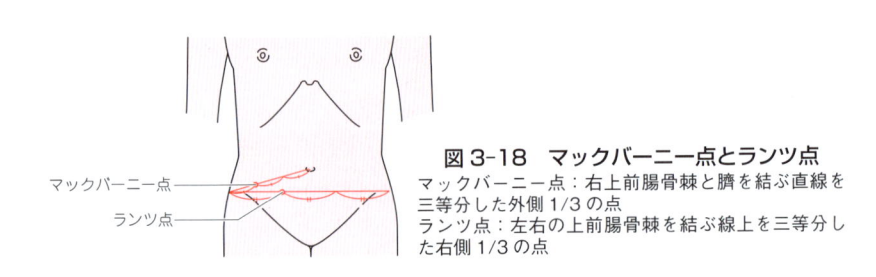

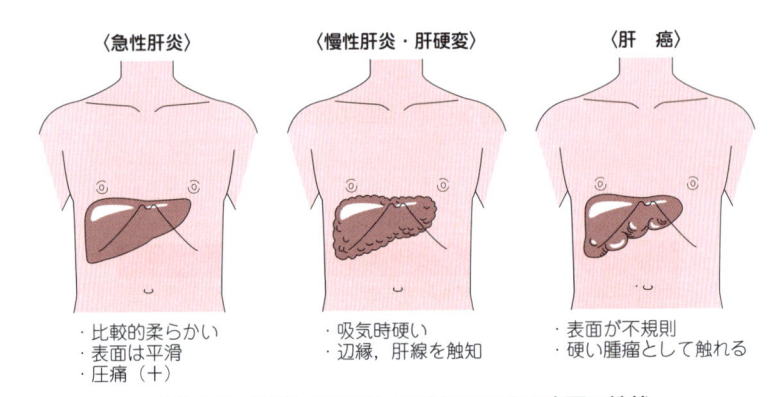

図3-18 マックバーニー点とランツ点
マックバーニー点：右上前腸骨棘と臍を結ぶ直線を三等分した外側1/3の点
ランツ点：左右の上前腸骨棘を結ぶ線上を三等分した右側1/3の点

〈急性肝炎〉
・比較的柔らかい
・表面は平滑
・圧痛（＋）

〈慢性肝炎・肝硬変〉
・吸気時硬い
・辺縁，肝線を触知

〈肝　癌〉
・表面が不規則
・硬い腫瘤として触れる

図3-19 肝炎，肝硬変，肝癌で見られる表面の性状
(安部井徹：消化器系のみかた．日野原重明 他「ナースに必要な診断の知識と技術(第3版)」医学書院，2004．改変)

5. 主要症状別フィジカルアセスメントの視点

学習の要点は

ここではこれまで学習してきた知識を用いて，消化機能障害の主要症状について系統的にアセスメントしていく方法を学習しましょう。

咀嚼・嚥下障害

口の開閉と下顎の動き，口腔粘膜，歯・歯肉，舌，口蓋，咽頭部をみる（視診）。口腔内の食物残渣や流涎も咀嚼・嚥下障害の症状である。食塊が咽頭に送り込まれると，嚥下反射が起こり，食塊が咽頭を通過する際に甲状軟骨が急速に挙上するのでその動きを視診と触診で観察する（図3-20）。食塊を嚥下する際に咽頭部で生じる嚥下音と嚥下前後の呼吸音を聴診する。嚥下後に「ゴロゴロ」音がきかれる場合やガラガラという湿性の嗄声になることも誤嚥の疑いがある。摂食・嚥下障害のアセスメントでは，実際の食事場面で観察すると，より状態を把握しやすい。

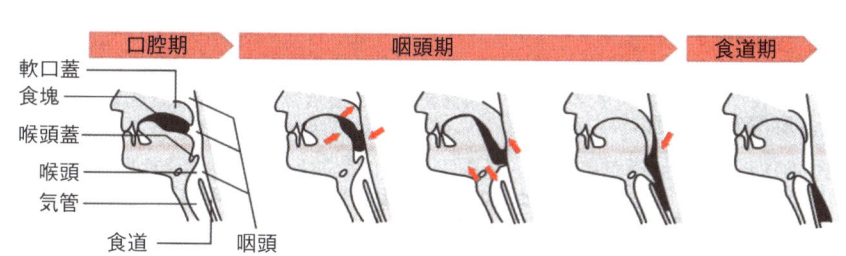

第1期（口腔期）：口腔から咽頭まで随意的に舌で食塊を送り込む時期
第2期（咽頭期）：咽頭から食道入り口までの不随意な反射的運動による食塊の移送時期
第3期（食道期）：食道入り口から胃の噴門部に達するまでの食道の不随意な蠕動運動による食塊の移送時期

図3-20　嚥下の過程

消化機能障害のアセスメント

腹痛

　腹痛を訴える患者に対しては，問診を行いながら患者の姿勢，苦痛様顔貌，顔色（蒼白，紅潮），四肢の冷感，冷汗，腹部の手術痕，外傷痕などを観察する（視診）。腹部の触診，打診によって軟らかさ・緊張，腹壁防御反応，圧痛の有無と部位，腹水やガスの有無と程度を検査し，聴診によって腸蠕動音，動脈性雑音の状態を把握する。患者が急激に起こった激しい疼痛を訴える場合には，急性腹症が考えられる。その多くは開腹手術や緊急の処置を必要とするため，重症度と緊急度を判断することが必要である。

嘔気・嘔吐

　嘔気・嘔吐のある患者に対しては，全身の皮膚の状態とともに吐物の性状を観察する（視診）。腹部を触診して，皮膚の緊張度，腹部の軟らかさ，腫瘤，圧痛，膨満などを調べ，聴診を行い腸蠕動音の状態を把握することも重要である。

腹部膨満

　腹部膨満は，胸骨・肋骨の高さと腹部の高さを比較する。肥満があると元から腹部膨満があるため注意する。視診によって，膨満が全体的か局所的か，皮膚の色・光沢，膨満の程度，血管が浮き出ているか，線状痕をみる。さらに，腹部の緊満度，腫瘤，圧痛の有無を触診によって確認する。打診によって波動の有無や濁音を聴取する。腹水が貯留している場合は仰臥位と側臥位で濁音界が移動する。ガスが貯留している場合は鼓音が増強する。聴診により腸蠕動音（亢進，減弱，金属音），児心音（妊娠の場合）を確認した後，腹囲測定，体重測定を行う。

吐血・下血

　吐血・下血のある患者では，吐血や下血の量・性状，腹部の軟らかさ・緊満，肝臓の触知，腹壁静脈の怒張，出血に伴って生じる四肢冷感，冷汗などを観察する（視診，触診）。腸蠕動音の聴取を忘れてはいけない。

下痢・便秘

　下痢が続く患者では肛門部にびらんが生じるおそれがあるので，全身の皮膚の状態などとともに観察し（視診，触診），腸蠕動音を聴取する。便秘は大腸癌の症状の一つであることもある。視診，触診によって痔核や瘻孔の有無，直腸診による腫瘍の有無，腹壁の緊張などを確認し，腸蠕動音（亢進，減弱）を聴診する。

消化機能障害のアセスメント

状況設定問題

42歳の男性。会社員。2年前から単身赴任で働いている。朝食は食べず，昼食は社員食堂，夕食は惣菜や弁当を購入し自宅で食べている。週に1度は同僚と外食する。自宅での夕食時には焼酎をロックで2，3杯，就寝前にはウィスキーをロックで2杯程度飲む習慣がある。

☑ 同僚と飲食した翌朝，腹痛と嘔気とで目が覚めた。通常の二日酔いとは異なる強い心窩部痛があったため受診した。意識は清明で呼吸困難はない。急性膵炎と診断され入院することとなった。
高値が予測される血液検査データはどれか。99-P94
1 カルシウム
2 アルブミン
3 アミラーゼ
4 α-フェトプロテイン

☑ 入院時の看護で適切なのはどれか。**2つ選べ**。99-P95
5 温罨法の実施
6 水分出納の把握
7 腸蠕動音の聴診
8 仰臥位安静の保持
9 モルヒネによる鎮痛効果の観察

☑ 入院後10日，順調に回復し，薬物療法として蛋白分解酵素阻害薬が内服処方され退院することとなった。
退院後の生活指導で適切なのはどれか。99-P96
10 低脂肪食とする。
11 低蛋白食とする。
12 体調によって服薬調整をする。
13 週に1度は飲酒をしない日を設ける。

● 解答・解説

1 ×血清カルシウムのデータは重症度の判定に用いられる。活性化した消化酵素によって脂肪酸が分解され、脂肪酸とカルシウムイオンが結合し、低カルシウム血症を引き起こすことがある。

2 ×血管透過性の亢進、膠質浸透圧の低下により、循環血漿が失われるため、血清アルブミンは低値を示す。それにより、非イオン化カルシウムが低下する。

3 ○血中および尿中に膵特異性のある膵酵素が高値を示す。そのため、膵アミラーゼおよびリパーゼは高値を示し、診断時に有用な検査データとなる。

4 ×AFP（α-フェトプロテイン）は元来妊娠早期の胎児にみられる血清蛋白の一種であり、原発性肝癌、肝炎、肝硬変で高値を示す。腫瘍マーカーのエラスターゼ1は急性膵炎、慢性膵炎、膵臓癌で値が上昇する。

5 ×自己消化に伴う炎症によって疼痛が生じ、腸管にも炎症が波及することで麻痺性イレウスを呈することもある。冷罨法は励行されるが、温罨法は炎症性の場合は禁忌である。

6 ○膵周囲や後腹膜腔に、血清蛋白や細胞外液が貯留しやすい状態になる。その上、禁食による摂取不足となり循環血漿量の減少、循環動態の変動をきたしやすい状態になる。バイタルサインの測定、水分出納の把握は必須である。

7 ○腸管に炎症が波及し麻痺性イレウスになりやすく、腹水が貯留しやすい状態になる。異常を早期に発見するために、腸蠕動音の聴診を行う。

8 ×腹部の激痛や嘔気で仰臥位は困難になり、ベッドからの転落予防に努め、寝衣や寝具の圧迫を避け、枕などで患者の安楽な体位を確保する必要がある。

9 ×疼痛コントロールには除痛効果に優れている塩酸ブプレノルフィン（レペタン®）を用いる。軽度の疼痛ではNSAIDsも有効である。モルヒネはオッディ括約筋の緊張を高め膵管内圧を上昇させるため第1選択の薬剤ではない。

10 ○食物を分解する過程で3大栄養素のうち、脂肪が最も強い膵外分泌刺激性をもっている。そのため低脂肪食が基本になる。

11 ×蛋白質の補給は膵炎回復期に重要なため、消化のよい良質のものを豊富に摂取する。

12 ×蛋白分解酵素阻害薬は膵酵素の活性を抑制し、膵炎の進行を防止する効果がある。今後、外来受診したときの膵酵素データなどに基づいて内服の継続の有無は判断される。

13 ×再発や慢性膵炎への移行を予防することと、生活習慣の再構築を図るためにも、アルコールは禁忌とする。

48歳の男性。職場の健康診断で大腸癌が疑われ来院した。検査の結果，下部直腸に腫瘍があり，低位前方切除術が施行された。術前に自覚症状はなく，入院や手術は初めての経験であった。

☑ 術後順調に経過し翌日には離床が可能となった。歩行練習を促したが，患者は創部の痛みを訴え拒否している。術後の痛みに対しては，硬膜外チューブから持続的に鎮痛薬が投与されている。
対応で適切なのはどれか。98-A103
1 痛みがある間は歩行できないと説明する。
2 歩行練習を1日延期することを提案する。
3 痛みを気にしないで歩くように説明する。
4 鎮痛薬を追加使用して歩行を促す。

☑ 腹腔内に留置している閉鎖式ドレーンから褐色で悪臭のある排液が認められた。
考えられる状態はどれか。98-A104
5 腸　炎
6 腸閉塞
7 縫合不全
8 術後出血

☑ その後状態は安定し退院が予定された。
説明内容で適切なのはどれか。98-A105
9 便秘は浣腸で対処する。
10 退院後1年は低残渣食とする。
11 腹部膨満が持続する場合は受診する。
12 排便回数は術後1，2か月で落ち着く。

● 解答・解説

1 × 離床が可能な状態であり，疼痛をコントロールして歩行練習をすることが必要である。疼痛がある間は歩行できないとするのは誤りである。

2 × **1**と同じ理由から，1日延期することも誤りである。

3 × 痛みを我慢させることは，痛みを増強させる行動を抑制することにつながり，歩行に対して消極的になる可能性がある。そのことが合併症の併発や回復遅延につながるおそれがある。

4 ○ 硬膜外麻酔を使用しているにも関わらず，創痛を訴えているのは効果が不十分だと考えられるため，鎮痛剤を追加使用して疼痛緩和を図り，歩行を促すことが適切である。

---

5 × 腹腔内に留置しているドレーンからの排液の異常であるため，腸炎は該当しない。

6 × 腸閉塞（イレウス）の症状は，腸蠕動の異常や腹部膨満などが考えられる。腸閉塞ではドレーンからの排液に異常をきたすことはない。

7 ○ 低位前方切除術の合併症は，後出血，縫合不全，肺合併症，イレウスなどがある。癌切除後に腸管を吻合する際に緊張が加わりやすく，血行も乏しいため縫合不全を起こしやすいことが特徴である。褐色で悪臭のある排液は腸管内から腹腔に漏出した腸管内容物である可能性があり，縫合不全が疑われる。

8 × 直腸周囲は静脈叢が発達しているために出血が起こりやすい。後出血は，ドレーンから血性の排液がみられる。褐色で悪臭を伴う排液は出血に該当しないため，誤りである。

---

9 × 低位前方切除術では，吻合部が肛門に近いため，浣腸は望ましくない。

10 × 繊維の強い食品を多量に摂取することは避けなければいけないが，低残渣食を1年間も摂取する必要はない。

11 ○ 低位前方切除術は排便機能障害を起こしやすい。直腸貯留能の低下，肛門収縮力の低下が起こり，頻回の排便，排便と排ガスの区別がつかない，残便感があるなどの症状が出現する。それとともに，腸の輸送能の低下から便秘，イレウスが起こりやすいという特徴がある。腹部膨満はイレウスの症状として重要であるため，この症状が持続する場合は受診が必要である。

12 × 排便回数は術後経時的に減少していく。個人差はあるが，必ずしも手術の前と同様の回数に戻るわけではないので，誤りである。

消化機能障害のアセスメント

7か月の乳児。昨日の昼から頻回に嘔吐があり，経口水分摂取が困難となった。夜から下痢を繰り返し，朝になって小児科外来に母親が連れてきた。受診時，顔色は不良で，うとうとしており刺激すると覚醒する状態であった。体重6,500g，体温37.0℃，呼吸数35/分，心拍数129/分。腹部は平坦で弱い腸蠕動音が聴取された。

☑ 母親に確認する情報で最も重要なのはどれか。96-P70
1 6か月健康診査時の体重
2 昨日朝の離乳食内容
3 昨夜の睡眠時間
4 最終おむつ交換時刻

☑ 児の便中ロタウイルス抗原が陽性で，入院することになった。院内感染防止のために必要な対策はどれか。96-P71
5 児が使用したシーツ類は焼却する。
6 陽圧に設定された個室に隔離する。
7 おむつ交換時は使い捨て手袋を着用する。
8 児と接触した看護師のロタウイルス抗原検査を行う。

☑ 入院後嘔吐は改善したが，下痢は続き殿部に発赤とびらんが出現した。対応で最も適切なのはどれか。96-P72
9 絶飲食にする。
10 殿部浴を行う。
11 抗真菌剤を塗布する。
12 紙おむつから布おむつに変更する。

消化機能障害のアセスメント

●解答・解説

1 ×乳児の場合，成長が著しく個人差があるため，体重増加が緩やかになる7か月児であっても1か月前の体重と比較して判断することの優先順位は低いと考えられる。

2 ×嘔吐，下痢の原因として，食中毒が疑われる場合もあるが，この時点で最も重要な情報とはいえない。

3 ×頻回の嘔吐，下痢のため，ほとんど睡眠がとれていない状況であることは推測できる。

4 ○脱水の程度を知り，輸液の内容，量などの治療方針を決定するために，最終排尿時刻が最も重要な情報である。最終おむつ交換時刻と，そのときに排尿があったかどうかを確認することが必要である。

5 ×ロタウイルスは，感染力が強く，院内感染や施設内での感染対策が重要であるが，シーツ類を焼却する必要はない。汚染リネンが粘膜，衣服，環境を汚染しないよう，操作，処置する。

6 ×ロタウイルスの感染様式は接触感染であるため，陽圧室は必要ではない。

7 ○おむつ交換時に，医療者，または家族の手を介して感染することが多い。おむつ交換時に使い捨て手袋を着用することは有効な感染防止対策といえる。

8 ×患児への接触のみで感染することはなく，看護師の抗原を検査する必要はない。正しい手洗い，排泄物の処理を実施することにより，感染は防げる。

9 ×嘔吐が改善しているため，下痢の状態を観察しつつ，クリアウォーターから徐々に経口摂取を開始することが可能と考える。絶飲食とする必要はない。

10 ○殿部の皮膚の清潔保持のため，殿部浴を行うことが適切な対応といえる。

11 ×発赤，びらんの部位から，真菌が検出されたという情報は記述されていないため，抗真菌剤の塗布は正しい対応とはいえない。

12 ×皮膚の清潔を保持する対応が行われていれば，おむつの素材にはよらない。

第4章　血液・造血器障害のアセスメント

1 主な症状・病態と
　疑われる疾患 ………………… 112
2 問診によるアセスメント …… 116
3 視診によるアセスメント …… 118
4 触診によるアセスメント …… 122

1. 主な症状・病態と疑われる疾患

学習の要点は

血液・造血器障害の患者には全身にわたる様々な症状や徴候がみられます。どんな症状がなぜ現れるのか考えてみましょう。

―――― 貧　血 ――――

　貧血とは，末梢血の単位容積中の赤血球数，ヘモグロビン（Hb）量，ヘマトクリット（Ht）値が正常以下に減少したことにより血液の酸素運搬能力が低下し，組織の酸素欠乏が生じた状態である。貧血は赤血球産生の低下，溶血，出血，赤血球の脾臓での分布異常など，赤血球の産生が低下したか，赤血球の崩壊が亢進したかのいずれかによって起こる。

　貧血症状の特徴としては次の3つに分けられる。

①酸素不足によるもの
　…めまいがする，疲れやすい，息切れがする，肩がこる，頭痛がする，胸が痛いなど

②循環赤血球の減少によるもの
　…顔面蒼白，眼球結膜貧血様，口腔粘膜貧血様，立ちくらみがする，浮腫，肺水腫など心不全症状を呈する

③心拍出量の増加によるもの
　…動悸がする，機能性心雑音が聴取される

　これらのほか特異的な症状として，さじ状爪，舌炎，舌萎縮，爪や髪が弱くなるなどの症状は鉄欠乏性貧血に，痛みを伴う舌の光沢を帯びた変化（ハンター舌炎），白髪などの症状は悪性貧血で認めることが多い。

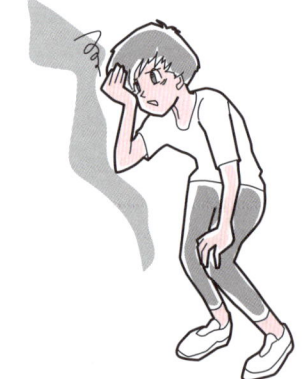

出血傾向（出血性素因）

　出血傾向とは，血管の状態，血小板の数と機能，血液凝固因子の障害により止血機構が障害された状態であり，出血性素因ともいわれる。止血機構が障害されるとわずかな外力で出血を生じ，またいったん出血すると止血が困難な状態が全身に認められる（表4-1）。

　症状としては，鼻出血，歯肉出血，性器出血，尿路からの出血などがある。血管異常や血小板異常では皮下出血（斑状出血；直径3mm以上，点状出血；3mm未満）が多いが，血友病などの先天性凝固異常では関節内出血，皮下血腫などの深部出血が多いのが特徴とされている。

　また血液疾患では白血病における出血傾向が顕著で，白血病細胞の浸潤や化学療法による骨髄抑制による血小板減少が原因となるため，鼻出血，口腔内出血，皮下出血にとどまらず，頭蓋内出血，消化管出血，肺出血など，重篤で生命の危険を伴う出血を合併することもある。

表4-1　血小板と出血の現れ方

血小板数	症状の現れ方
5万/μL以下	出血傾向
3〜5万/μL以下	皮下出血（点状・斑状），粘膜出血（歯肉・鼻出血）
3万/μL以下	臓器出血の可能性 　消化管，膀胱（血尿），胸腔内（喀血），眼（眼底），性器，関節内
1万/μL以下	致命的な出血の可能性（脳内出血など）

感染，発熱

　血液疾患の多くは，疾患や治療の影響により感染防御機能や免疫機能が低下し，外界から病原体の侵入や増殖を容易にする。感染は悪化しやすく，重篤化し，生命の危険に直結する。特に問題となるのは好中球減少症であり，急性白血病，骨髄異形成症候群，再生不良性貧血など代表的疾患がある。また血液疾患にみられる発熱の原因は多くが感染症であるが，悪性腫瘍そのものによる腫瘍熱（特に白血病や悪性リンパ腫），治療に用いた抗癌剤による発熱，抗生物質に対するアレルギーによる発熱など，発熱イコール感染症でないこともある。

　発熱を認めたときはその熱型から，稽留熱（日差が1℃以内の持続する高熱）だと肺炎や粟粒結核のことがあり，弛張熱（日差が1℃以上変動するが，37℃以下には下がらない熱）だと悪性腫瘍，肺血症，ウイルス感染症を疑う（p.210 参照）。

骨・関節痛

　血液疾患に伴う骨や関節痛の原因には，発熱に伴うもの，腫瘍浸潤による局所の腫瘍増殖亢進によるもの，骨融解に伴うもの，関節内の出血に伴うものがある。

〈骨　痛〉
　腫瘍細胞が骨に浸潤するため骨痛が出現する。多発性骨髄腫や成人Ｔ細胞白血病リンパ腫などで高頻度に認められる。骨に腫瘍細胞が浸潤した部位は骨組織が乏しくなり，エックス線写真で抜き打ち像と呼ばれる部分的に骨が薄くなった所見が認められる。

〈病的骨折〉
　通常では骨折しないような外的な力によっても容易に骨折してしまうことを病的骨折というが，骨に腫瘍細胞が浸潤して骨組織が乏しくなっている部位で出現しやすい。多発性骨髄腫や成人Ｔ細胞白血病リンパ腫で発症しやすいが，癌の骨転移の場合も同様のことが起きる。

〈関節拘縮〉
　血友病は凝固因子の先天的欠乏のために出血傾向を呈する疾患である。血友病では関節内出血を繰り返すことが多く，適切な予防や治療を施さないと関節が拘縮して可動域が狭くなってしまう。膝の関節に最も起こりやすい。

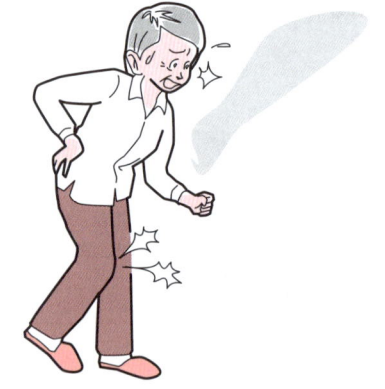

リンパ節腫脹，脾腫

　リンパ節の腫脹は主としてリンパ系の腫瘍，炎症（感染性）によって出現する（脾臓もリンパ系組織に属しており，脾腫はリンパ節腫脹と同一の現象と考えてよい）。リンパ節腫脹は，リンパ節が存在する体中の部位で出現し，よく見られる部位は，頸部，腋窩，鼠径部などである（図4-1）。

　腫瘍性のリンパ節腫脹は，悪性リンパ腫が代表的であるが，癌のリンパ節転移でもしばしば認められる。炎症性のリンパ節腫脹は感染症によるものがほとんどであり，EBウイルスの感染による伝染性単核球症では頸部リンパ節腫脹が特徴的である。

　脾腫は全身のリンパ節腫脹の一部分として出現することもあれば，脾腫だけで出現することもある。脾腫を特徴とする疾患としては，慢性骨髄性白血病，脾臓原発の悪性リンパ腫，慢性骨髄線維症などがある。

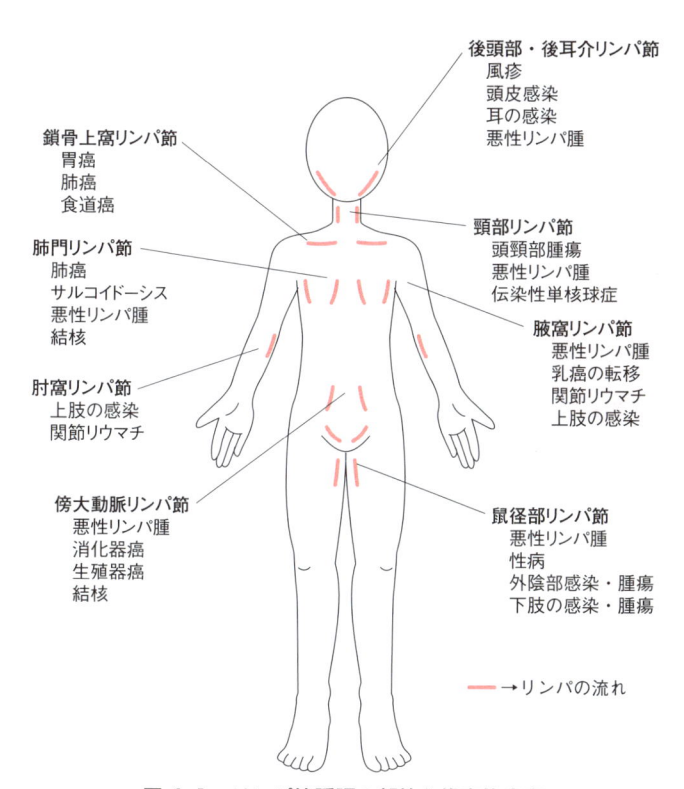

図 4-1　リンパ節腫脹の部位と代表的疾患

後頭部・後耳介リンパ節
- 風疹
- 頭皮感染
- 耳の感染
- 悪性リンパ腫

鎖骨上窩リンパ節
- 胃癌
- 肺癌
- 食道癌

頸部リンパ節
- 頭頸部腫瘍
- 悪性リンパ腫
- 伝染性単核球症

肺門リンパ節
- 肺癌
- サルコイドーシス
- 悪性リンパ腫
- 結核

腋窩リンパ節
- 悪性リンパ腫
- 乳癌の転移
- 関節リウマチ
- 上肢の感染

肘窩リンパ節
- 上肢の感染
- 関節リウマチ

傍大動脈リンパ節
- 悪性リンパ腫
- 消化器癌
- 生殖器癌
- 結核

鼠径部リンパ節
- 悪性リンパ腫
- 性病
- 外陰部感染・腫瘍
- 下肢の感染・腫瘍

→リンパの流れ

(北村聖編, 浦部晶夫『看護のための最新医学講座　第9巻　血液・造血器疾患(第2版)』, p.37, 中山書店, 2006, 一部改変)

白血球異常

　末梢白血球が 1万/μl 以上の場合を白血球増加症といい, 原因により増加する白血球の種類が異なる。白血球分核で成熟好中球が増加しリンパ球が減少する状態を核左方移動といい, 細菌感染症でみられる。幼若な芽球が多数出現する場合は急性白血病が考えられる。

　末梢白血球が 4,000/μl 以下の場合を白血球減少症という。特に生体の感染に対する防御力と好中球減少の程度とは関連があり, 好中球 1,000/μl 以下になると微熱が続いたり, 突然の発熱が起こるなど感染症を起こしやすく, 500/μl 以下になると重症感染症を併発することが多い。

　白血球は顆粒球(好中球, 好酸球, 好塩基球), 単球, リンパ球からなる。各種の疾患によってそれぞれの血球の増減がもたらされる。白血球系の疾患として重要なものには, 白血病がある。白血病とは, 末梢血液または骨髄のなかで白血球が異常に増殖する病態であり, 3大血液がんの一つである。

2. 問診によるアセスメント

学習の要点は

問診にあたっては検査結果をふまえながら，どのような症状が，いつ頃から，どのように，どの程度あるか，症状の経過，他の要因との関連などを考えながら進めていきます。血液・造血器疾患は全身の組織や臓器に大きく影響を及ぼし，主訴も多岐に及ぶため，丁寧に聴取する必要があります。

貧　血

貧血の程度と自覚症状の重症度は必ずしも一致しないことがあるため，過去に貧血症状を経験したことがあるか，健康診断などで貧血を指摘されたことがあるかを確認する。

貧血の 90％は鉄欠乏性貧血であり，そのほとんどは消化管出血か婦人科疾患関連である。食欲不振，胃痛，吐血など上部消化管病変を示唆する症状はないか，便の色は黒色（タール便）ではないか，痔はないか，便の性状や排便習慣に変化はないかなどを確認する。女性では月経の状態（期間，量，凝血塊の有無，月経随伴症状），子宮筋腫の有無について聴取する。

食事の内容，アルコール摂取，手術の既往を質問することも重要で，偏食や過度な飲酒，胃や小腸の手術歴などは巨赤芽球性貧血に関連する。さらに舌がしみて痛む，四肢のしびれや神経症状などではビタミン B_{12} 欠乏を考える。薬物の服用や仕事歴（化学物質や放射線との接触）も確認する。多くの薬物は骨髄抑制，再生不良性貧血，薬剤起因性溶血性貧血などと関連する。尿の色も重要な情報であり，朝の起床時の尿が黒褐色で，紅茶やコーラを思わせるようであれば血色素尿が疑われる。

出血傾向，紫斑

先天性の出血傾向か後天性の出血傾向かを鑑別するために，既往歴として過去の出血傾向の有無を確認する。抜歯時，出産時，手術に際しての異常出血がなければ，先天性出血傾向は除外できる。先天性出血傾向が考えられるときには家族内の出血者の有無，両親が血族結婚であるかどうかなどの聴取が重要である。

後天性出血傾向を疑うときには，副作用として血小板異常（血小板減少，機能低下）を起こす薬物の服用や肝障害などを確認する。

紫斑については，どのような紫斑が身体のどこに，どういうときに出現するのかを確認する。歯磨き時に出血はないか，月経時出血は以前と比べて多くないかを確かめる。最初から止血しにくいのか，いったん止血した後で再出血（後出血）するかどうかも聴取する。

リンパ節腫脹

リンパ節腫大に気づいたきっかけ，日時，その時の大きさ，自発痛や圧痛の有無，局所の皮膚の変化の有無などを聞く。他の部位のリンパ節も触れなかったか，何か原因となるものがあったか，リンパ節腫大の程度がどのように変化したかも確認する。

数日のうちに急に腫脹し，有痛性の場合は急性感染症を疑い，数週〜数か月かかって増大し，無痛性の場合は悪性腫瘍や結核を疑う。

全身症状について，発熱，体重減少，全身瘙痒感を伴っていないかを聴取する。悪性腫瘍，結核，梅毒，膠原病などの既往歴を確認する。家系的な出身地区も必ず聴取しておく。HIV（ヒト免疫不全ウイルス）感染の機会についても躊躇せずに確かめる。

感染，発熱

症状として，咽頭痛，喀痰，咳嗽はないか，排尿時痛，残尿感はないか，腹痛や下痢はないかなどを確認する。関節痛，関節炎や皮疹に気づかなかったかも聴取する。発熱の程度，持続時間や，服用した薬物の内容も確認しておく。HIV感染を疑う必要があれば，性行為についても確認しておく。血液悪性疾患（特に悪性リンパ腫）では，それ自体で発熱をきたし，他の症状を伴わず，不明熱患者として扱われる場合がある。

黄疸

黄疸とは血清総ビリルビンが基準値より上昇し，皮膚や粘膜が黄染した状態のことである。総ビリルビン値が 2.0mg/dl 以上になると黄疸として気づかれることが多い。まず，眼球結膜を観察することが必要である。問診では，いつから黄疸があるのか，以前にも黄疸が出たことがあるのか，家族に黄疸が出た人がいないか，随伴する症状（発熱，倦怠感など）がないのか，尿量の変化はあるのかなどを確認する。

3. 視診によるアセスメント

学習の要点は

視診において注意すべき点は，全身を診ること，左右を比較すること，明るいところで診ること，測定することなどです。特に血液・造血器障害では皮膚の色調の変化を見逃さず，どのような状態か見極めることが重要です。

視診の概要

血液・造血器疾患での3大合併症である感染症（発熱，咳嗽，尿所見），貧血（息切れ，動悸など），出血傾向（主に皮下出血，点状出血，口腔内などの粘膜出血）については丁寧な観察が必要となる。特に患者自身が気付いていないこともあるので，全身を注意深く観察することが必要である。

皮膚の色調の変化

なるべく直射日光を避けた，明るい室内で自然光のもとで観察する。色調の変化としては蒼白，チアノーゼ，黄疸などに気をつける。

①蒼白：高度の貧血患者では皮膚が蒼白になる。しかし皮膚の色調は個人差が大きいため，全身の皮膚色，顔色，眼瞼結膜，爪床なども蒼白であるかどうか合わせて確認する。

②チアノーゼ：チアノーゼは皮膚と粘膜が暗紫赤色を呈するものである。チアノーゼの検出は皮膚が薄い口唇粘膜や爪床を注意して観察する。しかし，マニキュアをつけていると爪床は見えにくく正確な所見にはなりえない。

③黄疸：黄疸は血清中のビリルビン濃度が増加し，皮膚が黄色くなった状態であり，通常は血清総ビリルビン値が2.0mg/dl以上のときに出現する。人工光線下では見逃しやすいので，できるだけ日光光線下で観察す

る。色素沈着の強くない人の皮膚の結膜や粘膜（眼球結膜や口腔粘膜）で認めることができる。貧血があって黄疸があれば溶血性貧血を考える。溶血性貧血に合併する黄疸は，肝性あるいは閉塞性黄疸に比べて貧血があるため明るい色をしている。

眼瞼結膜，眼球結膜の観察

　眼瞼結膜に貧血があるかチェックする。ただし貧血が高度になりヘモグロビンが7.0g/dl以下ぐらいにならないと眼瞼結膜は貧血様を呈さないことが多い。
　眼瞼結膜の蒼白化は貧血の徴候とされているが個人差は大きい。観察のポイントとしては下眼瞼結膜の色調が赤く2層であれば正常であるが，赤みを失った同一色である場合は貧血が強い。実施においては感染予防のために必ず手を洗うこと，そして両手で患者の顔を支え，左右の下眼瞼を同時に下方に引きながら，貧血の徴候や黄疸の徴候に注意して観察をする（図4-2）。

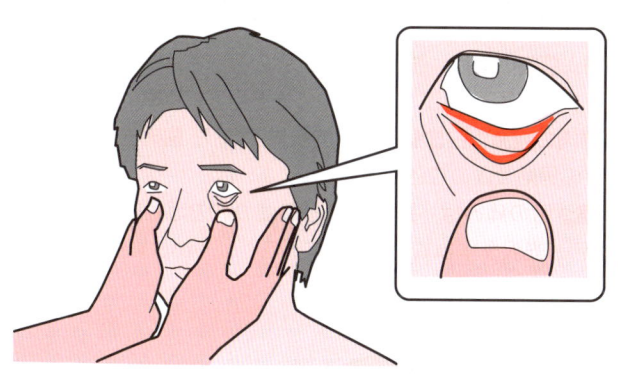

図4-2　眼瞼結膜の視診

下眼瞼結膜の赤みは通常2層に見えるが，同一の色調であれば貧血を疑う

爪の変形，手掌，毛髪の観察

　貧血患者では皮膚や粘膜と同様に爪床が蒼白になる。特に鉄欠乏性貧血では爪が薄く弱くなり，高度になるとスプーン（スプーン状爪，またはさじ状爪：spoon nail）のように陥没している（図4-3）。患者の指を看護師の眼の高さに合わせ，1本ずつ側面から見て観察する。
　また，手掌を開いたとき，母指球などの赤みが消失し，蒼白色を呈しているときは貧血が疑われることが多い（図4-4）。
　若白髪は悪性貧血にみられる。鉄欠乏性貧血では抜け毛や枝毛が多くなる。

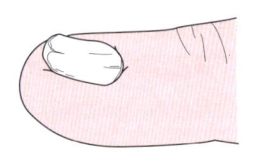

爪が扁平で光沢のない状態
から中央部がへこんでくる
現象を呈する

図4-3　スプーン状爪
　　　　（さじ状爪）

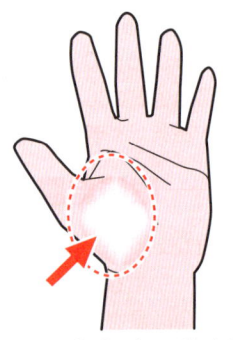

母指球の赤みがなくなっ
ていたら貧血が強い

図4-4　手掌の視診

● ─────── **口腔粘膜・歯肉，舌の観察** ─────── ●

　舌や口腔粘膜の潰瘍，歯肉の炎症，腫脹，出血，舌の大きさ，白苔などがないか観察する。ペンライトと舌圧子を用いて口腔内に光を当て，丁寧に口腔内の観察をする（図4-5）。歯肉の腫脹は白血病の特徴的所見であり，歯肉出血は白血病や再生不良性貧血などの早期徴候のことがある。

　高度の舌乳頭の萎縮や舌の痛みは，悪性貧血と高度の鉄欠乏性貧血にみられる。特に悪性貧血では舌が光沢を呈してひりひりすることが多い（ハンター舌炎）。

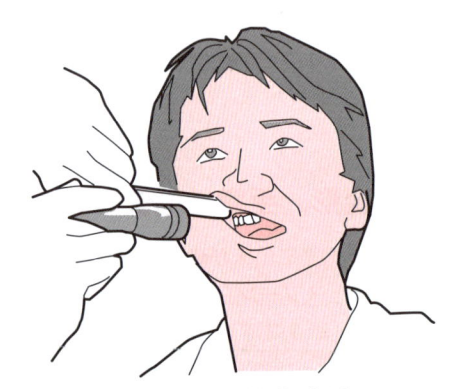

図4-5　口腔粘膜の視診

肛門部の観察

痔核，肛門周囲膿瘍は感染巣や出血源となりうるため，外痔核，瘻孔の有無を観察する。頻度が高いのは無自覚性内痔核および硬便により誘発される裂肛などで，感染を起こすと，肛門周囲膿瘍さらには痔瘻へと進展が予測される。

出血傾向の観察

出血症状の主なものは，皮膚の点状出血，紫斑ならびに関節内などの深部出血，鼻出血や消化管出血などがある。点状の紫斑は血小板数低下にみられ，関節内や筋肉内の出血，また広範な皮下出血は凝固異常によることが多い。出血傾向に伴う出血斑・紫斑がないかをみる。紫斑は下腿に現れやすいが，他の部位にも起こる。全身性の皮疹が先行した後に，白血病が発見されることもあるため，皮疹はないかチェックする。

4. 触診によるアセスメント

学習の要点は

触診とは患者に手を触れて身体の異常をさぐる手技のことをいいます。問診で得られた情報を活用し、視診の所見も考慮しながら、患者にできるだけ苦痛を与えないように、漫然と触れるのではなく、何を触れるのか目的をもって行うことが重要です。

――――― **発疹（限局性色調変化）** ―――――

　表面が平坦な限局性色調変化には、紅斑と紫斑がある。区別においては圧迫によって消失・退色するかどうかを確認する（図4-6、図4-7）。

①紅斑：炎症性の血管拡張、充血で起こる発赤斑
②紫斑：出血によりできる紫紅色の斑。小さいもの（直径3mm未満）を点状出血、大きいもの（直径3mm以上）を斑状出血という。

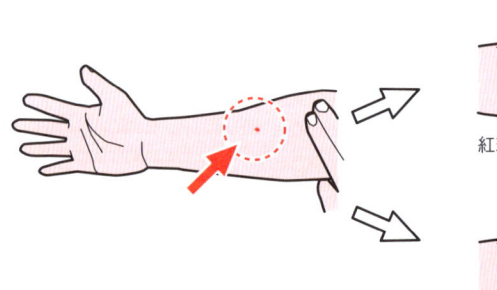

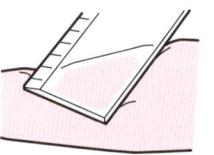

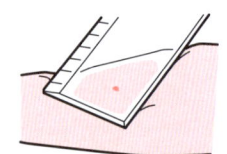

紅斑：圧迫すると消失する

紫斑：圧迫しても消失しない

図4-6　紅斑と紫斑の区別①

紅斑：皮膚を引っ張ると消える

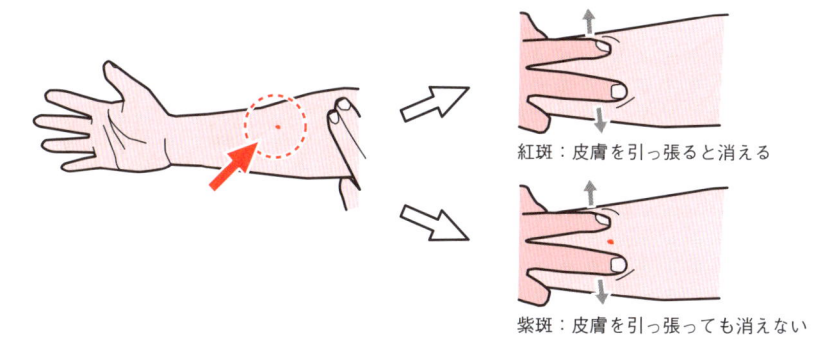

紫斑：皮膚を引っ張っても消えない

図4-7　紅斑と紫斑の区別②

表在性リンパ節

　健康人ではリンパ節は触知できないか，触知したとしてもごく小さく，かつ軟らかい。表在性のリンパ節の診察では頸部，顎下部，腋窩，肘窩，鼠径部，膝窩などを系統立てて触れていく。腫大の大きさ，数，硬さ，圧痛の有無，可動性などを感じとる。患者にはリラックスするように説明する。

　悪性リンパ腫では一般的に大きく，硬い無痛性のリンパ節を複数，場合によっては全身性に触知する。また左鎖骨上窩のリンパ節はウィルヒョウリンパ節といい，胃癌，胆嚢癌，膵臓癌などの悪性腫瘍の転移が考えられる。

脾辺縁の触診

　正常の脾臓は軟らかく，後腹膜領域に位置するので，通常成人では触れない。もし触れたら脾臓が腫大していることを意味する。触診の際は患者の右側に立ち，左手を上から背部に回して脾臓の後ろを支持し，右手で触診を行う（図4-8）。
　脾臓の触診は仰臥位または右側臥位で行い，左肋骨弓下に脾臓辺縁を触知するかどうかをみる。脾臓は内臓下垂のある場合以外は通常触れないため，触知できれば脾腫があるとみてよい。脾腫を触知した場合，その大きさ，硬度，表面と辺縁の性質，圧痛の有無などを確認する。
　脾腫を生じる疾患の多くはリンパ節腫大をきたすため，脾腫を認めた場合はリンパ節腫大の有無を確認する。

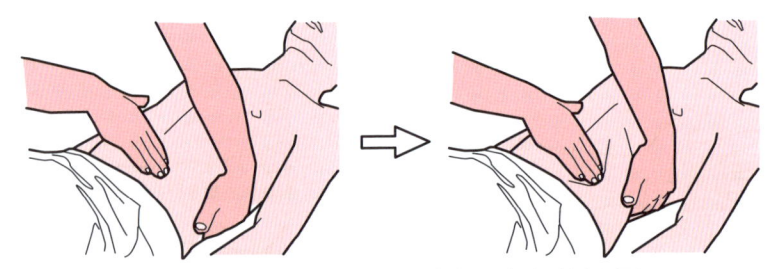

左手を背部に回して脾臓の後ろを支持し,右手で触診を行う

図4-8 脾臓の触診

肝辺縁の触知

　通常は肝臓上部のほとんどは肋骨の下にあり触診できず,下部において軟らかく弾力性のある肝実質を感じることができる。肝臓触診の際は患者に膝を曲げてもらい,口を軽く開けて腹式で呼吸をしてもらいながら行う。看護師は患者の右側に立ち,患者の背部から肝臓の下を支えるように支持し,右手の指をそろえて肋骨弓下に当て,患者の呼吸に合わせて下から触れていく(図4-9)。

　肝臓の触診は一般に仰臥位で行うが,左側臥位や右側臥位ではっきりすることもある。

　肝臓を触知したら,大きさ,辺縁や表面の性状,硬度を確認する。白血病や悪性リンパ腫の患者で肝腫大をもたらすことがある。

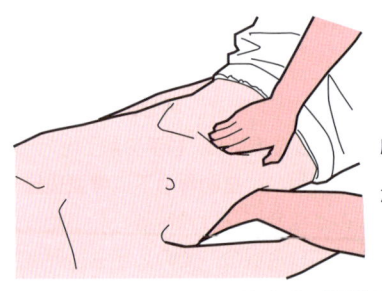

腹式呼吸がポイントである
(吸気に合わせて右手に力を加えていく)

図4-9 肝臓の触診

血液・造血器障害のアセスメント

状況設定問題

11歳の男児。両親との3人家族。マラソン大会の2週後から倦怠感と膝関節の痛みとを訴え来院した。血液検査の結果、白血球 200,000/μl、Hb 5.0 g/dl、血小板3万/μl で、精査を目的として緊急入院した。

☑ 検査の結果、急性リンパ性白血病と診断された。
入院後の児への説明で適切なのはどれか。98-A109
1 便の観察のため排泄物を看護師に見せる。
2 プライバシー保護のため入浴は1人で行う。
3 体力をつけるため好きなものは何を食べてもよい。
4 入院生活に早く慣れるため病院内はどこに行ってもよい。

☑ 児は膝関節の痛みを常に訴えている。膝関節の腫脹と発赤とは認められない。
膝関節の痛みの原因で最も考えられるのはどれか。98-A110
5 成長痛
6 筋肉痛
7 膝関節の炎症
8 白血病細胞の増殖による骨の痛み

☑ 入院予定期間が1年となることから、特別支援学校（養護学校）に転校し院内学級で授業を受けることとなった。寛解導入療法によって寛解に入り、順調に治療が行われていた。抗癌薬の髄腔内注射を行った30分後、授業開始の時間となった。嘔気と嘔吐とはなく、バイタルサインも安定している。児は授業を受けることを希望している。
授業を受ける方法で適切なのはどれか。98-A111
9 院内学級へ歩いて行く。
10 院内学級へ車椅子で移動する。
11 ベッドに座って受ける。
12 ベッドに臥床したまま受ける。

●解答・解説

1 ○血小板値が低く出血しやすい状態である。便に血液が混入していないか確認する必要がある。
2 ×血小板値が低いため皮下出血など皮膚の状態を観察する必要があり，さらに，ヘモグロビン値も低いため転倒など貧血による事故の恐れがある。よって，プライバシーを考慮した方法で付き添うことが必要である。
3 ×急性リンパ性白血病のため正常な白血球数は少なく，また，治療が開始されると副作用により易感染状態などになる。よって，生ものを避けるなど状態や治療に応じた食事を摂る必要がある。
4 ×貧血による事故を起こしやすく，かつ出血しやすいため転倒や打撲などによる影響が大きい。さらに易感染状態でもあるため，安全な行動範囲を設定する必要がある。
5 ×年齢を考慮すると成長痛の可能性もあるが，経過や診断からは成長痛が痛みの原因として最も適切とは考えにくい。
6 ×マラソン大会の後ではあるが2週間経過しており，さらに血液検査の結果や診断から考えると，筋肉痛が痛みの原因として最も適切とは考えにくい。
7 ×膝関節の腫脹と発赤が認められないことより，炎症の可能性は低い。
8 ○急性リンパ性白血病では白血球細胞が急速に増殖することによって，骨痛や関節痛が現れることがある。

9 ×男児の状態は安定しているが処置後30分しか経過しておらず，まだ注意深い観察や安静臥床が必要である。さらに状態が変化したときにすぐに対応できる場所にいることが必要である。
10 ×9と同様に，まだ注意深い観察や安静臥床が必要であり，状態が変化したときにすぐに対応できる場所にいることが必要である。
11 ×9と同様に，まだ注意深い観察や安静臥床が必要である。
12 ○男児の状態が安定しているため，一般状態，髄圧亢進症状（頭痛，嘔気，嘔吐など），穿刺部の状態，下肢の痺れなどに注意しながら，ベッドに臥床したまま授業を受けることは可能である。

36歳の男性。妻と2歳の娘との3人暮らし。急性骨髄性白血病の診断で，中心静脈カテーテルが挿入され，寛解導入療法が開始された。妻は入院時に「娘が自分のそばを離れたがらず，夫の付き添いができない」と話した。

☑ 化学療法開始後10日。白血球500/μl，血小板30,000/μl。悪心が続き食事摂取がほとんどできず，高カロリー輸液が開始された。妻は「病気に負けてしまう」と涙ぐみ，患者は「妻は子どものことで大変なので，私は早く退院できるようにしないと」と食事摂取に意欲を示している。
この時期の食事の選択で適切なのはどれか。99-P97
1 妻，子どもと一緒に病院のレストランでの食事
2 栄養補助飲料を凍らせたシャーベット
3 冷やしたイチゴ
4 経管栄養

☑ 3歳年上の兄とヒト白血球抗原〈HLA〉が適合したため，血縁者間骨髄移植が検討された。
ドナーとなる兄への説明で適切なのはどれか。99-P98
5 兄が免疫抑制薬を内服する。
6 全身麻酔下で骨髄液を採取する。
7 骨髄液採取部位は翌日までドレーンを挿入する。
8 兄の退院の目安は患者に生着が確認されるころである。

☑ 移植後60日。患者は軽度の移植片対宿主病〈GVHD〉のため退院の見通しがたたずにいる。看護師が外出を促すと妻に付き添われて外出するが，すぐに病室に戻ってきてしまうことを繰り返している。ドナーの兄が面会に来て患者を励ますが，布団をかぶって顔を合わせずにいる。意思の疎通に問題はない。
この患者の状態で最も考えられるのはどれか。99-P99
9 被害妄想
10 情動失禁
11 拘禁症状
12 兄への申し訳なさ

● 解答・解説

1 ×白血球の値が500/μlしかない。感染予防上，原則として病室外に出ないように指導する。したがって，病院のレストランでの食事はやめてもらう。

2 ○悪心がみられ，中心静脈カテーテルによる高カロリー輸液ができるので，無理に食べなくてもよいが，患者は「食事摂取に意欲的」とあり，悪心があってもシャーベットなら比較的摂取しやすい。

3 ×白血球が基準値へ上昇していくまでは，生（なま）もの，生果物などは避けて感染に留意する。

4 ×中心静脈栄養法を行っており，この患者の場合は胃内への経管栄養食の注入による嘔吐のおそれもあるため行わない。

5 ×骨髄移植で，患者（宿主）に骨髄液（造血幹細胞）が輸注されると，提供者（兄）の骨髄のリンパ球が，患者の組織を異物としてとらえ攻撃することがある。このような患者の拒絶反応・免疫反応は，移植片対宿主病（GVHD）と呼ばれ，その予防のために患者には免疫抑制剤が投与される。ドナーである兄が内服するのではない。

6 ○無菌室である手術部で，ドナーである兄の骨髄液が採取され，病棟の無菌室で患者（宿主）に骨髄液（造血幹細胞）が輸注される。ドナーである兄への説明としては正しい。

7 ×ドナーの骨髄液採取部位にドレーンは入らない。

8 ×骨髄移植を受けた患者に骨髄細胞を輸注後，その細胞が骨髄に生着し造血を行うようになるまでには約1か月を要するといわれ，入院期間は長引く。ドナーである兄の場合は，一般的に骨髄液採取後2〜3日後で退院となり，患者のように入院は長期化しない。

9 ×被害妄想とは，他者から害になることをされる，いじめられるという被害的妄想をいう。そのような状況は設定されていない。

10 ×情動失禁とは，情動をコントロールできず，些細な刺激で強い喜怒哀楽の感情が現れることをいう。そのような情報はない。

11 ×拘禁症状とは，刑務所・病室などの閉鎖的な一室に閉じ込められることによる精神的苦痛に伴う心因反応をいう。患者は，看護師から外出を促され外出はしている。

12 ○前述の3つの選択肢は妥当でないと判断し，兄への申し訳なさはこの4つの中では選択できると考えた。兄への有り難さもあると思うが…。

第5章　脳・神経機能障害のアセスメント

1 主な症状・病態と疑われる疾患 ………… 130
2 問診によるアセスメント …… 140
3 フィジカルアセスメントの視点 ………………… 142

1. 主な症状・病態と疑われる疾患

学習の要点は

脳・神経の正常な機能・役割とともに，障害部位や症状，疑われる疾患との関連をおさえましょう。国試でもよく問われる意識障害，くも膜下出血などについて理解を深めましょう。

意識障害

　人は大小様々な刺激に反応を示し，周囲との調整をはかりながら生活をしている。話しかけてもぼんやりしていて反応が鈍かったり，声かけにも痛覚刺激にも何の反応も示さないといった現象を意識障害という。意識障害の程度を数量的に測定する指標としてジャパン・コーマ・スケール（Japan Coma Scale；JCS）（Ⅲ-3-9度方式）と，グラスゴー・コーマ・スケール（Glasgow Coma Scale；GCS）が現在は多用されている（表5-1，表5-2）。

表5-1　ジャパン・コーマ・スケールのⅢ-3-9度方式

Ⅲ	刺激しても覚醒しない状態	300	痛み刺激に全く反応しない。
		200	痛み刺激で少し手足を動かしたり，顔をしかめる。
		100	痛み刺激に対し払いのけるような動作をする。
Ⅱ	刺激すると覚醒する状態（刺激をやめると眠り込む）	30	痛み刺激を加えつつ呼びかけを繰り返すとかろうじて開眼する。
		20	大きな声または体を揺さぶることにより開眼する（簡単な命令に応ずる。例：手を握る，離す）。
		10	普通の呼びかけで容易に開眼する（合目的的な運動を行い言葉も出るが間違いが多い）。
Ⅰ	刺激しなくても覚醒している状態	3	自分の名前・生年月日が言えない。
		2	時・人・場所がわからない（見当識障害）。
		1	大体意識清明だが，今ひとつはっきりしない。

表5-2 グラスゴー・コーマ・スケール

A 開眼 (eye opening)	B 最良言語反応 (best verbal response)	C 最良運動反応 (best motor response)
自発的に開眼 4点 呼びかけにより開眼 3 痛み刺激により開眼 2 開眼せず 1	見当識良好 5点 会話混乱 4 言語混乱 3 理解不明の音声 2 発語せず 1	命令に従う 6点 疼痛部位を認識 5 痛みに対し逃避反応 4 異常屈曲 3 伸展反応 2 まったく動かず 1

A・B・C 各項目の評価点の合計点で意識障害の重症度を判断する。
最軽症 15点 最重症 3点

　また，意識障害には，意識レベルと同様に<mark>呼吸状態</mark>の観察が重要である。障害部位により呼吸パターンの変調は異なるため，呼吸状態から障害部位を予測することができる。障害部位と呼吸パターンの変調について**表5-3**に示す。

表5-3 障害部位と呼吸パターンの変調

障害部位	呼吸パターン	特徴
両側大脳半球 間脳（視床・視床下部）	チェーンストークス呼吸	無呼吸から浅い呼吸が開始され，徐々に過呼吸となり再び浅い呼吸となり無呼吸となる状態を繰り返す
中脳・橋上部	中枢性過呼吸	持続的で大きく深い呼吸
橋中部〜下部	持続性吸気呼吸	けいれん様に吸気が起き，一時的な呼吸停止後ゆっくり呼気が起こり，その後一時的な呼吸停止が起こる
延髄	失調性呼吸	リズムのない不規則な呼吸。放置すれば呼吸停止に至る

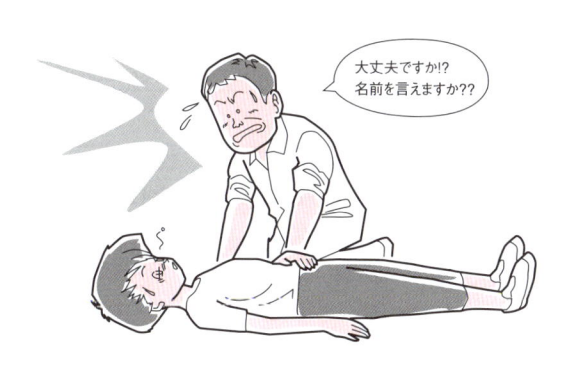

脳・神経機能障害のアセスメント

大丈夫ですか!?
名前を言えますか??

主な症状・病態と疑われる疾患　131

失語

　知能や言語機能に関与する筋，眼，聴力に異常や障害がないにもかかわらず，相手の言葉を正しく理解して発語することや，読字や書字の機能が障害されることを失語という。失語は言語中枢や中枢間の連絡係である神経線維が障害されることによって起こり，高次脳機能障害の一つである。障害される部位によって（図5-1），他人の言葉を理解することはできるが話すことが不能な運動性失語，他者の言葉の意味が理解できない感覚性失語，両者が合併した状態の全失語に分類される（表5-4）。

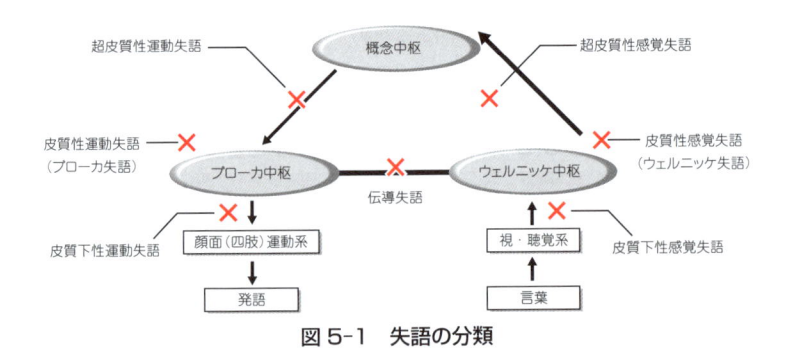

図5-1　失語の分類

表5-4　失語症の分類と特徴

分類	特徴
運動性失語（ブローカ失語）	言語の理解は比較的良いが，発語が困難
感覚性失語（ウェルニッケ失語）	発語は流暢だが，錯語があり言語理解や復唱は障害される。病識が乏しい
伝導失語	理解は良好であるが，復唱が困難
超皮質性運動失語	言語理解や復唱は可能であるが，自発語が減少する
超皮質性感覚失語	復唱は可能であり，スラスラ読めるが，意味の理解ができない
健忘失語	理解も復唱も良好であるが，語健忘がある
全失語	発語，理解，復唱などすべてが障害される

失行，失認

　失行と失認はともに，高次脳機能障害の症状の一つである。失行は運動麻痺がないのに，学習された行動や動作を正しく行うことができないことをさし，左大脳半球の上・後部が障害されると起こると考えられている。失認は，視力・聴力・

触覚に異常はないにもかかわらず，五感を通して得た情報の意味や内容がわからない状態をさし，二次的感覚領野の障害によって起こるといわれている。

認知症

後天的な脳器質障害によって，一度獲得された知能が侵された結果生じた不可逆的な知能の欠損（知能低下）を認知症という。脳の広範な器質障害に基づき記憶力，記銘力，思考力，判断力の障害を中心に，言語，知覚，行動の異常を伴う高次脳機能障害である（図5-2）。

認知症は，原因により，アルツハイマー病などによる変性性認知症と脳梗塞などによる脳血管性認知症などに分類され，症状もそれぞれ異なる（表5-5）。

表5-5 認知症の原因と分類

変性性認知症	アルツハイマー病，レビー小体型認知症，前頭側頭型認知症
脳血管性認知症	脳梗塞，白質脳症
その他の原因疾患	ウェルニッケ脳症，甲状腺機能低下症，アルコール中毒症，慢性硬膜下血腫，水頭症 など

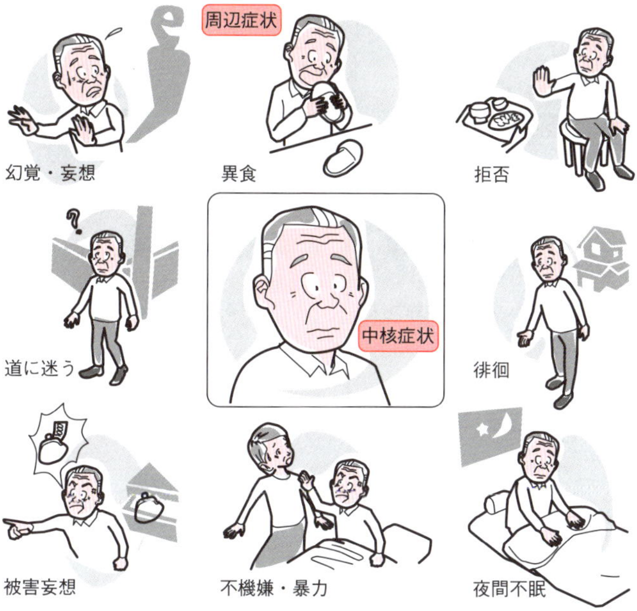

図5-2 認知症の症状

（周辺症状）幻覚・妄想／異食／拒否／道に迷う／徘徊／被害妄想／不機嫌・暴力／夜間不眠
（中核症状）

瞳孔の異常反応

　正常な瞳孔は円形で左右差がなく、明度で大小に変化する（図5-3）。つまり、暗い所では散瞳気味になり明るい所では縮小する。この反応はすばやい。正常な瞳孔の大きさは2.5～4.5mmで、5mm以上は散瞳、2mm以下は縮瞳といわれる。様々な病態により、左右の大きさが異なる瞳孔不同や偏視、対光反射消失など瞳孔の異常が生じる。瞳孔や眼球の位置、動きは主として上部脳幹およびそこから出ているⅢ、Ⅳ、Ⅵ脳神経によって支配されているので、これらが障害を受けているときに異常が現れる。脳ヘルニアで動眼神経が圧迫・障害されると患側の方が大きい瞳孔不同が早期に出現して、障害側の対光反射も消失する。脳ヘルニアとは、脳浮腫、血腫、脳膿瘍などの病変により、頭蓋内圧が亢進し、圧が低い部分へと脳組織が偏位することであり、その結果、血管や神経が圧迫され、様々な症状が生じる。

　次ページの図5-4に示すように、障害されている部位によって瞳孔には様々な変化がみられる。また、瞳孔に変化が現れているときには、呼吸や脈拍、血圧、体温にも変化が現れることが多いので、必ずバイタルサイン、体位など全身の状態を同時に観察することが重要である。

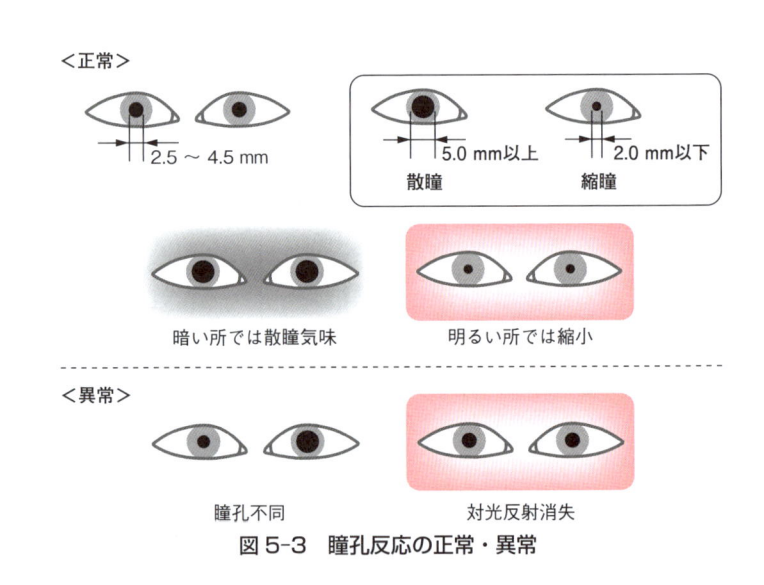

図5-3　瞳孔反応の正常・異常

障害部位	瞳孔の形，大きさ	対光反射
動眼神経障害	● ・	障害側 (−)(+)
失明	・ ・	−
テント切痕ヘルニア	● ・	障害側 (−)(+)
代謝性疾患	・ ・	(+)(+)
中毒（麻薬）	・ ・	

障害部位	瞳孔の形，大きさ	対光反射
大脳半球	・ ・	障害側 (−)(+)
中脳	正中位固定 ● ●	(−)(−)
間脳	・ ・	(+)(+)
橋	・ ・	(+)(+)
延髄	・ ・	(−)(−)

瞳孔

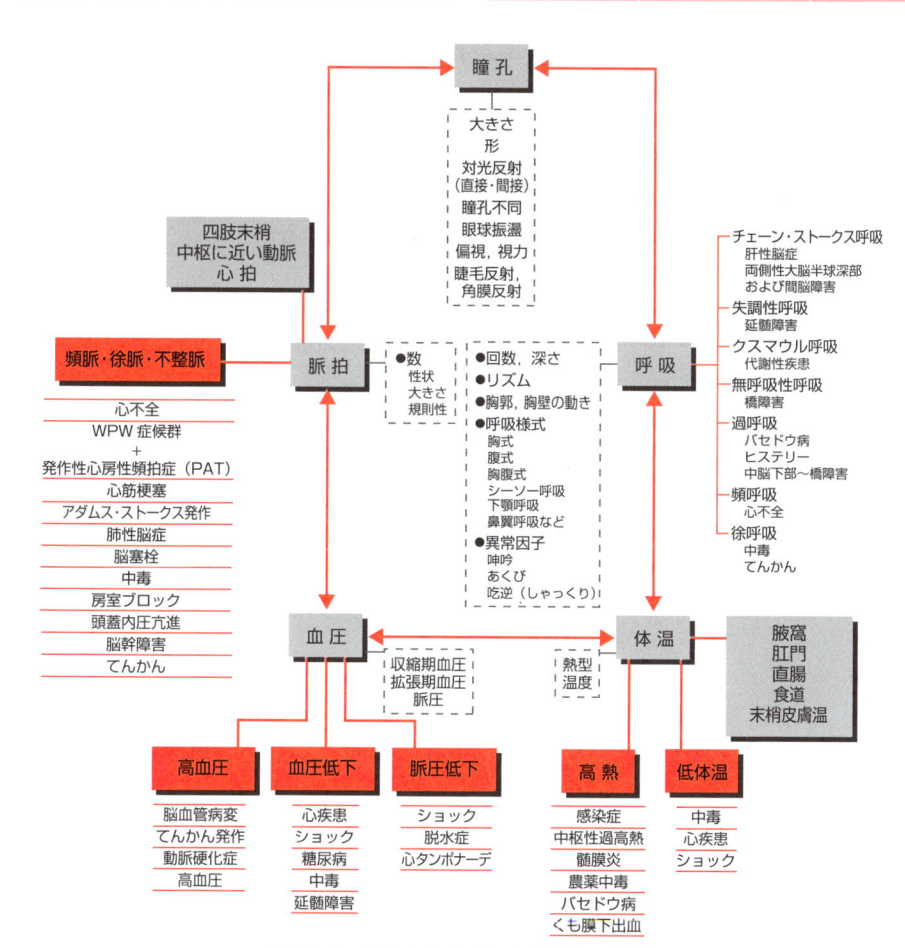

大きさ
形
対光反射（直接・間接）
瞳孔不同
眼球振盪
偏視，視力
睫毛反射，角膜反射

四肢末梢 中枢に近い動脈 心拍

頻脈・徐脈・不整脈

心不全
WPW症候群 ＋ 発作性心房性頻拍症（PAT）
心筋梗塞
アダムス・ストークス発作
肺性脳症
脳塞栓
中毒
房室ブロック
頭蓋内圧亢進
脳幹障害
てんかん

脈拍

●数
性状
大きさ
規則性

●回数，深さ
●リズム
●胸郭，胸壁の動き
●呼吸様式
　胸式
　腹式
　胸腹式
　シーソー呼吸
　下顎呼吸
　鼻翼呼吸など
●異常因子
　呻吟
　あくび
　吃逆（しゃっくり）

呼吸

チェーン・ストークス呼吸
　肝性脳症
　両側性大脳半球深部および間脳障害
失調性呼吸
　延髄障害
クスマウル呼吸
　代謝性疾患
無呼吸性呼吸
　橋脳障害
過呼吸
　バセドウ病
　ヒステリー
　中脳下部〜橋障害
頻呼吸
　心不全
徐呼吸
　中毒
　てんかん

血圧

収縮期血圧
拡張期血圧
脈圧

高血圧
脳血管病変
てんかん発作
動脈硬化症
高血圧

血圧低下
心疾患
ショック
糖尿病
中毒
延髄障害

脈圧低下
ショック
脱水症
心タンポナーデ

体温

熱型
温度

腋窩
肛門
直腸
食道
末梢皮膚温

高熱
感染症
中枢性過高熱
髄膜炎
農薬中毒
バセドウ病
くも膜下出血

低体温
中毒
心疾患
ショック

図5-4　バイタルサインと病態との関連

（森田孝子『緊急度・重傷度とは，その指標は，救急看護プラクティス（中村惠子，森田孝子，田中由紀子編）』，p.23，南江堂，2004．より許諾を得て改変し転載）

運動麻痺

　手足や体幹の動きを司る皮質脊髄路は，大脳皮質運動野から脊髄前角細胞に至る第1次ニューロン（上位運動ニューロン）と，脊髄前角細胞から神経-筋接合部へ至る第2次ニューロン（下位運動ニューロン）からなる。一般的に第1次ニューロンの多くは，延髄と頸髄の境界部で交差するため，これより上部で神経が障害されると障害部位と反対側の手足の麻痺が生じる。このように，神経の障害部位により，生じる運動麻痺は異なり，一側の上下肢に生じた麻痺を片麻痺，両側の下肢の麻痺を対麻痺，両側の上下肢すべての麻痺を四肢麻痺という（表5-6）。

表5-6　麻痺を起こす主な病態

中枢性麻痺	片麻痺	頭部外傷，脳梗塞，脳出血，脳腫瘍
	四肢麻痺	頸髄損傷，多発外傷
	対麻痺	多発外傷，脊髄損傷（胸・腰髄）
末梢性麻痺	・神経—筋接合部の病変（重症筋無力症） ・脊髄腫瘍，血管障害，多発神経炎	
その他	中枢から末梢までのすべての運動系の病変（筋萎縮性側索硬化症）	

異常姿勢

　脳神経系の障害で特異な姿勢を代表するものに除脳硬直と除皮質硬直がある（図5-5）。前者は，頸部・脊柱の過伸展，四肢を硬直させて伸展・回内伸展する体位で，脳幹部，特に中脳が障害されているときにみられる，重篤な状況を示すサインである。後者は，肘・手首が屈曲・内転し，下肢は伸展，股関節は内旋する体位で，一般的には大脳半球両側の障害で現れる。

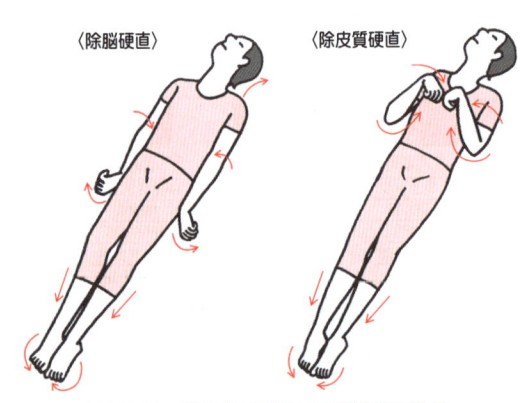

〈除脳硬直〉　〈除皮質硬直〉

図5-5　除脳硬直と除皮質硬直の体位

けいれん

けいれんとは，中枢の運動神経が異常な興奮状態に陥ることによって，四肢，

表5-7 けいれんの原因疾患

疾患名			特徴
真性てんかん			原因不明。家族性発症が多い けいれんの型は大発作，小発作，めまい発作など
症候性てんかんおよびけいれん発作	頭蓋内器質的疾患	脳血管障害	脳出血，脳梗塞，くも膜下出血，脳動脈瘤，脳動静脈奇形，脳静脈血栓，高血圧性脳症など	50歳以上で初発けいれん発作を起こす場合に多いけいれん発作の型は全身けいれんや焦点発作が多い脳血管障害発作急性期に起こるけいれんは，重症脳血管障害に合併し予後不良なことが多い
		脳腫瘍	原発性脳腫瘍，転移性脳腫瘍など	脳腫瘍の20～40%にみられる 発作の型はジャクソン型けいれんが多い
		頭部外傷	脳挫傷，頭蓋内血腫，陥没骨折など	受傷後24時間以内に起こる早期けいれんは，外傷の程度が強いものや，5歳以下の小児に多い 外傷性てんかんは，脳挫傷や早期けいれんがあった場合に起こりやすい
		中枢性神経系感染症	脳炎，髄膜炎など	若年者に多い 高熱時に全身けいれんが頻発しやすい 乳児の髄膜炎は焦点発作，大発作や重積状態をきたすことがある
		先天性疾患	結節性硬化症，水頭症など	結節性硬化症は93～100%に発作が起こる
		周産期障害	出生時の酸素欠乏，頭部外傷	てんかんになることがある
		変性・脱髄性疾患	多発性硬化症，アルツハイマー病，ピック病など	アルツハイマー病は初期に，ピック病は末期にけいれんが起こりやすい
		代謝性疾患	低血糖，テタニー，尿毒症，低ナトリウム血症，肝性脳症，低カルシウム血症，子癇など	低血糖：局所性けいれんやジャクソン型けいれんが多い 尿毒症：末梢神経障害，電解質異常で四肢筋群のけいれんが多い 肝性脳症：意識障害，ミオクローヌス発作 低ナトリウム血症：脳浮腫による 低カリウム血症：顔面の四肢のしびれ感，テタニー症状
	頭蓋外の原因によるもの	中毒性疾患	アルコール，薬物，食中毒，一酸化炭素，破傷風	外因性・内因性中毒による 破傷風は菌体外毒素により強直性けいれんを起こす
		循環障害	貧血，アダムス・ストークス症候群，起立性低血圧，心筋梗塞	脳循環血液量が低下し，脳無酸素状態により引き起こされる
		小児のけいれん	熱性けいれん，泣き入りひきつけなど	後遺症は残さない
	感染症・悪性腫瘍			—
ヒステリー			情緒面の混乱が引き金となる 真性てんかんとの鑑別が必要

(牧野恵子『けいれん，救急看護プラクティス（中村惠子，森田孝子，田中由紀子編）』，p.123，南江堂，2004．より許諾を得て改変し転載)

体幹，顔面にパタパタと動く不随意な筋収縮（間代性けいれん）を起こしたり，一過性に硬く突っ張ったりする（強直性けいれん）状態をいう。原因疾患としては表5-7に示したようなものが考えられる。

頭　痛

　頭痛は，一過性で放置しておけば解消するものから，頭蓋内病変の症状として現れているものまで様々であるが，神経症状の中でも重要な症状であることを常に念頭に置くことが大切である。頭痛の分類は国際頭痛学会によって，14に分類されている。また，主な頭痛とその特徴は，表5-8に示すようなものが挙げられる。

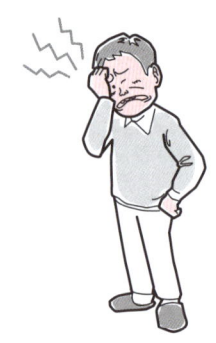

表5-8　主な頭痛とその特徴

分類	特徴
片頭痛	通常片側に起こり，拍動性に激しく痛む。間欠的。家族性で女性に多い。悪心・嘔吐を伴う。血管作動性物質セロトニンが重要な役割を演じていると考えられている
群発頭痛	発作性に繰り返し激しく起こる一側性頭痛。間欠的。成人期男性に多い。夜間の発作が多い。刺すような痛みが眼の周囲に現れる。ヒスタミンの関与が考えられている
頭全体痛	頭部鈍痛，緊張性頭痛など。肩こりを伴うことが多い。女性にやや多い。ストレスが関係していることが多いと考えられている。鈍痛，圧迫感，締めつけられるような痛み
てんかん発作後の頭痛	てんかんの発作後に生じる頭痛で，血管拡張と発作中の無呼吸による低酸素状態が影響している
くも膜下出血後の頭痛	脳動脈瘤破裂直後に起こる突発的に悪心・嘔吐を伴う激しい頭痛で，その出現時間からくも膜下出血発症時間がわかるほどである。この痛みは灼熱性激痛と称される
髄膜炎による頭痛	持続的で，発熱や髄液細胞の増加など炎症に伴う症状と所見を合併して生じてくる
脳神経（第Ⅴ，Ⅸ，Ⅹ）領域の神経痛	三叉神経痛では原因不明の特発性三叉神経痛で，電撃性発作性疼痛が生じる。舌咽神経や迷走神経領域（舌基部，咽頭，上顎，耳の奥，顎の後部）で三叉神経痛と同様の電撃性疼痛が生じる。嚥下，咳などで誘発される。迷走神経刺激症状として徐脈，血圧低下を伴うことがある

頭痛とくも膜下出血，脳出血

また，くも膜下出血の症状として激しい頭痛が特徴的である。その他の特徴も加え，同じく出血性脳血管障害に分類される脳出血との違いを表 5-9 に示す。

表 5-9　脳出血とくも膜下出血との特徴の相違点

	脳出血	くも膜下出血
原因 (好発部位)	高血圧などによる脳血管に動脈硬化 被殻・内包，視床，皮質下，小脳，橋・延髄	脳動脈瘤破裂，脳動静脈奇形の破綻
症状	突然発症する意識障害，頭蓋内圧亢進症状（嘔気・嘔吐，アニソコリア）出血と反対側の片麻痺，言語障害	激しい頭痛，嘔吐，意識障害，髄膜刺激症状（項部硬直，ケルニッヒ徴候）
治療と看護	・脳浮腫軽減 ・血腫増大防止 ・安静療法 ・開頭血腫除去術（適応時）	・外科的治療（クリッピング術） ・脳血管れん縮防止 ・脳浮腫軽減 ・安静療法 ・血圧コントロール ・便秘予防（努責を避ける）

2. 問診によるアセスメント

学習の要点は

脳・神経機能障害では，問診により患者や家族から得られる情報によって，様々な症状や疾患を疑うことができます。問診から得られた情報によって，どのような疾患が考えられるかがポイントになります。

問診のポイント

　脳神経系に障害をもつ人は意識障害や高次脳機能障害その他で，言葉を話すことができない人もいる。しかし，言葉ではなくボディランゲージで様々な訴えがなされていることを見逃してはならない。患者が話すことができるのであれば，つらいこと，苦しいこと，不安や心配，健康に関して気がかりなことなどを十分に話してもらう。そのためには話しやすい雰囲気や医療者の受容的態度が大切である。患者の話を受け止めながら，患者の容姿，話し方，内容などを観察する。姿勢や外観からだけでも重要な情報を得ることもできる。話し方や内容からは患者の情緒状態，性格，視力や聴力の状態，言語障害，麻痺，記銘力や注意力，意識レベル，身体的不自由などを評価することができる。

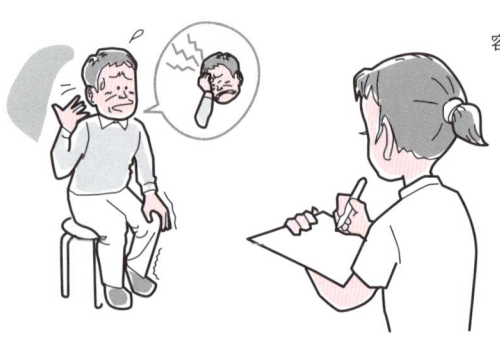

容姿，話し方，内容を観察

患者の
・情緒状態
・性格
・視力や聴力の状態
・言語障害
・麻痺
・記銘力
・注意力
・意識レベル
・身体的不自由
を評価する

患者に自由に話してもらい，話をさえぎらないこと，個人として尊重した態度で接することが大切である。また，1回の問診で判断せずに何回かに分けて確認すること，1回の問診が長時間にならないようにし，初回から信頼されるようにすることである。

問診の例

表5-10に示すように，患者の話を聞きながら姿勢や患者の全体像を観察することで，ある程度の予測ができることを質問する。

表5-10 問診における質問事項

問いかけ	考えられる疾患・病態
物忘れをするようになりましたか？	認知症など脳の退行性変化の初期？
一時的に意識が消失したり記憶の喪失の経験は？	一過性脳虚血発作（TIA）など
以前に転んで頭を強く打ったことはないですか？	慢性硬膜下血腫
手足の動きが悪くなったり脱力感を感じますか？	脳神経，神経—筋接合部，筋そのものの異常かも？
バランスを崩してふらつくことはないですか？	前庭機能障害？
手足のふるえはありませんか？	小脳や基底核に障害が？
何かに触れたり持ったりしたときの感覚が，いつもと違うということがありますか？しびれはありませんか？	感覚神経，脊髄などの障害かもしれない

既往歴，生活歴からの情報収集

これまでの入院治療や苦痛体験などの情報を患者，家族から聞き取ること，またこれまでの生活環境や生活習慣，一日の過ごし方，日常生活動作（ADL）に不自由はないか，現在の苦痛が日常生活動作と関連しているか（例えば頭痛がある患者で横臥すると痛みがやわらぐなど），さらに薬剤の使用といった情報を収集することは重要である。

3. フィジカルアセスメントの視点

学習の要点は

フィジカルアセスメントの結果から，様々な障害や疾患を疑うことができます。正しい方法や注意点，結果から考えられる疾患や症状をおさえましょう。検査の際は，患者のプライバシーはもちろん，安全にも十分注意することが大切です。

アセスメントの概要

外観から全身を観察し，意識レベル，高次脳機能，運動機能，感覚・反射機能，頭蓋内圧変動に伴う身体所見を観察しアセスメントする。

患者が歩いていれば歩行の状態，例えば，跛行など歩き方に異常はないか，また顔の表情や，四肢にけいれんなどの異常な運動はないかを観察する（図5-6）。

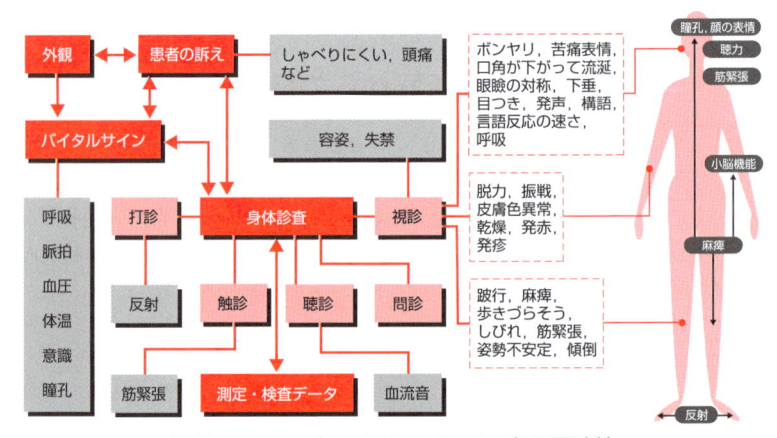

図5-6 フィジカルアセスメントの相互関連性

バイタルサインと検査

バイタルサインの異常は病態と表裏一体を示していることもあるので（p.135・図5-4），経時的に継続して変化を観察することが重要である。瞳孔は，形，大きさ，位置に注意して観察する。また，眼振の有無もあわせて観察する。対光反射の検査は十分に明るい光を用いて検査する。

図5-7に示すように光はまず側方から照らし，次いで正面へ移動させる。光を当てた側の瞳孔が縮瞳するのを直接対光反射といい，光を当てていない方の瞳孔が縮瞳するのを間接対光反射という。瞳孔の大きさは瞳孔計を用いて図5-8のように測定する。12対の脳神経系の検査については表5-11に示した。

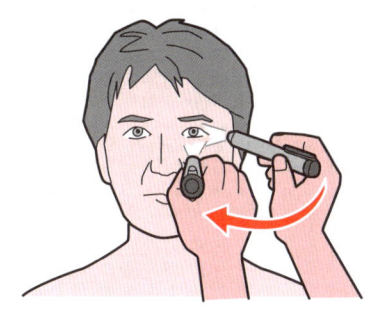

光は最初，側方（視野の外）から当て，次いで正面に移動させる。
対光反射には直接対光反射と間接対光反射がある。直接対光反射は一方の対光反射をみた後，反対側も同様の方法で検査する。

図5-7　対光反射の検査

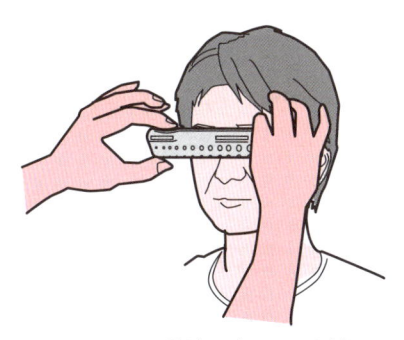

図5-8　瞳孔の大きさの測定

表 5-11　脳神経（12 対）のフィジカルアセスメントの方法と留意事項

脳神経	方　法	留意事項
嗅神経	片側の鼻腔を押さえ閉眼させ，反対側の鼻腔に匂いを近づけ，匂いを感じたら合図をしてもらう	・刺激臭のあるものを検査に使わない ・意識障害者では判定が正しくできない ・頭部外傷後，脳腫瘍の患者に行われる
視神経	瞬目反射，対光反射，視野検査を行う	・7 歳以下では視野検査は難しい ・意識障害患者への検査は困難 ・頭部外傷，視神経や下垂体の腫瘍患者に行われる
動眼・滑車・外転神経	・眼裂の左右差，瞳孔の大きさ・形をみる ・眼振，随意眼球運動，対光反射をみる ・人形の眼現象，複視をみる	・検査する部屋の照度を考慮すること ・意識障害者には人形の眼現象検査を用いる ・頸髄損傷の疑いがある患者には人形の眼テストは行わない ・滑車神経麻痺では複視がでる
三叉神経	顔面の知覚と咀嚼運動を支配している三叉神経の検査の方法は，ピンを使って痛覚，糸やわたなどを使い触覚をみる	・感覚検査は必ず左右差を中央から離れた部位で行う ・顔面半側の触覚，痛覚，温度覚に障害がある場合は頭蓋底腫瘍，触覚のみの障害は橋の主知覚核の障害，多発性硬化症などが考えられる
顔面神経	顔面の表情筋を支配しているので，顔面の視診，味覚検査，表情検査を行う	・意識障害患者では刺激による表情の変化をみる ・中枢性神経麻痺と末梢性神経麻痺がある
聴神経	・聴力検査（ウェーバー法，リンネ法）(p. 243 参照) ・眼振検査，カロリックテスト	・聴神経は蝸牛神経と前庭神経に分かれているので，前者に対しては音叉を使って聴力検査を，後者に対しては眼振検査を行う。カロリックテストは眼振を誘発する検査。難聴やめまいの人が対象となる ・めまいの訴えは，周囲が回るのか自分が回るのか，あるいは単にふわふわと浮いた感じなのかを聞く ・薬剤性のこともあるので，薬剤についても聞くこと
舌咽神経 迷走神経 副神経	・検査は声や飲み込み方を調べる ・軟口蓋・咽頭後壁を刺激し嘔吐反射の有無，両肩を挙上させて僧帽筋筋力検査を行う ・胸鎖乳突筋の収縮程度をみる	・この 3 つの神経は頭蓋内からの走行が一緒で連絡しあっているので同時に扱う ・血管障害，進行性球麻痺，筋萎縮性側索硬化症，感染症，中毒などで異常がみられる
舌下神経	舌の動きを支配する運動神経であるから，舌の大きさ，形，萎縮，れん縮，偏位を検査する	・腫瘍や血管障害，頭部外傷，進行性球麻痺で異常がみられる ・検査時は必ず左右差をみる ・舌を突出させると麻痺側に偏位する

目の検査

　目の検査では，眼球の動き，視野，眼振を測定する際は頭部を動かさないで検者の指の動きを追視してもらうので，そのことを説明すると同時に検者または補助者が頭部を支持する配慮が必要である（図 5-9）。また，視野の検査では片方の目を手や遮蔽器で遮蔽して検者の指を追ってもらう（図 5-10）。

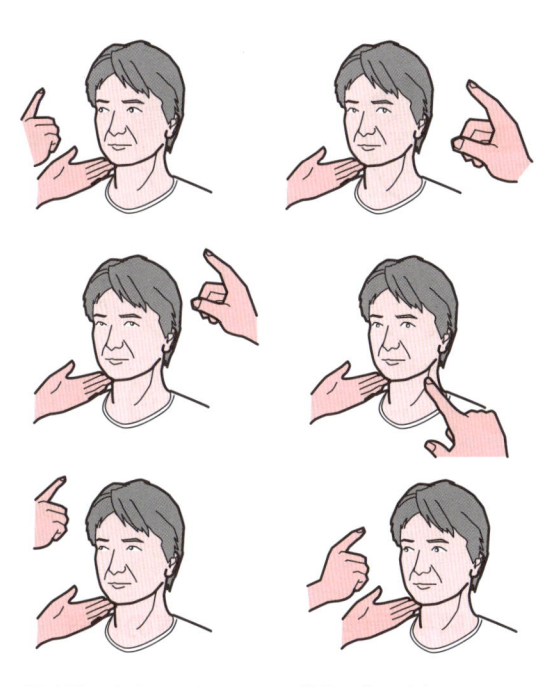

頭を動かさないようにして，検者の指を追視してもらう
図 5-9　眼球の動きの検査

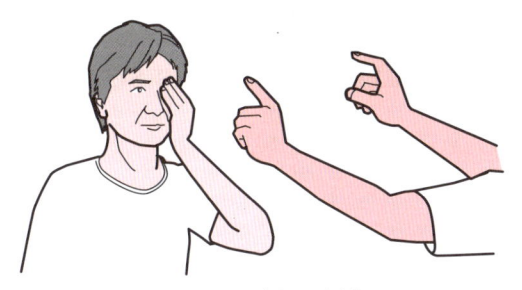

図 5-10　視野の測定

● ─────── **顔面神経の検査** ─────── ●

　顔面神経麻痺の検査では，まず顔面の表情，額にしわが寄るか，鼻唇溝は消失していないか，閉眼はできるか，口角が下がっていないか，これらの左右差はあるか，といったことを観察する（図5-11）。

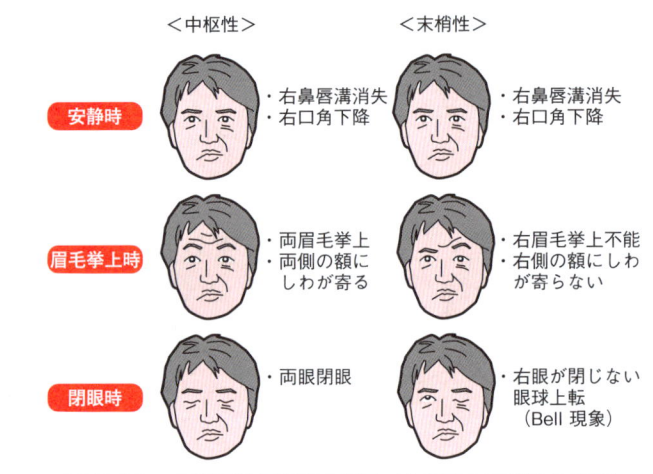

	<中枢性>	<末梢性>
安静時	・右鼻唇溝消失 ・右口角下降	・右鼻唇溝消失 ・右口角下降
眉毛挙上時	・両眉毛挙上 ・両側の額にしわが寄る	・右眉毛挙上不能 ・右側の額にしわが寄らない
閉眼時	・両眼閉眼	・右眼が閉じない 　眼球上転 　（Bell現象）

図5-11　右顔面神経麻痺の所見（中枢性と末梢性の比較）

小脳失調症状，四肢麻痺の検査

　小脳失調症状の検査には，歩行検査，指鼻試験（図5-12）がある。指鼻試験は小脳失調（運動失調）症状の検査である。正確さ，スムーズさ，左右差，振戦の有無などをみる。できるだけ速い動作で左右の人差し指で交互に自分の鼻に触れる。その際反対側の腕はまっすぐ伸ばす。まずよく説明をし，一度デモンストレーションを示した後，開眼で検査を行い，次いで閉眼で行う。これらの手順は被検者の不安をなくすために大切なことである。障害があれば動作がギクシャクしていて不安定だったり，指が鼻先を通り過ぎてしまう。

　四肢麻痺の検査は図5-13に示すような方法が用いられる。

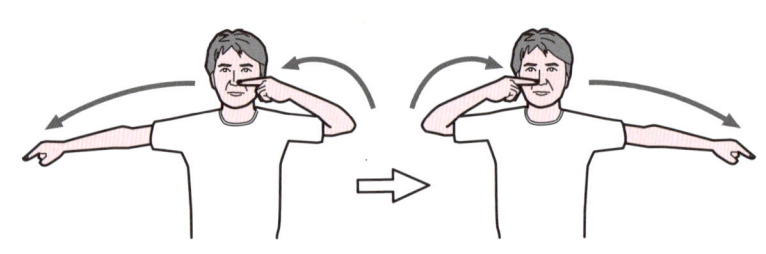

図5-12　指鼻試験

両膝を立てて合わせる

検者が手を離すと・・・

検者が手を離すと・・・

麻痺側は倒れてしまう

麻痺側はダラリと落ちてしまう

外旋

図5-13 四肢麻痺の検査

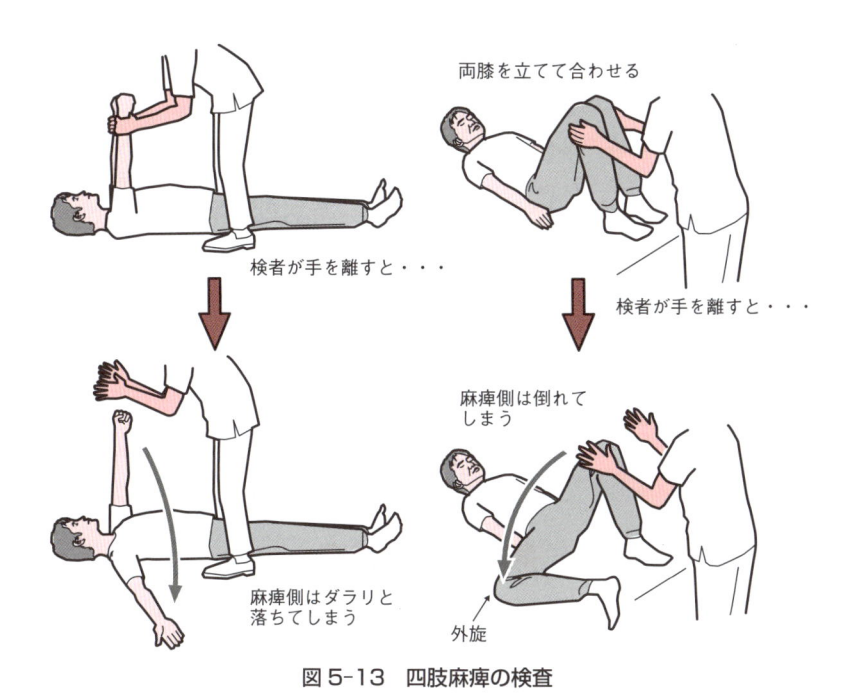

髄膜刺激症状の検査

　髄膜刺激症状の主な症状は，発熱，頭痛，嘔気・嘔吐である。また，神経徴候としてはケルニッヒ徴候，項部硬直，ブルジンスキー徴候，眼球圧痛などがある。この検査の一つにケルニッヒ徴候の検査がある（**図5-14**）。ケルニッヒ徴候は，仰臥位で下肢を挙上させると膝関節が屈曲し，固くて伸展できない。腰椎椎間板ヘルニアの徴候であるラセーグ徴候との鑑別が必要である（ラセーグ徴候の場合は痛みのために伸展できない）。

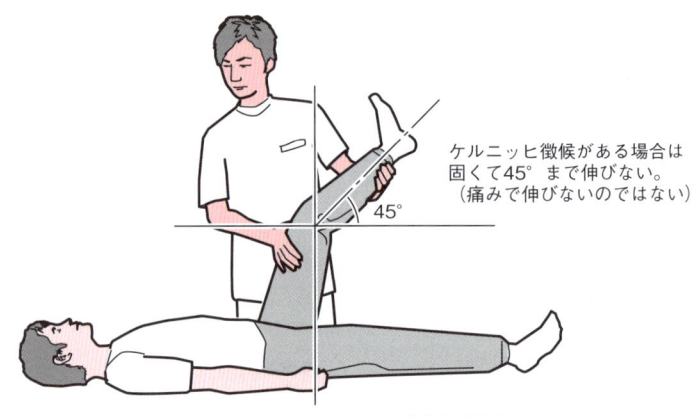

図5-14 ケルニッヒ徴候の検査

ケルニッヒ徴候がある場合は固くて45°まで伸びない。（痛みで伸びないのではない）

● ─────────── **病的反射の検査** ─────────── ●

　なお，脳神経系のフィジカルアセスメントにおいては病的反射の検査（図5-15）も重要である。病的反射のうち下肢ではバビンスキー反射が最も重要となる。説明をきちんとしたあと，足底の外側縁を足趾の方に向かってこすり上げる。母趾が背屈する反射がある場合は異常である（ただし2歳未満の乳幼児では陽性反応が認められる）。そのほかチャドック反射の検査や足クローヌス検査がある。上肢ではホフマン反射の検査がある。

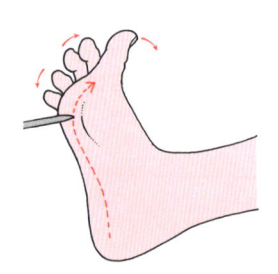

〈バビンスキー反射の検査〉
（打腱器の後方などを用いて検査する）
2歳以降で陽性（母趾が背屈）であれば異常（錐体路の障害が疑われる）

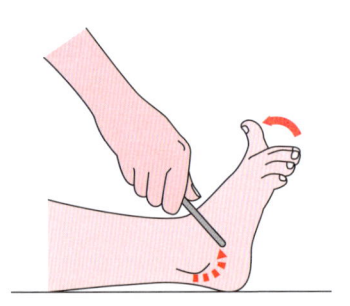

〈チャドック反射の検査〉
足の外果の下方を後ろから前にこする。
錐体路障害では母趾が背屈する

図5-15 病的反射の検査

脳・神経機能障害のアセスメント

状況設定問題

Aさん（59歳，女性）は，午前2時ころにバットで殴られたような激しい頭痛を自覚し，嘔吐した。午前4時，Aさんは，頭痛を我慢できなくなったために，家族に付き添われて救急搬送され，緊急入院した。入院時，ジャパン・コーマ・スケール〈JCS〉Ⅰ-1，四肢の麻痺を認めない。

☑ Aさんはくも膜下出血（subarachnoid hemorrhage）と診断された。
再出血を防ぐためのケアで適切なのはどれか。101-P97

1 深呼吸を促す。
2 起坐位とする。
3 病室を薄暗くする。
4 頭部を氷枕で冷やす。

☑ Aさんは，入院後に緊急開頭術を受けることになった。
手術を受けるまでの看護で適切なのはどれか。101-P98

5 浣腸を行う。
6 排痰法の練習を勧める。
7 テタニー徴候を観察する。
8 不整脈（arrhythmia）の出現に注意する。

☑ 開頭術後24時間が経過した。JCS Ⅰ-2。体温37.5℃。脈拍88/分，血圧138/84 mmHg。呼吸数18/分，経皮的動脈血酸素飽和度〈SpO₂〉98％（酸素吸入3l/分）。脳室ドレナージが行われている。
Aさんへの看護で適切なのはどれか。101-P99

9 両腋窩を冷やす。
10 酸素吸入を中止する。
11 起き上がらないように説明する。
12 痛み刺激を与えて意識レベルを確認する。

● 解答・解説

1 × 深呼吸を促すことで過度の腹圧が加わり血圧が上昇したり，呼吸筋群の活動により交感神経活動が亢進する可能性がある。

2 × 血圧変動を防ぐために臥床での安静を保持するが，患者は苦痛を訴える場合もある。起坐位では長時間安静を保持することが困難であり，血圧の変動をきたす可能性がある。

3 ○ 急性期は集中治療室または個室で管理する。患者が絶対安静を保持できるように，部屋を暗くして患者が不快を感じる音の発生を予防する。室温を保ち，少しでも安楽な状態で安静を保持できるよう環境の調整を図る。

4 × 発熱時はクーリングや解熱剤の使用が必要となるが，くも膜下出血の激しい頭痛に冷罨法の効果は期待できない。頭部のクーリングは再出血予防としてもエビデンスはない。

5 × 開頭手術は全身麻酔で行われる。早期手術では，血圧や頭蓋内圧を変動させる行為，安楽を障害する術前処置は行わず，絶対安静を保つ。浣腸は腹圧や努責により血圧や頭蓋内圧に変動をきたす可能性があり禁忌である。

6 × 術前は絶対安静により排痰法などの習得は困難である。術後は十分な加湿を行い，定期的な体位変換を行う。体位変換時にスクイージングなどによる排痰援助や，喀出困難時は吸引を行う。

7 × テタニー徴候は，低ナトリウム血症や低カリウム血症などの電解質異常により起こる症状である。電解質やけいれんの観察は必要であるが，現時点で電解質異常の情報はない。

8 ○ 再出血により，急激な意識レベルの低下，神経学的所見の悪化，バイタルサインの変動，嘔吐などをきたす。交感神経の緊張によりQT延長や洞徐脈などの心電図異常や呼吸停止をきたし，突然死の原因となることがある。

9 × 体温は37.5℃である。両腋窩動脈の冷罨法が必要と判断するまでの高体温ではない。Aさんが自覚する熱感を確認し，布団を調整し，体温経過と随伴症状の有無について経過を追い，炎症所見データなどを確認する。

10 × 人工呼吸離脱後，3l/分の酸素を吸入した上で経皮的動脈血酸素飽和度（SpO_2）が98％である。十分なガス交換による酸素供給が図れないと脳虚血状態を引き起こす可能性もあり，酸素吸入は必要な状態である。

11 ○ 脳室ドレナージの挿入により，髄液・循環障害による頭蓋内圧亢進のコントロールを図り，くも膜下腔の血液を排液しれん縮を予防する。頭部の位置で圧を設定するため，急激に挙上すると急性硬膜下血腫をきたす。

12 × JCSは意識障害の分類で，Ⅰは覚醒している状態，Ⅱは刺激に応じて一時的に覚醒する，Ⅲは刺激しても覚醒しない状態で，各レベルを3項目で表現する。Ⅰ-2では見当識障害はあるが，声をかけて覚醒状況を確認する。

48歳の男性。職場での会議中にこれまで経験したことのない頭痛におそわれ、頭を抱えるように椅子に座り込んだ。さらに、猛烈な吐き気により嘔吐した。
病院に到着後、CT検査が行われた。

☑ 来院時の症状・徴候として出現する可能性があるのはどれか。96-P49
1 耳出血
2 項部硬直
3 眼底出血
4 髄液鼻漏

☑ 検査後、緊急手術が予定され術前準備が開始された。妻が「だいぶ吐いたようですし、夫はきれい好きなので入浴はできませんか」と看護師に尋ねた。
清潔援助の方法で適切なのはどれか。96-P50
5 ベッド上に臥床した全身清拭
6 ベッドに腰掛けての全身清拭
7 椅子を使用したシャワー浴
8 ストレッチャーを使用したリフトバス

☑ 中大脳動脈に動脈瘤がありクリッピング手術が行われたが、患部が深く手術時間が長引いた。術後意識は回復したが、錯語が多くコミュニケーションが成立しなくなった。
この男性の失語症はどれか。96-P51
9 全失語
10 名称失語（健忘失語）
11 ブローカ（Broca）失語
12 ウェルニッケ（Wernicke）失語

● 解答・解説

1 ×臨床症状から事例はくも膜下出血が疑われる。耳出血は悪性腫瘍からの出血や血管病変からの出血，頭部外傷による頭蓋底出血のことが多いため，くも膜下出血後の症状・徴候として出現頻度は低い。

2 ○項部硬直とは他動的に頭部を前屈させるときに抵抗を生じることであり，髄膜刺激症状の一つである。くも膜下腔の炎症・出血・圧の上昇によって，くも膜下腔を走る知覚性の頸神経根が興奮することで起こる。髄膜刺激症状は，ほかにケルニッヒ徴候，羞明などがある。

3 ×眼底出血を起こしやすいものとしては，高血圧，糖尿病，腎臓疾患が代表的である。この事例のように，急激な頭蓋内圧亢進により眼底出血を起こすこともあるため，正解ともとらえられるが，より緊急性の高いものは **2** の項部硬直と考えられる。

4 ×髄液鼻漏は，経蝶形骨洞的下垂体腫瘍摘出術後にみられる術後合併症である。鼻汁と鑑別するために，テステープで糖反応の有無を確認する。

5　吐物による汚染も考えられるため，清潔援助は必要である。そのため，清拭を実施す
6　るのであれば，安静を保てる方法でなければならない。また，シャワー浴や入浴は血
7　圧が上昇する可能性があるため，不適切である。脳動脈瘤の血管壁には筋肉組織をも
8　つ膜がないため，一度穴が開くと元に戻らない。そのため，くも膜下出血による出血がいったん止まっても再び破裂する危険性があり，再出血を起こした場合には約50％が死亡する。術前は再出血予防のために絶対安静であり，緊急の開頭クリッピング術か血管内コイル塞栓術が行われる。したがって，全身を注意深く観察しながら，ベッド上に臥床した状態で清拭を行うのが最もよい方法と考える。よって， **5** ○， **6** ×， **7** ×， **8** ×となる。

9 ×失語症は，話す，聞く，読む，書く，計算に障害があり，失語症の種類により障害の内容も異なる。全失語は，言語領野のほとんどまたは深部白質の広範な病変によるため，すべての言語機能に障害がある。

10 ×障害部位は，頭頂葉後部に及ぶが特定しにくい。物や人の名前は分かっているが，固有名詞が出にくく，「あれ」，「それ」などの代名詞を使う。流暢に話すが，喚語が困難であるため話が回りくどくなる。しかし，錯語は認めない。

11 ×病変部位は前頭葉に位置するブローカ野と中心前回・後回下部などの皮質および皮質灰白質の広範囲な障害が関与している。自発語は貧困化し，非流暢で復唱も障害されるが，言語理解は比較的保たれている。

12 ○病変部位は上側頭回後1/3のウェルニッケ野，中側頭回後部を中心に頭頂葉に及ぶこともある。流暢に話すが，自分の言葉が理解できないだけでなく，相手の話も理解できないため，会話が成り立たない。また，錯語，語健忘もある。

Aさん，78歳の女性。3年前，夫が他界した後アルツハイマー病を発症し，同居家族だけでは介護が困難となり，介護老人保健施設に入所してきた。自分の部屋が分からず廊下を歩いている。食事は配膳しても箸を取らずに眺めている。午前中に家族に伴われ入所してきたことも覚えていない。職員がお茶を勧めると表情はこわばり緊張しているが「ありがとう。あなたもいかが」と話している。

☑ この時点で最も維持されているのはどれか。96-P55
1 記　憶
2 見当識
3 情緒・感情
4 食　欲

☑ 入所後3日，自分の部屋が分からず廊下の徘徊は続いている。食事中でも無言で立ち上がり歩きだしてしまう。
　Aさんへの対応で適切なのはどれか。96-P56
5 徘徊を制止する。
6 そのまま様子をみる。
7 屋外での散歩を促す。
8 特定の看護師が食事に付き添う。

☑ 落ち着いて座っていられるようになり，作業療法にも参加できるようになった。しかし，折り紙を口に入れたり，のりをなめたりする異食行動がみられる。
　最も適切な対応はどれか。96-P57
9 異食する理由を確認する。
10 参加時はマスクを着用させる。
11 異食しそうな時は，腕をつかんで制止する。
12 使い終わった物品は手の届かない所に片付ける。

脳・神経機能障害のアセスメント

● 解答・解説

1 ×「午前中に入所したことを覚えていない」ことから，短期記憶の障害と考えられる。
2 ×「自分の部屋が分からない」ことから，場所の見当識がないと予測される。
3 ○「職員がお茶をすすめると表情はこわばり緊張しているが『ありがとう。あなたもいかが』と話す」ことから緊張や不安を感じ，相手を気遣う精神機能が維持されていることが分かる。
4 ×「食事は配膳しても箸を取らずに眺めている」の記述からは食欲があるという判断はできない。食事を積極的に摂取する行動や空腹を訴える言葉など，食欲を示す記載はない。

5 ×行動を制止することはAさんの不安を一層駆り立てる結果となる。
6 ×そのまま様子をみるだけでは，Aさんがどうしたいのかが把握されない。
7 ×Aさんが席を立ったのは屋外での散歩をしたかったからかどうかは明らかではない。何をしたいために，どんな理由で席を立ったのかを把握する必要がある。
8 ○なじみの関係をつくることは認知症高齢者の不安を解決する。このことによってAさんの情緒的安定が期待でき，立ち上がる，歩き回るなどの行動は少なくなると予測される。

9 ×認知症患者の異食行動は，食べ物と他のものを区別できないために起こる。
10 ×マスクの着用がAさんにとって受け入れられる行動とは限らない。
11 ×「腕をつかんで制止する」ことは行動の抑制であり，十分な説明と同意が得られずにこのようなことが行われたならば，Aさんの不安を増強させ自尊感情をも傷つける。
12 ○食べ物であるか否かの判断ができない認知症高齢者の安全を確保するために，必要な対応である。

第6章　代謝・内分泌機能障害のアセスメント

1 主な症状・病態と
　疑われる疾患 ……………… 156
2 問診によるアセスメント …… 162
3 ホルモン・内分泌系の
　アセスメント ……………… 165
4 糖尿病のアセスメント ……… 170

1. 主な症状・病態と疑われる疾患

学習の要点は

内分泌系および代謝系は，身体の調節機構として，全身の器官に影響を及ぼしています。それぞれの器官はフィードバック機構により，相互に連携しているため，障害が起こると特定の器官だけでなく，多くが全身に影響を与え，様々な症状を呈します。この章では，その理解が重要となります。

甲状腺機能亢進症

甲状腺機能亢進症は，甲状腺ホルモンの分泌過剰によって起こる。甲状腺ホルモンは，直接的・間接的に熱の産生，エネルギー代謝，成長・発達を促進するホルモンであり，下垂体前葉から分泌される甲状腺刺激ホルモン（TSH）によって分泌される。甲状腺機能亢進症の原因としてバセドウ病，橋本病，甲状腺炎，下垂体腫瘍などによる甲状腺刺激ホルモン分泌過剰などがある。

甲状腺機能亢進症とされる多くがバセドウ病である。バセドウ病は幅広い年齢層に発症するが，20～40歳代の女性に多く，妊娠・出産・育児，更年期障害などの身体・精神症状との区別が必要な場合がある。古くから注目されてきたバセドウ病の臨床症状には，甲状腺腫，頻脈，眼球突出があり，メルゼブルグ（Merseburg）の3主徴と呼ばれる（図6-1）。

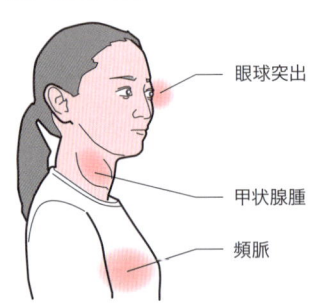

図6-1　バセドウ病の症状（メルゼブルクの3主徴）

また，甲状腺機能亢進症のほぼ100%に認められる症状には，手指振戦，心悸亢進，頻脈，体重減少，発汗過多，皮膚湿潤などがある。
　甲状腺機能亢進症が増悪すると甲状腺クリーゼを起こし，死に至ることがある。病態を予測した観察による早期発見と緊急の対応が必要となる。

甲状腺機能低下症

　甲状腺機能低下症は，甲状腺自体に何らかの障害がある原発性甲状腺機能低下症が多い。そのほか続発性甲状腺機能低下症は，視床下部・下垂体の障害により機能低下をきたす病態を示す。
　特徴的な症状としては，低体温，皮膚の乾燥，徐脈，易疲労感，動作緩慢，嗄声，便秘，体重増加などがある。
　甲状腺機能の低下状態が長期に持続すると，粘液水腫を呈する。粘液水腫では全身に浮腫が起こるが，通常の浮腫と異なり，指で押しても圧痕が残らない。心筋の肥厚，心機能の低下をきたして心不全となったり，精神活動の低下が著明となり粘液水腫性昏睡となることがある。

クッシング症候群

　クッシング症候群は，副腎皮質ホルモンのうち，糖質コルチコイドの慢性的な過剰状態によって起こる病態である。腫瘍などの存在による局所症状とホルモン過剰による全身症状に分けられる。局所症状としては，下垂体性ACTH産生過剰腫瘍の場合，圧迫により起こる症状は，腫瘍などがある程度大きくなってから出現する。たとえば視野・視力障害や，三叉神経痛などである。また，ホルモン分泌により腫瘍が小さくても症状が出現する場合がある。ホルモン分泌過剰症状としては主に糖質コルチコイドの過剰による症状であるが，糖質コルチコイドも一部は電解質コルチコイドや性ステロイド作用がある。したがって症状は多岐にわたり，その程度も様々である。
　分類としては，ACTH（副腎皮質刺激ホルモン）依存性クッシング症候群が約5割，ACTH非依存性クッシング症候群が約5割となる。近年，様々な疾患に対してステロイド薬を用いた治療が行われるようになった。そのためステロイド薬の長期使用による医原性クッシング症候群が多くなっている。

糖尿病関連〜糖尿病性ケトアシドーシス

　糖尿病性ケトアシドーシスは，インスリンの絶対的欠乏と，それに伴う高血糖，高ケトン血症であり，重篤な代謝障害である。インスリンが絶対的に不足している1型糖尿病に起こりやすく，傾眠から昏睡に至る。病態は，インスリン作用欠乏による高血糖，ケトーシス，代謝性アシドーシス，脱水である。インスリンと

インスリンの作用を阻害する抗インスリンホルモン（グルカゴンやコルチゾル）の過剰も関与し，バランスが崩れた状態である。

糖尿病性ケトアシドーシスにおける高血糖は，末梢組織のブドウ糖利用の低下，肝でのブドウ糖取り込みの低下，糖新生とグリコーゲンの分解が亢進し，ブドウ糖の産生が増加して起こる。脂質の分解によって産生された遊離脂肪酸が肝臓でケトン体として合成され，血中に利用されないグルコースやケトン体が増加する。

糖尿病関連〜低血糖

低血糖は糖尿病の薬物治療中に多くみられる急性合併症である。普段の血糖値がかなり高い人では，急激な血糖値の低下により，高い血糖値でも低血糖症状を自覚することがある。普通，血糖が 70mg/dl 以下になると，交感神経系，特にカテコラミン，グルカゴン，成長ホルモンなどの分泌の増加により血糖を上昇させようとする。そのため，空腹感，脱力感，冷汗，顔面蒼白，動悸などの交感神経症状が現れる。さらに中枢神経系のブドウ糖欠乏が進むと，中枢神経症状である様々な脳神経症状が起こり，意識障害，昏睡に至る（表6-1，図6-2）。

表6-1　低血糖症状

交感神経系症状	空腹感，脱力感，発汗（冷汗），動悸，震え，顔面蒼白，しびれなど
中枢神経系症状	頭痛，めまい，悪心，嘔吐，目のかすみ，動作緩慢，集中力の低下，体温低下，意識障害，けいれん，昏睡

普段，低血糖ぎみでコントロールしている場合や自律神経障害を合併している場合は，血糖値が 50mg/dl 以下でも交感神経系の症状が現れず，突然重篤な中枢神経症状が起こる場合があり，これを無自覚性低血糖という。簡易式血糖測定により血糖値の測定，内服およびインスリン使用薬剤の種類と量の確認，注射方法などの確認が必要である。

意識レベルに応じて糖質の摂取または静脈内注射，輸液によるブドウ糖の補給を行う。したがって，意識は清明で自分で対処できるか，意識レベルが低下していて対処できないのかの観察・アセスメントが必要である。また，低血糖の段階によって，改善のために必要な食形態が異なる。

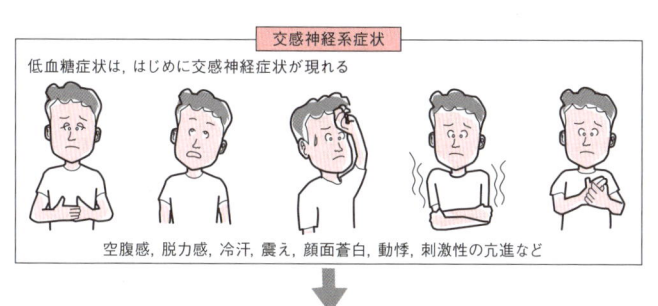

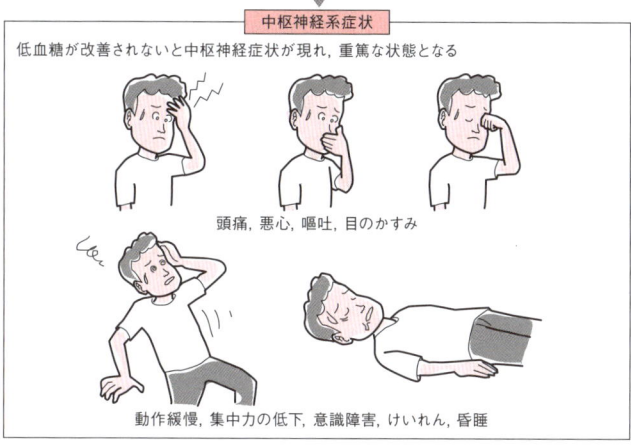

図 6-2　低血糖症状

糖尿病関連〜糖尿病慢性合併症

　長期にわたる高血糖の結果，糖尿病特有の最小血管の障害と，そうではない動脈硬化と関連した大血管障害や白内障などの慢性合併症が発症する（**表 6-2**）。特に 2 型糖尿病患者の場合は，発症時期がはっきりせず，すでに合併症が現れている場合もあるため，合併症症状も含めて情報収集し，アセスメントが必要である。

表 6-2　糖尿病慢性合併症の種類

〈糖尿病に特有な合併症〉
・三大合併症：糖尿病性神経障害，糖尿病性網膜症，糖尿病性腎症
・その他：心筋症，糖尿病皮膚疾患

〈糖尿病に高頻度な動脈硬化〉
・心筋梗塞，脳卒中，下肢閉塞性動脈硬化症，糖尿病壊疽（神経障害の関与もあり）

〈糖尿病に高頻度なその他の合併症〉
・糖尿病白内障，皮膚感染症，歯周疾患，糖尿病骨減少症

（日本糖尿病療養指導士認定機構編『日本糖尿病療養指導士受験ガイドブック 2005-2006』メディカルレビュー社，2005，改変）

高尿酸血症・痛風

尿酸は，プリン体の最終代謝産物である。プリン体は，DNAやRNAなどの遺伝子の成分であり，エネルギー代謝においても重要なはたらきをしているATPの成分でもある。

プリン体から尿酸への代謝が亢進し，腎臓の尿酸排泄低下が生じると高尿酸血症となる。高尿酸血症自体は無症状であるが，この状態が継続すると急性痛風関節炎や尿路結石，腎障害を引き起こす。

痛風は，高尿酸血症があり尿酸沈着による症状を引き起こす症候群をいう。飲酒，高血圧，脂質異常症（高脂血症），糖尿病，肥満との関連が深く，患者の多くは成人男性である。また，女性では閉経後の発症が多い。関節への尿酸結晶の析出による，急性関節炎や皮下結節があれば，痛風と診断される。急性痛風関節炎は，血清尿酸値 9.0 mg/dL 以上で発症頻度が増加する。好発部位は，母趾基関節であり，急激に疼痛・発赤・腫脹が著明となる（図6-3）。これらの症状は，飲酒や過度の運動や過労，局所の打撲などで誘発されるが，通常は1～2週間で軽快する。

尿路結石は，尿路が閉塞すると腎盂内圧が上昇し，腰背部に突然の激しい痛み（疝痛発作）を引き起こす。疝痛発作を繰り返し，自然排石がない場合は，ESWL（体外衝撃波砕石術）などの積極的な結石除去が必要となる。

腎障害は痛風腎と呼ばれ，以前は腎不全となる例がみられた。しかし，最近では早期発見・治療により，重症例は少ない。

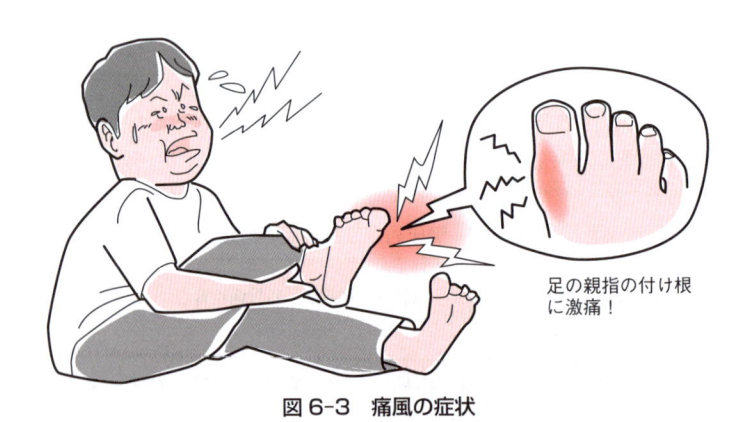

足の親指の付け根に激痛！

図6-3　痛風の症状

脂質異常症

脂質異常症の多くは高脂血症である。これは血清脂質の異常であり，虚血性心疾患や脳血管障害などの動脈硬化性疾患の主たる原因である。しかし，自覚症状はない。脂質異常症の診断基準としては，トリグリセリド 150mg/dl 以上，LDL コレステロール 140mg/dl 以上，HDL コレステロール 40mg/dl 未満をいう。

脂質異常症は，増加している血清脂質とリポタンパクの種類と組み合わせによって，Ⅰ型からⅤ型に分類される（表 6-3）。

また，高脂血症は原発性高脂血症と二次性高脂血症に分けられる。原発性高脂血症は全体の半数以上を占め，食事や運動・加齢・遺伝が要因である。二次性高脂血症は，高脂血症が他の疾患や原因によって起きているものをいい，高コレステロール血症と高中性脂肪血症がある。原因としては，甲状腺機能低下症，糖尿病，クッシング症候群，ネフローゼ症候群，薬剤（サイアザイド系利尿剤，ステロイドホルモン，β遮断薬，経口避妊薬（エストロゲン）シクロスポリン），飲酒などがあげられる。

高脂血症の患者においては，眼瞼や手掌・腱などに黄色やオレンジ色の丘疹が見られる。これは黄色腫といい，コレステロールが上昇するⅡa，Ⅱb，Ⅲ型の高脂血症に多く見られる。遺伝性の家族性高コレステロール血症では，眼瞼黄色腫やアキレス腱の腱黄色腫が見られる。また，角膜周囲にコレステロールやその代謝産物が沈着して，白色混濁を示すことがある。これを角膜輪という。

表 6-3 脂質異常症の分類（WHO）

	増加する リポタンパク	血清脂質の変化	
		総コレステロール	トリグリセリド
Ⅰ型	カイロミクロン	→	↑↑↑
Ⅱa型	LDL	↑〜↑↑↑	→
Ⅱb型	VLDL・LDL	↑〜↑↑	↑〜↑↑
Ⅲ型	βVLDL	↑↑	↑↑
Ⅳ型	VLDL	→	→
Ⅴ型	カイロミクロン VLDL	↑	↑↑↑

↑　　：上昇
↑↑　：中等度に上昇（総コレステロール：250〜300 mg/dl 程度，トリグリセリド 300〜500 mg/dl 程度）
↑↑↑：著明に上昇
→　　：変化なし

（吉岡成人他著『系統看護学講座　専門分野Ⅱ　成人看護学[6] 内分泌・代謝（第 13 版）』，p.170，医学書院，2011）

2. 問診によるアセスメント

学習の要点は

問診は，最も基本的な診療につながる情報収集です。しかし，問診にかける時間は限られており，疾患により質問すべき内容も異なるため，ポイントをふまえた効果的な質問が重要となります。この項目においては，各疾患の問診ポイントを理解してください。

情報収集の視点

既往歴・生活歴からの情報収集を行う。

内分泌・代謝疾患をもちながら生活する人について，看護問題を明らかにして看護実践するためには，**食事**，**職業**，**住環境**などの生活全般についての情報が必要である。生活をともにする家族やその周囲の人々の協力や理解が，精神的支援に大きく影響するため，患者本人の疾患・障害の受け入れに対する考えはもちろんであるが，家族や職場など周囲の人々の受け入れについてもアセスメントすることが必要である。本人の自覚症状と問診の際の精神状態，他者からの指摘の有無などの確認が必要である。内分泌・代謝疾患においては，これらを総合してアセスメントすることが必要である。

糖尿病の問診ポイント

糖尿病は，膵臓のランゲルハンス島β細胞から分泌され，血糖降下の作用をもつ唯一のホルモンであるインスリンの作用不足により，慢性の高血糖をきたす代謝障害である。インスリン分泌障害や，インスリンの作用不足などの**遺伝的背景**と，肥満，食事，運動不足などによる**生活習慣**の両者の関係により発症すると考えられている。糖尿病をもつ患者の問診にあたっては，これらの基礎的な知識をふまえて，検査結果を認識して進める必要がある。

糖尿病患者およびその診断過程にある患者についての情報収集は，現在の**血糖コントロール状態**および**合併症の有無**とその状態に加え，さらに，今後の**自己管理指導**のための生活習慣のアセスメントが必要となるため，生活についての情報収集も行う（表6-4）。アセスメントにあたっては，生活習慣として現在行動がで

代謝・内分泌機能障害のアセスメント

きていることを確認するとともに，結果として現れていない場合の行動変化の準備状態についても考慮して行う。

高尿酸血症・痛風の問診ポイント

・症状：皮下結節，痛風関節炎，尿路結石
・いつからその症状があるのか
・これまでおよび現在の治療法：食事療法，薬物療法，結石除去術（ESWLなど）

表6-4　問診の際の糖尿病患者に対する情報収集の内容と方法

情報収集の内容と方法
症状：口渇，多飲，多尿，体重の変化，下痢，便秘，排尿状況，尿意，倦怠感，下肢のしびれ感，皮膚の違和感，陰部の瘙痒感，眼のかすみ・視力の変化の有無と，それらの症状がいつからあるのか。治療中の場合は，低血糖・高血糖症状の有無
これまでおよび現在の治療方法：食事（指示カロリー），運動，薬物療法（経口糖尿病薬，インスリン），自己血糖測定実施の有無
家族構成・家族歴：家族に糖尿病の発症がある場合は，糖尿病の発症年齢，治療内容，各種合併症の有無を聞く
肥満歴：20歳時の体重，過去の最大体重とその年齢，体重の経過
妊娠・出産歴：妊娠時の尿糖陽性，妊娠糖尿病，繰り返す自然流産や奇形児出産，巨大児（4000g以上）出産の既往の有無
職業など治療に影響する社会的背景
生活状態：独居老人，高齢世帯，単身赴任など
日常生活習慣：食習慣：嗜好，食事時間・内容，間食の内容，飲酒量・頻度 運動習慣：1日の平均歩数，運動内容，運動量，運動時間 清潔習慣：入浴回数，清潔保持の方法 性生活：勃起障害の有無 喫煙：1日の本数
病気についての知識：症状・治療についての理解，今まで糖尿病教育を受けたかどうか。食事療法（適正な摂取エネルギー量と栄養バランス）や運動療法の意義について
病気の受け止め方：不安，戸惑い，病気に対しての対処（低血糖，高血糖への対処方法なども含む）
サポート状況：家族，専門家など相談相手の有無，患者家族会への入会・参加状況

・家族構成・家族歴：家族に同一疾患の発症がある場合は，発症年齢，治療内容を聞く
・既往歴と治療内容：高血圧（サイアザイド系利尿剤服用の有無），糖尿病，脂質異常症
・肥満歴：20歳時の体重，過去の最高体重とその年齢，体重の変化
・職業など治療に影響する社会的背景：アルコールやプリン体を多く含む食品を摂取せざるをえない状況があるか（表6-5）
・生活状態：独居，仕事の上で飲酒や外食が多い
・日常生活習慣：食習慣，嗜好（特にプリン体摂取の程度），食事時間と内容・量，間食の時間・内容・量，飲酒量とその内容・頻度，水分摂取量

- 運動習慣：1日の平均歩数，運動内容，運動量，運動時間
- 病気についての知識：症状・治療についての理解（食事・薬物療法）
- 病気の受け止め方：不安，戸惑い，病気についての対処
- サポート状況：家族，専門家などの相談相手の有無

表6-5　食品中のプリン体含量（mg/100 g）

穀類	豆類	魚類	干物	卵・乳製品
蕎麦粉　75.9 大麦　44.3 玄米　37.4	乾燥大豆　172.5 納豆　113.9 乾燥小豆　77.6	カツオ　211.4 マイワシ　210.4 ニジマス　180.9	ニボシ　746.1 カツオブシ　493.3 マイワシ　305.7	鶏卵　0.0 牛乳　0.0
野菜	肉類	貝・軟体動物	魚類加工品	酒の肴
干し椎茸　379.5 ほうれん草 【芽】171.9 【葉】51.4	ブタ肉　レバー　284.8 　　　　腎臓　195.0 牛肉　レバー　219.8 　　　　心臓　185.0 鶏肉　レバー　312.2 　　　　砂嚢　142.9	大正エビ　273.2 オキアミ　225.7 クルマエビ　195.3	ツミレ　67.6 笹かまぼこ　47.8 焼きちくわ　47.7	あんこう 【肝(酒蒸し)】399.2 【肝(生)】104.3 イサキ白子　305.5

（公益財団法人痛風財団ホームページより抜粋）

●────脂質異常症（高脂血症）の問診ポイント────●

　前述の「高尿酸血症・痛風の問診ポイント」に準ずる。ただし，既往歴と治療内容および食習慣については，下記の項目を追加して問診を行う。
- 既往歴と治療内容：高尿酸血症，痛風，高血圧（サイアザイド系利尿剤服用の有無），虚血性心疾患，脳血管疾患，膵炎
- 日常生活習慣：脂質摂取の程度

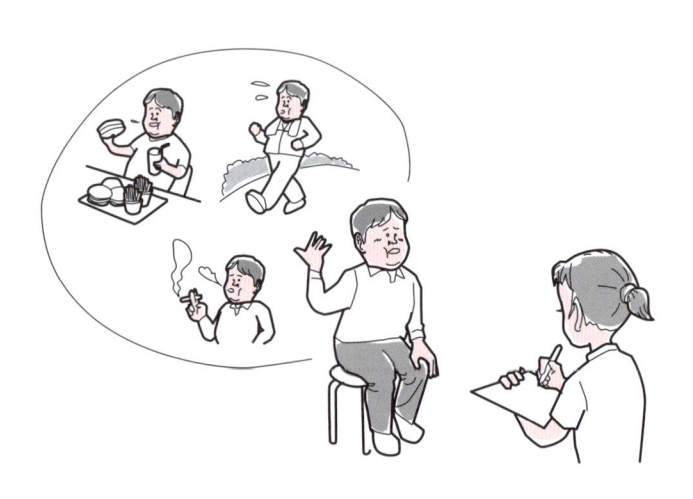

3. ホルモン・内分泌系のアセスメント

学習の要点は

ホルモンは内分泌器官で産生され，血液を介して他の組織の機能を特異的に調整する物質です。また，その働きにはフィードバック機構が関与しています。種類は多いですが恒常性維持のために重要な役割を果たしているので，一つひとつ確実に理解する必要があります。

ホルモンとは

　ホルモンとは，「内分泌器官で産生され，主として血液を介してほかの組織の機能を特異的に調節する物質。生体内外の情報に応じて産生・分泌され，標的器官の代謝経路の速度や程度を制御している」とされている（『南山堂医学大辞典』第18版，南山堂，1998）。内分泌システムにおいて重要な位置を占めるのが，ホルモンとその受容体の結合である。それぞれのホルモンには，それぞれに対応する受容体が存在する。このホルモンと特有の受容体の結合によって，ホルモンが分泌される場所が離れていても，血液を介して標的細胞で作用を起こすことが可能となる。この一連の結合を一つの組合せとし，11種類のホルモン系がつくられる。しかし何らかの理由でホルモン以外の物質が受容体に結合可能となることで，病気を引き起こすことがある。

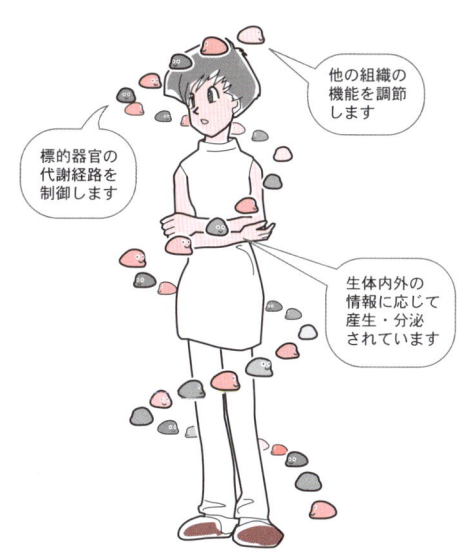

他の組織の機能を調節します

標的器官の代謝経路を制御します

生体内外の情報に応じて産生・分泌されています

ホルモンの影響の観察

　特定の内分泌細胞が集合したものが内分泌器官である。重要なものとして身体上部から，視床下部，下垂体（前葉・後葉），甲状腺，副甲状腺，副腎（皮質・髄質），膵臓，卵巣，精巣などがある（図6-4）。アセスメントを行うにあたっては，それぞれの内分泌腺の形態や機能について理解することが大切である。代謝・内分泌系のアセスメントにおいて，内分泌腺を触診などで直接アセスメントできるのは甲状腺である。その他は，全身へのホルモンの影響を観察することが中心となるため，患者の全身を観察しアセスメントすることが必要である。

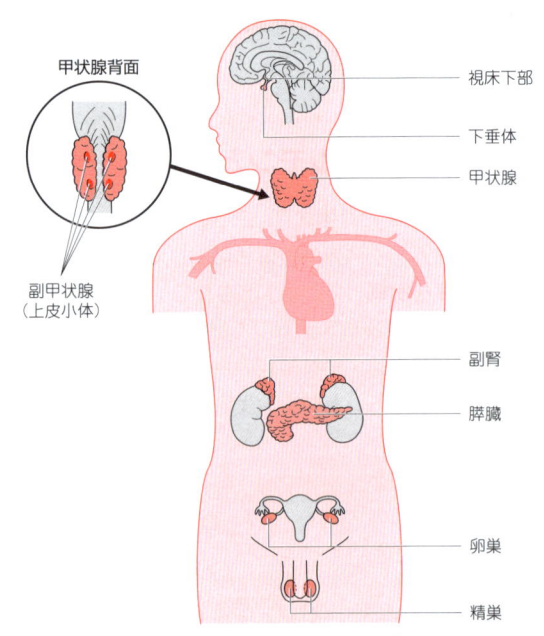

図6-4　重要な内分泌器官

内分泌系の各部位の観察

　内分泌系の各部位の観察とアセスメントの方法，および予測される疾患について表6-6に示した。

表6-6　各部位の観察とアセスメント（内分泌系）

観察部位	アセスメントの方法	予測される疾患
全身状態・精神状態	・全身の代謝や恒常性を反映するものとしてのバイタルサイン（体温，脈拍，呼吸，血圧）を測定する ・体型，栄養状態をみるために，身長，体重増減，肥満度，食事の内容，食欲亢進・低下，食習慣について問診，視診を行う ・振戦，疲労感，イライラ，睡眠障害の有無をみる	・甲状腺機能亢進症 ・甲状腺機能低下症 ・甲状腺，副甲状腺，副腎の異常 ・糖尿病 ・褐色細胞腫，クッシング症候群，アジソン病
頭頸部	・顔面，末梢の肥大化，眼球の変化（p.168，図6-5），舌の変化（舌の肥厚，ざらつきの出現など）が起こるので，顔貌，顔の表情，顔色，舌，口唇の変化について視診する。またリンパ節の腫大の有無も確認する ・甲状腺：頸部全体を視診する。触診で，大きさ，位置，硬さ，左右の大きさ，移動性，圧痛を確認する（p.169，図6-7〜6-9）。血管音，呼吸音を聴診する	・末端肥大症，クッシング症候群 ・甲状腺機能亢進症 ・粘液水腫 ・甲状腺腫
皮膚・体毛・爪	・皮膚の温度，湿潤，乾燥，感触，緊張度，色（色素沈着など），皮下脂肪，皮膚線条の有無について視診，触診する ・皮下の出血斑，体毛の分布状態，性状を視診，触診する ・爪の色，変形の有無を視診する	・甲状腺機能亢進症，甲状腺機能低下症 ・アジソン病，糖尿病，甲状腺疾患 ・粘液水腫 ・クッシング症候群 ・副腎機能異常 ・下垂体・甲状腺・副甲状腺機能異常
腹部	皮膚の膨隆・変色，浮腫，皮膚線条，腹水，脂肪沈着，便秘，下痢，腸蠕動音を視診，聴診，触診，問診する	・クッシング症候群 ・粘液水腫 ・甲状腺機能異常，副甲状腺機能亢進症 ・糖尿病
性器	恥毛の量・分布，性器の発育状態，大きさ，色，睾丸の左右差，月経異常などの問診，視診，触診をする	
筋・骨格系	体格，上肢・下肢の長さ・大きさ，外観，左右差，筋力，振戦を視診，計測する	・末端肥大症，小人症，成長ホルモン異常 ・末端肥大症，クッシング症候群，副甲状腺機能低下症 ・甲状腺機能亢進症
知覚	触覚，痛覚，振動覚について視診，触診，打診する	・自律神経障害，糖尿病 ・副甲状腺機能低下症，テタニー

（青木きよ子『成人看護学 G. 成人看護技術Ⅰ　フィジカルアセスメント（氏家幸子監修）（第2版）』，p.119，廣川書店，2003. 改変）

●────────── 眼球の観察 ──────────●

　眼球突出とは，眼球後方の間質組織が増えて，眼球が前方へ押し出される状態をいう。眼球の突出は通常 10〜15mm で左右差がない。**バセドウ病**の場合は，眼球が異常に前方へ突出している。

〈正面からの所見〉

　眼球が突出すると，上方注視のあと，下方に視線を移すと上眼瞼下際と角膜の間に球結膜（白目）が見える（グレーフェ徴候）。これは上眼瞼挙筋の過度の緊張により起こる。正常だと下方を見るときには━━━━のところまで上眼瞼は下がる（図6-5）。

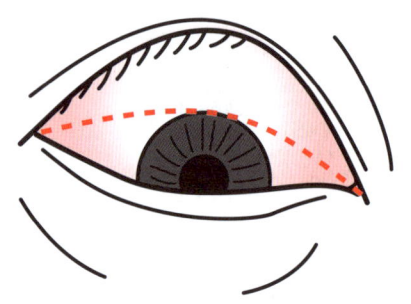

図6-5　正面からの眼球突出の所見

〈側面からの所見と検査〉

　眼窩外側縁から角膜頂部までの距離を瞳孔計で測定する。16mm以上であれば眼球突出である（図6-6）。

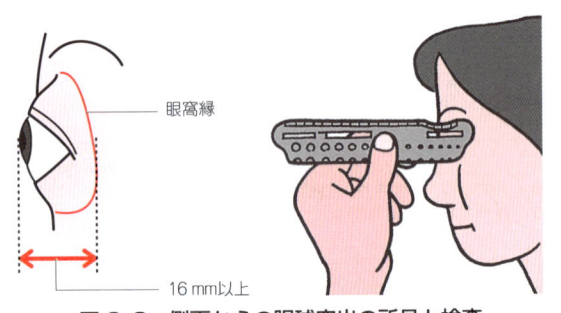

図6-6　側面からの眼球突出の所見と検査

頸部の触診

　通常，甲状腺は正常では触知せず，正中に位置し，左右差はない（図6-7）。したがって，正面から視診し，輪状軟骨の位置を確認してから甲状腺の硬さと大きさを調べる。触診には前から行う場合と後から行う場合がある。輪状軟骨の下に位置する甲状腺の左右対称性，腫脹，圧痛の有無を確認する。背後からの触診は，指先での確認ができるため，表面の状態や大きさを詳しく調べる（図6-8）。

触診の際は嚥下してもらいながら実施する。指腹で片側ずつ行う。葉部は胸鎖乳突筋の下に隠れているため，胸鎖乳突筋を押しながら頸部に沿って奥まで硬さや大きさを確認する。触診する側の反対側の気管を手で押しながら胸鎖乳突筋の下にある葉部を確認する（**図6-9**）。

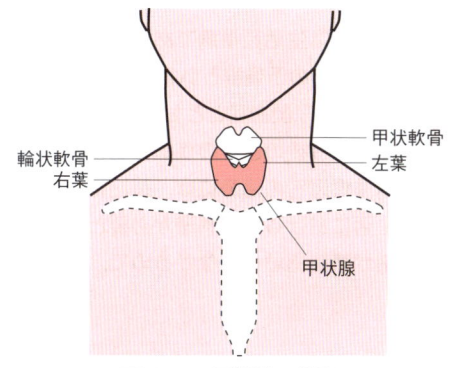

図6-7　甲状腺の位置

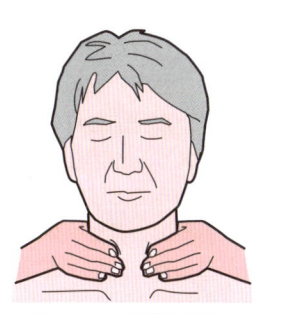

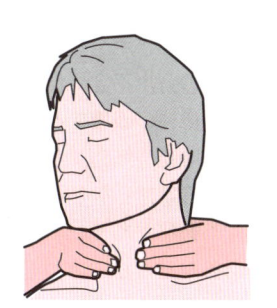

図6-8　甲状腺の触診　　図6-9　甲状腺葉部の触診

代謝・内分泌機能障害のアセスメント

ホルモン・内分泌系のアセスメント　169

4. 糖尿病のアセスメント

学習の要点は

糖尿病は生活習慣病であり，日本人の5人に2人は，糖尿病とその予備群といわれています。脂質異常症（高脂血症）や高尿酸血症とともに，動脈硬化性疾患の危険因子であり，今後の日本の疾病予防において重要な疾患です。糖尿病患者の治療には，長期にわたる患者自身の日々の生活における自己管理が必要となります。十分な情報収集が療養指導につながるので，理解に努めてください。

インスリン分泌の状態

血糖値を低下させる作用をもつホルモンはインスリンただ一つである。糖尿病はそのインスリンの分泌不全や作用不全がもたらすものである。膵臓のランゲルハンス島のβ細胞自体の破壊などによりインスリンが分泌されない場合や，インスリンが作用する肝臓や筋肉，脂肪組織でのインスリン作用が低下して，相対的なインスリン不足の状態となる場合がある。したがって，肝臓の機能や体格・体型などを把握する必要がある。また，摂取した食品の栄養素を体内で十分に利用できる状態であるかどうかについては，食事の摂取量や消化・吸収の状態を確認することが必要であり，下痢や便秘の有無についての情報を確認する。インスリンや経口糖尿病薬を用いて治療している場合は消化・吸収不良による下痢などで低血糖症状につながる場合がある。

インスリンの作用不足によって高血糖状態となるが，これにより脂肪分解を促進し，骨格筋の萎縮にもつながる。このような状態が10年，20年と長期間継続すると末梢の細小血管が障害され，糖尿病に特有な合併症である網膜症，腎症，神経障害をきたすことが予測される。これらの症状については進行するまで自覚症状がない場合があるため，血液検査や尿検査などの検査結果を参考として病態の進行状況を把握する必要がある。

観察と検査

　合併症の一つである神経障害の程度をみるため，特に末梢神経障害がある場合は，足病変を早期に発見するため，靴下を脱いでもらって足の全体を観察することが必要である。足病変は，靴ずれや火傷などが自覚がないまま壊死から壊疽に至っている場合がある。観察の際は履いている靴の種類も確認するなど，生活上使用するものについて確認することが大切である。触覚や温度感覚，痛覚は末梢部ほど低下するため，中枢側と比較して確認する。モノフィラメントを用いた知覚検査（図6-9）は簡便な検査方法である。

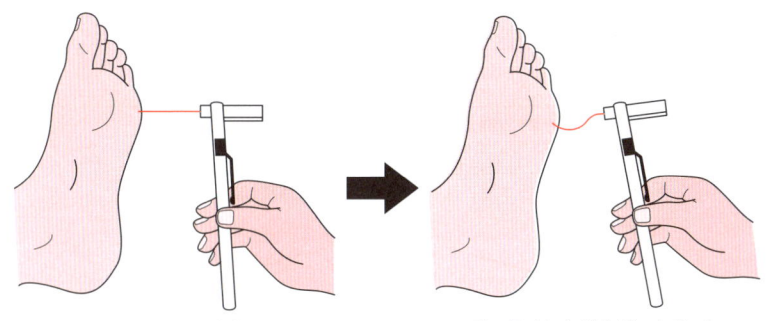

モノフィラメントを皮膚の表面に直角に当てる

フィラメントが曲がったり，ねじれるまで十分な力を加える

　モノフィラメントはNo. 5.07（10 g）のSemmes-Weinsteinモノフィラメントを用いて行う。これはフィラメントが曲がるまで押えたときに10 gの力が加わるようになったものであり，フィラメントの太さによって加わる力が異なる。検査方法はモノフィラメントを足に直角に当て，たわむ程度に圧迫する。フィラメントを当てて，感じるかどうか，またどこを触っているのかわかる範囲を確認する。

図6-9　モノフィラメントを用いた知覚検査方法

　高血糖症状や低血糖症状は，患者がその場で症状改善のための対応を行うことが必要な場合がある。患者がその程度を自覚できるかどうかや，日頃どのように自分で対応しているのかを知ることも，血糖コントロールや合併症予防のための自己管理指導をする場合に必要である。

　糖尿病患者あるいはその診断過程にある人の代謝系のフィジカルアセスメントにあたっては，内分泌系のときと同様に各部位の測定，観察を行う（表6-7，図6-10）。

表6-7 各部位の観察とアセスメント（代謝系）

●身体所見
身長，体重，腹囲，BMI，体脂肪，血圧：肥満，やせの有無をみる
頭　部：脱毛の有無をみる
爪　床：肥厚の有無をみる
皮　膚：黄色腫，化膿創，白癬，カンジダ，乾燥，湿潤，皮疹，インスリン注射部位の肥厚や萎縮・硬結の有無，浮腫，瘙痒感，下肢の色，靴ずれや圧迫痕
　　　　　※足の観察（モノフィラメントを用いた知覚検査法も有用である）
　　　　　　足背部，足先部，指間部，足底部を十分にみる
循環器系：高血圧，頻脈，不整脈，脱水，足背動脈の触知
呼吸器系：クスマウル呼吸，ケトン臭の有無
消化器系：腸蠕動音，排便状態，下痢・便秘の有無
　　　　　　口腔内，う歯，歯周病，歯牙脱落
腎・泌尿器系：多尿，尿量減少，尿混濁，尿臭
中枢神経系：不安，イライラ，頭痛，傾眠，昏睡
知覚運動系：反射の減弱，筋緊張の程度，刺激に対する反応の変化，麻痺の有無および振戦
　　　　　　モノフィラメントを用いた知覚閾値検査，起立性低血圧
視聴覚系（眼）：眼底検査（眼底鏡による）

| 糖尿病型 | 血糖値（空腹時≧126mg/d*l*，OGTT 2時間≧200mg/d*l*，随時≧200mg/d*l* のいずれか）
HbA1c（NGSP：世界標準の数値）≧6.5%
[HbA1c（JDS：日本でこれまで使われてきた数値）≧6.1%] |

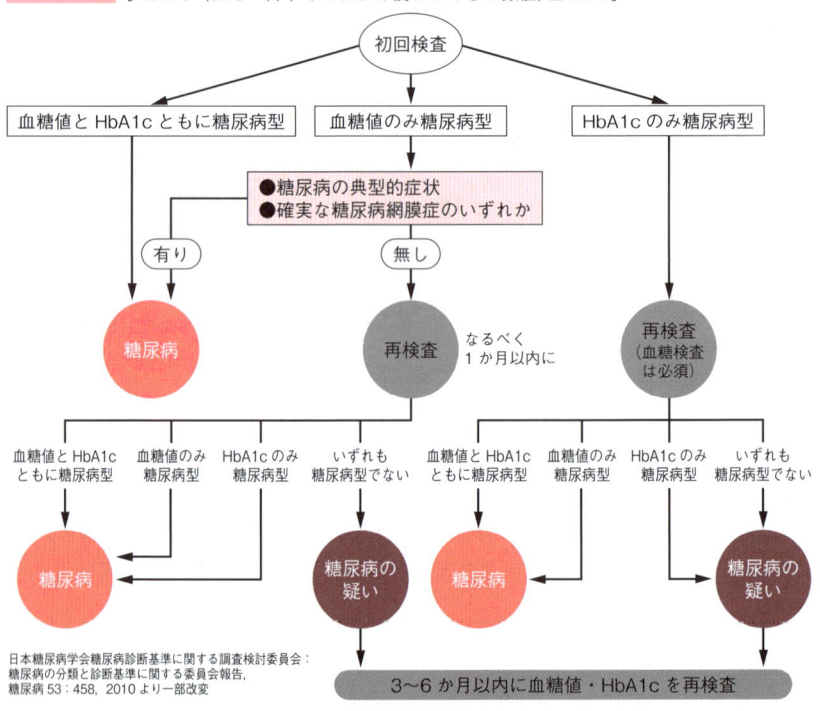

図6-10　糖尿病の臨床診断のフローチャート

初回検査
- 血糖値とHbA1cともに糖尿病型
- 血糖値のみ糖尿病型
- HbA1cのみ糖尿病型

●糖尿病の典型的症状
●確実な糖尿病網膜症のいずれか

有り → 糖尿病
無し → 再検査（なるべく1か月以内に）
HbA1cのみ糖尿病型 → 再検査（血糖検査は必須）

再検査後：
- 血糖値とHbA1cともに糖尿病型 → 糖尿病
- 血糖値のみ糖尿病型 → 糖尿病
- HbA1cのみ糖尿病型 → 糖尿病
- いずれも糖尿病型でない → 糖尿病の疑い
- 血糖値とHbA1cともに糖尿病型 → 糖尿病
- 血糖値のみ糖尿病型 → 糖尿病
- HbA1cのみ糖尿病型 → 糖尿病の疑い
- いずれも糖尿病型でない → 糖尿病の疑い

3〜6か月以内に血糖値・HbA1cを再検査

日本糖尿病学会糖尿病診断基準に関する調査検討委員会：糖尿病の分類と診断基準に関する委員会報告，糖尿病 53：458, 2010 より一部改変

代謝・内分泌機能障害のアセスメント

既出問題チェック 状況設定問題

Aさん，26歳の女性。夫，3歳と生後6か月の子どもとの4人家族で，現在授乳中である。頸部腫大に気付き近医を受診したところ，甲状腺機能亢進症と診断された。

☑ 出現している可能性が高いのはどれか。95-P49
1 日中の眠気
2 満月様顔貌
3 末端肥大
4 易疲労感

☑ 甲状腺アイソトープ（^{123}I）摂取率検査を受けることになった。検査前の説明で正しいのはどれか。95-P50
5 検査前後3日間は子どもを抱っこできない。
6 検査中は搾乳によって母乳を続けることができる。
7 検査の1週前から海藻類の摂取を避ける。
8 検査前にヨード剤で含嗽を行う。

☑ 3歳の子どもが風邪をひいたのをきっかけに，Aさんも40℃の発熱，頻脈，嘔気，嘔吐，下痢，呼吸困難を起こし，救急車で来院した。意識レベルの低下もみられる。
最も考えられるのはどれか。95-P51
9 テタニー
10 クリーゼ
11 代謝性アルカローシス
12 CO_2ナルコーシス

● 解答・解説

1 ×交感神経感受性亢進により，不眠を呈する場合がある。
2 ×満月様顔貌は，副腎腫瘍やステロイドの服用など，糖質コルチコイドが体内で慢性的かつ多量に存在している場合に出現しやすい特徴的な症状である。
3 ×末端肥大は，身長の伸びが止まった後に成長ホルモンの過剰分泌が続くことで，四肢末端を中心に骨や軟部組織に肥大が起こる症状をさす。
4 ○易疲労感は，甲状腺機能亢進症の患者の約9割に認める自覚症状である。

---

5 ×検査で甲状腺に取り込まれなかった微量のアイソトープは，尿・唾液・汗とともに体外へ排出される。子どもを抱くことは禁止しないが，子どもを被曝から守るために，検査後7日間は長時間の抱っこや添い寝をしないように説明する。
6 ×放射性ヨードは母乳を介して乳児に放射線被曝をもたらすおそれが高い。したがって，母乳中から放射線が消失するまで（数週間）は，母乳栄養を止めなければならない。
7 ○検査値に影響が出ないように，一般的に検査前1週間はヨード摂取制限を行う。具体的には，昆布・ひじき・ワカメ・のり・寒天などの海藻類，昆布だしの調味料，ヨード卵などのヨード含有食品の摂取制限が必要となる。
8 ×検査前はヨード含有薬品であるイソジン・ルゴールなども使用を避けるように説明する。

---

9 ×テタニーは低カルシウム血症に典型的な症状で，神経筋接合部の興奮性亢進により出現する筋けいれんである。低カルシウム血症を起こす疾患として有名なものは，副甲状腺機能低下症である。
10 ○甲状腺クリーゼとは，種々のストレスにより甲状腺中毒症状が増強され，循環不全・意識障害を引き起こし，重篤化すると救命が困難になる病態をさす。不穏，頻脈，発汗，発熱，下痢が甲状腺クリーゼの5徴候と呼ばれている。
11 ×代謝性アルカローシスは，呼吸以外の代謝によって水素を喪失して酸・塩基平衡が塩基側に傾いた状態を示す。水素を喪失する代表的な病態として，嘔吐（胃液に含まれる）や利尿薬（水素の排泄を促進）の過剰使用などがある。
12 ×高炭酸ガス血症により意識障害を呈し，中枢神経症状を伴う病態をさす。頭痛・振戦・けいれん・傾眠・発汗が主症状である。

58歳の男性。2年前に2型糖尿病と診断されたが，週末にスポーツジムに通う以外は生活習慣を変えていなかった。数日前より歯肉の腫れのため疼痛があった。飲酒した翌朝，妻が声をかけても反応しないため，救急車で搬送された。体温37.8℃。呼吸数20/分，脈拍数88/分。血圧138/84 mmHg。対光反射（＋），瞳孔不同（－），意識レベルはⅢ-100。白血球10,000/μl。血糖986 mg/dl，アンモニア56 μg/dl。CRP 13.2 mg/dl。動脈血pH7.38。血漿浸透圧378 mOsm/l。尿ケトン体（±）。

☑ 最も考えられるのはどれか。96-P43
1 肝性昏睡
2 敗血症性ショック
3 ケトアシドーシス
4 高浸透圧性非ケトン性昏睡

☑ ICUに入室4日後に意識が回復し，歩行も可能となり，一般病室に移った。1日1回（朝食前）使用のインスリン療法が導入され，退院に向けてインスリン自己皮下注射，自己血糖測定，食事療法および運動療法（30分歩行）が指示された。
運動療法の指導で適切なのはどれか。96-P44
5 「歩行運動は食後に行うのが効果的です」
6 「脈拍数が150/分を超えるように運動してください」
7 「朝の血糖値が300 mg/dl以上の時は運動量を増やしましょう」
8 「毎日行えない場合は週末にスポーツジムでまとめて行ってください」

☑ 退院後の外来受診時に「この頃風邪をひきやすい。風邪の時にはどうしたらよいのでしょうか」と看護師に相談があった。
対応で適切なのはどれか。96-P45
9 「体重が減らなければ心配ないです」
10 「インスリン注射を中止してください」
11 「カロリーの高いものを積極的に食べましょう」
12 「自己血糖測定の回数を増やして低血糖に注意してください」

● 解答・解説

1 × 肝性昏睡は，肝障害によりアンモニアを尿素に変えて排泄できなくなり，血中のアンモニア量が増えて意識障害を起こすことである。基準値は 30～80 μg/dl で，この患者は正常。

2 × 敗血症性ショックの診断基準の①体温＜36℃，または＞38℃，②脈拍数＞90 回/分，③呼吸数＞20 回/分，④WBC＞12,000/mm^3，または WBC＜4,000/mm^3 のどれも満たしていない。

3 × ケトアシドーシスは，血液中にケトン体が蓄積し血液が酸性化して起こる。主に 1 型糖尿病で起こり，インスリンが不足し体がブドウ糖を利用できなくなることに起因する。状況設定にある動脈血 pH は正常範囲内である。

4 ○ 2 型糖尿病で起こることが多い昏睡である。高血糖に伴い血漿浸透圧が高くなり，脳細胞が脱水になり障害を受け昏睡となる。血糖値 600 mg/dl 以上で昏睡が起こりやすくなる。

5 ○ 食後 1～2 時間は血糖値が高くなる時間帯であり，運動により血糖値の上昇が抑制されるので効果的である。

6 × 最高にきつい運動を 100％とした場合，生活習慣病の予防・治療のためには 40～60％強度の運動が良いとされる。脈拍数による判断では，運動中の脈拍が 1 分間に 100～(180－年齢) の範囲が良いと言われている。

7 × 運動療法は，糖尿病のコントロールが比較的良好で，運動により増悪する合併症のないことを確認してから開始する。空腹時血糖が 250 mg/dl 以上の場合は運動療法を避ける。

8 × 運動は週 3 回以上が好ましいとされている。まとめて行うことは過度の運動につながり，弊害が出現するおそれや継続不可能のおそれがある。

9 × 体重減少は脱水症の目安となる。体重減少がなくても食事摂取量が減少している場合もあり，インスリン注射や血糖降下薬を使用している場合には，低血糖を起こす危険性があるため，体重減少がなくても注意を要する。

10 × インスリン注射を施行している場合は，風邪を引いたとしても，食事が普段どおり摂れているならばインスリン注射を続けることが基本となる。食事摂取量や血糖値が変動している場合は，医師に相談しインスリン量を調整することが必要となる。

11 × シックデイ（sick day；糖尿病患者が他の病気になった状態）であっても指示された食事療法を守っていくことが大切である。糖尿病食はカロリー制限食である。風邪を理由に，高カロリー食品を積極的に摂取することはカロリーの過剰摂取，高血糖につながり，病状コントロールが困難になる危険性がある。

12 ○ シックデイになると血糖値が不安定になりやすく，高血糖や低血糖を起こす危険性が高まる。自己血糖測定の回数を増やすことにより，異常の早期発見や早期対処が可能となる。

第7章　アレルギー・膠原病のアセスメント

1 主な症状・病態と
　疑われる疾患 ……………… 178
2 問診によるアセスメント …… 184
3 フィジカルアセスメント
　の視点 ……………………… 186

1. 主な症状・病態と疑われる疾患

学習の要点は

アレルギー・膠原病は，生体に働く免疫反応により人体にとっての異物を非自己と認識し，排除することで引き起こされる疾患です。アレルギーは外界からの物質に対して生体が過剰な免疫反応をすることで生体に不利に働く状態をいい，また膠原病は自己由来の物質に対して異物と認識し自己組織を攻撃して障害が起こる疾患です。

●───── くしゃみ，水様性鼻汁，鼻閉 ─────●

アレルギー性鼻炎は鼻粘膜にあるマスト細胞上のIgEに抗原が結合し，マスト細胞からケミカルメディエーターが放出され症状が出現するⅠ型アレルギーである。抗原としてはハウスダスト（ダニ・真菌），花粉（スギ・ヒノキ・ブタクサ・ヨモギ・イネ）等がある。ハウスダストからの発症は通年性で発症年齢は3～7歳であり気管支喘息を起こしやすい。花粉症は季節性でスギ・ヒノキの花粉症は春に，またブタクサ・ヨモギの花粉症は秋に出現しやすい。また，アレルゲンの曝露の機会が限定され感作に時間を要するため学童期以降に発症しやすい。検査としては鼻汁好酸球検査，皮膚テスト，誘発テスト，RAST法（ラジオイムノアッセイによるアレルゲン検索）などがある。

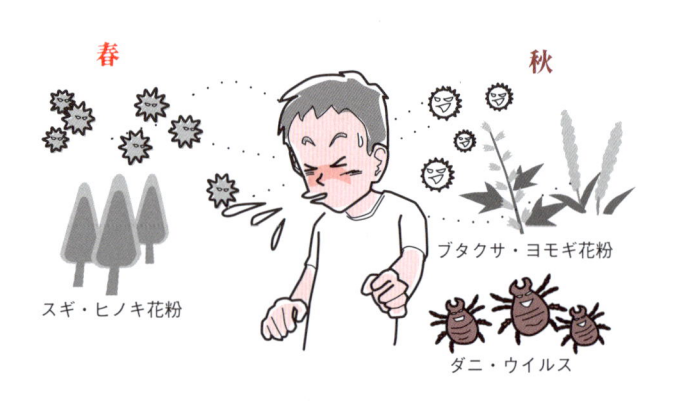

春　　　　　　　　　　秋

スギ・ヒノキ花粉　　　ブタクサ・ヨモギ花粉

ダニ・ウイルス

アレルギー・膠原病のアセスメント

皮膚炎，紅斑，潰瘍

①アトピー性皮膚炎
〈症状〉湿疹，皮膚炎，瘙痒感

アトピー性皮膚炎は，増悪・寛解を繰り返す瘙痒のある湿疹を主病変とする疾患であり，患者の多くはアトピー素因を持つ。乳幼児期から思春期にかけ好発し，冬から春にかけて悪化する。病態としては，ドライスキンなど皮膚のバリア機能の低下により進入しやすくなった抗原（ハウスダスト・ダニ・カビなど）に対してのⅠ型・Ⅳ型アレルギー反応の関与が示唆されている。また，年齢により臨床像が変化する。

〈乳児期〉生後2～3か月に頭部・顔面に紅斑，びらん，痂皮を生じ，次第に体幹，四肢へと拡大していく。激しい掻破のため湿潤傾向を示す。

〈小児期〉顔は蒼白となり，口唇は乾燥し口唇周囲に舌なめずりによる皮膚炎や耳切れを生じる。肘窩・腋窩を中心に湿性の変化がみられた後，紅褐色調の苔癬化局面と丘疹が出現する。

〈学童期〉足趾先端に亀裂を生じ，顔面・体幹の皮膚は鳥肌様皮膚や瘙痒性の小児乾燥型湿疹を形成する。

〈成人期〉顔，頸，前胸部，背部，手に乾燥した苔癬化局面を生じる（ドライスキン）。瘙痒が激しく掻破痕が発疹より著明なときもあるほどである。重症となり紅皮症の状態となることもある。

②薬物アレルギー
〈症状〉紅斑，丘疹，水疱，びらん

薬物投与による副作用のうち薬物過敏症を薬物アレルギーといい，薬剤投与後数日～十日くらいで発疹が出現する。抗菌薬や非ステロイド性消炎鎮痛薬（NSAIDs）などが原因になることが多い。症状の出現は多様であるが，皮膚症状が最も頻度が高い。一部にはアナフィラキシーのように全身性に急激に症状が出現するものもある。

③接触性皮膚炎
〈症状〉紅斑，小水疱

外からの物質に接触した後，接触した部位に限定して起こる皮膚の炎症性変化で，強い瘙痒を伴う漿液性丘疹（時に小水疱）を有する紅斑である。接触物質が刺激物として作用し表皮細胞からサイトカインが放出される一次刺激性接触皮膚炎と，接触物質が抗原として作用し細胞性免疫が活性化されるアレルギー性接触皮膚炎がある。原因物質は化粧品，ネックレス，腕時計，染髪料，下着や帽子のゴム，植物，昆虫の毒などで，職業性のものは業務内容の整備・調整が必要である。

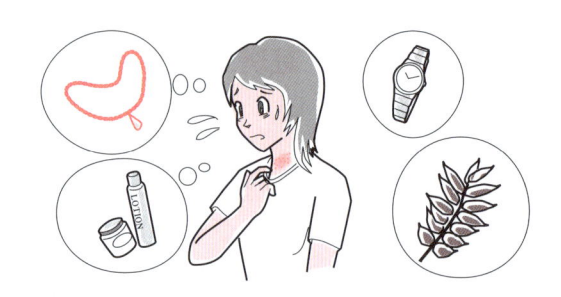

④**全身性エリテマトーデス〈SLE；Systemic lupus erythematosus〉**
〈症状〉顔面の蝶形紅斑，円板状紅斑，光線過敏症，レイノー症状，口腔内潰瘍，脱毛

　自己抗体を産生する自己免疫疾患で全身の臓器を侵し様々な症状を呈する。鼻根部から両頬にみられる蝶形紅斑，顔面に好発する円板状紅斑（ディスコイド疹）はSLEに特徴的な症状である（p.188, 189参照）。日光に曝露することで紅斑を生じる光線過敏症や，手足の指の細動脈が発作性に収縮することで指先の色調が変化するレイノー症状，口腔内潰瘍，脱毛などもみられる。

⑤**強皮症**
〈症状〉レイノー症状，手指ソーセージ様腫脹，仮面様顔貌，口周囲放射状しわ

　全身性に皮膚と内臓の結合組織が硬化していくもので，自己免疫異常による線維化と血管障害により様々な臨床症状を呈する。レイノー症状は必発で，初期の「浮腫期」には手指が左右対称にソーセージ様の腫脹がみられる。皮膚は次第に硬化し顔面は表情の乏しい仮面様顔貌や口周囲放射状しわがみられる「硬化期」となる。その後，皮膚は萎縮して薄くなり色素沈着・脱失が見られたり手指関節の屈曲拘縮がみられる「萎縮期」となる。皮膚は遠位から近位に硬化していく。

⑥**皮膚筋炎**
〈症状〉ヘリオトロープ疹，ゴットロン徴候，レイノー症状，皮膚萎縮，色素沈着

　ヘリオトロープ疹と呼ばれる，両側上眼瞼に浮腫を伴う赤紫色の皮疹がみられ，皮膚筋炎に特徴的な症状である。また手指関節の伸側に落屑を伴う紅斑がみられゴットロン徴候と呼ばれる（p.188, 189参照）。

　レイノー症状を伴うこともある。また多形皮膚萎縮（皮膚萎縮・色素沈着と脱失・毛細管拡張）が顔面・頸部・肩・上胸部に好発する。

⑦ベーチェット病
〈症状〉アフタ性潰瘍，結節性紅斑，外陰部有痛性潰瘍

　口腔粘膜に発症する，周囲を紅暈のある白色偽膜に覆われた有痛性の潰瘍（アフタ性潰瘍）が初発症状になることが多い。下腿には有痛性に多発する結節性紅斑や圧痛を伴う皮下の結節性静脈炎がみられる（p.189 参照）。また外陰部には有痛性の潰瘍がみられ再発を繰り返す。

関節痛

① 関節リウマチ〈RA；rheumatoid arthritis〉
〈症状〉朝のこわばり，疼痛，腫脹，変形，皮下結節

　慢性的な非化膿性多発性関節炎による関節痛を引き起こすもので，関節滑膜の炎症が主病変である。滑膜の炎症が進行すると軟骨・骨が破壊され，最終的には関節破壊が起こる。関節症状は全身にみられるが，手足の指の小関節の腫脹・疼痛・熱感から初発することが多く，朝の起床直後に指や手首などの関節のこわばりがみられる。また指関節の変形として，近位指節間関節（PIP）のボタンホール変形，中手指節関節（MCP）のスワンネック変形・尺側偏位，中足指節関節（MTP）の外反母趾などが左右対照的に起こる（p.260 参照）。

② シェーグレン症候群
〈症状〉関節痛

　他の膠原病（SLE，RA など）と合併することが多く，多発性関節炎による関節痛がみられる。

③ SLE
〈症状〉関節痛

　多発性の関節炎・関節痛がみられ，骨破壊・関節変形を起こすことはまれである。

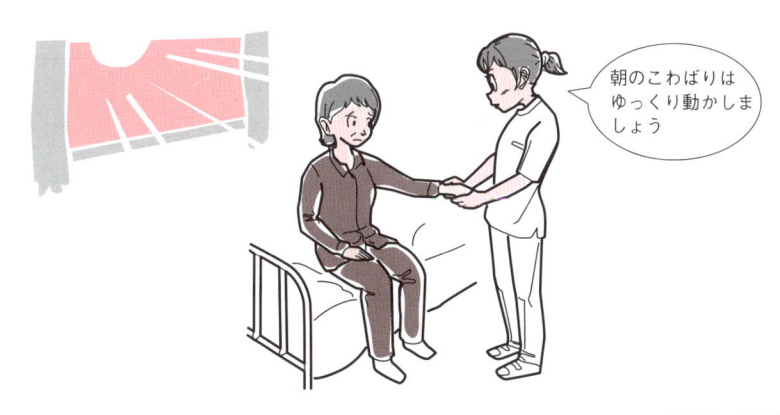

筋力低下，筋肉痛

　多発性筋炎・皮膚筋炎は横紋筋の非化膿性炎症性疾患で，近位筋の対称的な筋力低下により下肢では立ち上がれない，階段の昇降困難といった症状や，上肢では物を持ち上げられない，髪をすくことができないなどの症状がみられる。また筋肉痛を伴うこともある。

眼痛，充血

①シェーグレン症候群
〈症状〉異物感，充血，ドライアイ

　唾液腺や涙腺などの外分泌腺の慢性炎症により分泌機能が低下し口腔・眼の乾燥症状を主徴とする自己免疫疾患である。眼は異物感，かゆみ，発赤，充血，疲れ眼などのドライアイの症状がみられる。これは涙液減少に伴う乾燥性角結膜炎によるものである。

②ベーチェット病
〈症状〉前房蓄膿

　ぶどう膜炎により虹彩と網様体の炎症で前房（角膜と虹彩の間）に無菌性の膿がたまる前房蓄膿がみられ，ときには失明することがある。

発　熱

　膠原病では自己免疫反応により結合組織の炎症が起こり発熱がみられる。熱は微熱から高熱までと様々で，全身倦怠感などの非特異的な症状がみられる。

けいれん

　SLEでは神経症状としてけいれん，脳血管障害，頭痛がみられる。また幻覚，妄想，うつ状態，不安障害，認知機能障害，せん妄などの精神症状がみられる。

呼吸困難

①アナフィラキシー
〈症状〉呼吸困難

　薬物（抗菌薬）や蜂の毒，食物（そば，小麦，ピーナッツなど），造影剤などの特定のアレルゲンによってⅠ型アレルギー反応が生じた結果，じんま疹，口唇・眼瞼・顔面の浮腫，悪心，腹痛，咳嗽，喘鳴，血圧低下，意識低下などや呼吸困難などのショック状態になる（p.292参照）。

②RA
〈症状〉呼吸困難
　慢性型の間質性肺炎により乾性咳嗽・労作時呼吸困難がみられる。

③SLE
〈症状〉胸痛
　胸膜炎がみられ吸気時・咳嗽時・体動時に胸痛をみとめる。

④強皮症
〈症状〉呼吸困難，咳嗽，ラ音
　両下肺野の肺間質の線維化病変による肺線維症がみられ，呼吸困難，咳嗽があり聴診でラ音が聴かれる。

⑤多発性筋炎・皮膚筋炎
〈症状〉呼吸困難
　間質性肺炎による呼吸困難がみられる。

不整脈，高血圧

　強皮症では心膜炎，心筋線維化による不整脈や腎障害による高血圧がみられる。

浮腫，血尿

　SLEでは腎症状としてループス腎炎が重要で，SLEの初発症状の一つである。これは抗原と抗体がいくつか結合した免疫複合体が補体系を活性化し，腎の糸球体に沈着して炎症を起こすⅢ型アレルギーで，予後に大きく影響する。約半数はネフローゼ症候群へ移行し，浮腫，蛋白尿，血尿を生じる。

口腔内乾燥，嚥下困難

①シェーグレン症候群
〈症状〉口腔内乾燥，う歯
　唾液腺障害により唾液の分泌が減少し口腔内が乾燥するため，口腔内の灼熱感，飲み込みにくい，う歯ができやすいなどの症状が現れる。

②強皮症
〈症状〉嚥下困難，逆流性食道炎
　消化管全体に病変がみられ，食道下部の拡張や収縮機能の低下により嚥下困難や逆流性食道炎がみられる。小腸や大腸の蠕動の低下・吸収不良・憩室形成が特徴的である。

2. 問診によるアセスメント

学習の要点は

アレルギー・膠原病において問診は重要な情報源となるので，アレルゲンの特定のために衣類・食生活・住居などについて確認します。過去のアレルギー症状，生活歴，性格，生活環境，生活習慣，使用した薬剤などをおさえることが大切です。また，現在までの発熱，皮膚・粘膜症状，関節の症状などについてもよく確認する必要があります。

問診のポイント

まず出現している症状の経過や既往歴，生活一般に関する問診が重要である。また発現した症状の部位・形・範囲・色・痛み・分泌物・可動性・対称性・変形などを本人の訴えとともに十分に観察する。膠原病では全身の結合組織の炎症によって起こる障害により，全身症状としての発熱・倦怠感などとともに各臓器の症状が出現するため，本人も気がついていない多臓器障害を示唆する症状にも注意して観察する。

全身状態

①全身症状：発熱，倦怠感，体重減少
②皮膚・粘膜症状：発疹，かゆみ，疼痛，レイノー現象，光線過敏，脱毛，浮腫，腫脹，しびれ，感覚低下，こわばり，皮膚の硬化，色素沈着，潰瘍
③眼症状：流涙，充血，疲れ眼，異物感，視力障害
④口腔症状：口腔内潰瘍，構音障害，口腔内乾燥，う歯
⑤鼻腔症状：鼻汁，鼻閉，
⑥関節症状：関節の疼痛，腫脹，左右の対称性，疼痛の出現時間，拘縮
⑦精神症状：うつ，せん妄，認知障害，けいれん
⑧腎・膀胱症状：浮腫，血尿，頻尿，外陰部潰瘍
⑨肺症状：くしゃみ，喘息，喘鳴，呼吸困難，胸痛
⑩心症状：高血圧，不整脈，血管痛
⑪消化管症状：腹痛，悪心，便秘，嚥下困難

⑫**神経・筋肉症状**：しびれ，筋力低下，筋萎縮，筋肉痛，歩行困難

● ─────── **生活歴** ─────── ●

①**食物**：食物アレルギーの診断では摂取した食物の種類，症状，摂取してから症状の発現までの時間などを詳しく問診する。自宅での食事内容を食物日誌として記載してもらい参考にする。小児では鶏卵，乳製品，小麦が多く，学童～成人では甲殻類，そばが多い。

②**薬剤**：薬剤アレルギーではじんま疹，鼻汁の分泌，喘鳴，呼吸困難などの症状があり，使用薬剤と症状発現までの潜伏期間，出現した症状，発症後の経過を聴取する。

③**既往歴**：喘息，鼻炎，結膜炎などのアトピー性疾患について確認する。

④**家族歴**：アトピー性疾患や膠原病の家族歴，遺伝的素因を確認する。

⑤**発症年齢・性別**：アトピー性皮膚炎では乳幼児期に発症し一部成人期まで症状が継続する。また，関節リウマチ（RA），強皮症，シェーグレン症候群は30～50歳代の女性，全身性エリテマトーデス（SLE）は10～30歳代の女性，ベーチェット病は20～30歳代等が好発年齢である。

⑥**季節**：アレルギー性鼻炎のうち季節性のものであれば，主な原因は花粉である。

⑦**住環境**：小児から成人では環境にアレルゲンが存在する場合がある。一般的にはヒョウヒダニ，ハウスダスト，真菌，細菌などである。

⑧**職業**：職業アレルギーの場合は皮膚・呼吸器・消化器の症状がみられ，職業の種類，発症の時期や現在の症状を聴取する。

⑨**感染**：炎症反応が現れるものとしてアレルギー・膠原病の他に感染症・悪性腫瘍などがある。感染症では各臓器の感染症状の他に年齢，基礎疾患，海外渡航歴，周囲の感染状況，ペット，予防接種歴，食事内容なども確認する。

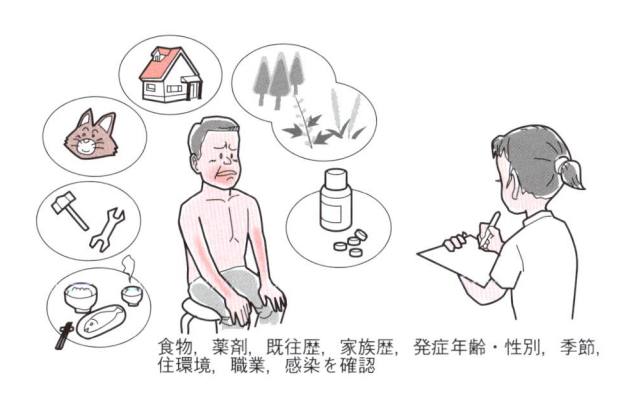

食物，薬剤，既往歴，家族歴，発症年齢・性別，季節，住環境，職業，感染を確認

3. フィジカルアセスメントの視点

学習の要点は

生体反応としてアレルギーでは皮膚・粘膜の症状が起きやすく，また膠原病では発熱などの全身症状と皮膚症状，レイノー現象，関節症状などの多臓器障害を示唆する症状がみられます。症状に対するアセスメントの後，スクリーニングの検査が行われ疾患が絞り込まれていきます。フィジカルアセスメントの情報は非常に重要です。

発熱の観察ポイント

　発熱は通常体温が37.0℃以上に上がる状態で，37.5℃までを微熱，39.0℃以上を高熱という。体温が急激に変化するときは悪寒・発汗等を伴うことがある。発熱により全身倦怠感，易疲労感，食欲不振，体重減少，頭痛，筋肉痛等の非特異的症状を伴うことが多い。

　発熱の原因としては細菌やウイルスによる感染症が最も多く，他に膠原病，悪性腫瘍などがある（表7-1，表7-2）。これらを見分けるポイントとして，発症の様式・熱型・随伴症状などを参考にする。

- ●発症様式：感染症の場合は急性に症状が発現するが，膠原病や悪性腫瘍の場合は亜急性〜慢性に出現することが多い。
- ●熱　　型：感染症では弛張熱（24時間以内で1℃以上の熱の上下があり，下がっても平熱にはならない熱型）が多くみられるが，膠原病・悪性腫瘍では微熱が長く続くことが多い（p.210, 211・表9-1，図9-1参照）。
- ●随伴症状：感染症では感染臓器によって中枢症状（頭痛，髄膜刺激症状），呼吸器症状（咳，痰，胸痛，ラ音），消化器症状（嘔吐，下痢，腹痛），泌尿器症状（腰背部痛）などがみられる。膠原病では皮膚・粘膜，関節，筋肉，神経，呼吸などに症状が現れる。また悪性腫瘍では体重減少やリンパ節腫大などがみられる。発熱の原因診断のため検尿，血液，エックス線などの検査を行う。

アレルギー・膠原病のアセスメント

表 7-1 微熱をきたす疾患

- 慢性感染症
- 悪性腫瘍
- 甲状腺機能亢進症
- 膠原病（RA，SLE）
- うっ血性心不全
- 原因不明

表 7-2 高熱をきたす疾患

- 感染症（細菌感染症，敗血症，ウイルス感染症）
- 血液疾患（白血病，悪性リンパ腫）
- 膠原病（SLE，多発性筋炎/皮膚筋炎，リウマチ熱，血管炎症候群，ベーチェット病）
- 薬剤アレルギー
- 詐病

（日野原重明，井村裕夫監，廣畑俊成『看護のための最新医学講座　第11巻　免疫・アレルギー疾患（第2版）』，p.35，中山書店，2009）

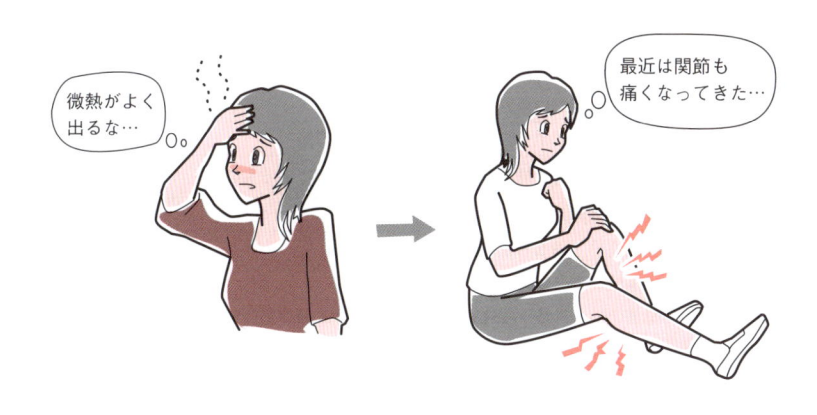

発疹の観察ポイント

全身の皮膚・口腔内・結膜等を観察し，病状を正確にとらえることが重要である。発疹の観察項目と表現方法は**表7-3**のとおりである。

表 7-3 発疹の観察項目

観察項目	表現方法
発疹の種類	斑・丘疹・結節・びらん・潰瘍
数	単発・数個・多発
大きさ	〜cm×〜cm・粟粒大・米粒大・小豆大・大豆大・母指頭大・鶏卵大・手拳大
辺縁の形	線状・円形・楕円形・不正形・花弁状・地図状
隆起の形態	扁平隆起性・有茎性・広基性・半球状・ドーム状
表面の性状	平滑・粗糙・乳頭状・萎縮性・湿潤性
色調	鮮紅色・紅色・紅褐色・褐色・黒褐色・黒色・黄色
硬さ	硬・弾性硬・弾性軟・軟
配列	線状・環状・帯状・集族性
分布	散在性・汎発性・片側性

また，発疹やそれに続く状況を表現する方法を**表 7-4** に列挙する。

表 7-4　発疹の表現方法

斑	隆起のない平面上の色調変化を示し，色調により紅斑，紫斑，白斑，色素斑などと表す
丘疹	限局性の皮膚の隆起を示し，通常 1 cm 以下のものに用いる
苔癬	ほぼ均一な丘疹の集合した状態
苔癬化	皮膚が肥厚し皮野形成の著明な状態
局面	直径 1 cm 以上で扁平に盛り上がった状態
水疱	表皮内・表皮下に漿液が貯留したもの。水疱の中で血液成分を含むものを血疱という。疱膜が張っているものを緊満性水疱，緩んでいるものを弛緩性水疱といい，この観察により水疱の生じた時期や深さを推定できる
膿疱	水疱の内容が白色から黄色調となったもの
膨疹	数時間以内で消失する一過性の限局性の浮腫
鱗屑	角質層が厚くなり，剥離または剥離しかけているもの
落屑	鱗屑が剥離，または剥離しそうな状態
痂皮	血液成分，膿などが乾燥し固着したもの
びらん	表皮全層の欠損で，後に瘢痕を残さない
潰瘍	真皮あるいは皮下組織にまで及ぶ欠損で，瘢痕治癒する
萎縮	表皮・真皮の退行性変化により菲薄化した状態
紅皮症	全身のほとんどが持続的に潮紅している状態
多形皮膚萎縮症	毛細血管拡張，萎縮，色素沈着，色素脱失が混在した状態

紅斑の観察ポイント

アレルギー反応として皮膚・粘膜症状が出現する疾患は，アトピー性皮膚炎，アレルギー性鼻炎，じんま疹，食物アレルギー，薬物アレルギーなどである。

膠原病では紅斑が皮膚病変の基本となり，各疾患の診断の決め手になる場合も少なくない。

- 蝶形紅斑：鼻を中心に蝶が羽を広げたような紅斑→全身性エリテマトーデス〈SLE〉
- 円板状紅斑（ディスコイド疹）：蝶形紅斑に比べやや盛り上がり，中心の皮膚が鱗屑を伴った紅斑で，顔面，体幹，関節伸側などにみられる→SLE
- ゴットロン徴候：手指関節，四肢関節背面の落屑を伴った紅斑→皮膚筋炎
- ヘリオトロープ疹：主として眼瞼にみられる紫紅色の浮腫性紅斑→皮膚筋炎
- 結節性紅斑：主として両下肢から体幹に出現するやや盛り上がった圧痛を伴う紅斑→ベーチェット病，サルコイドーシス

蝶形紅斑　円板状紅斑　結節性紅斑

ゴットロン徴候　ヘリオトロープ疹

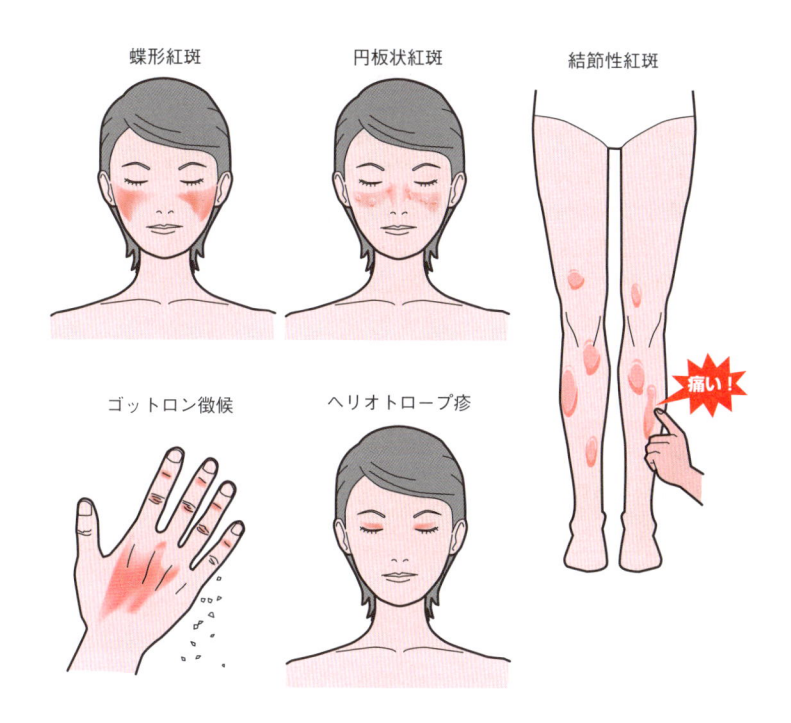

痛い！

レイノー現象の観察ポイント

　レイノー現象は寒冷の刺激により手指，足趾の細動脈が発作性に収縮することで皮膚の色調が正常→白→紫→赤→正常へと変化する現象である。またストレスや緊張などの交感神経の刺激も誘引となる。
　レイノー現象を起こす疾患としては，強皮症，混合性結合組織病で頻度が高く，SLE，多発筋炎，皮膚筋炎などでもみられる。

アレルギー・膠原病のアセスメント

フィジカルアセスメントの視点

関節炎の観察ポイント

関節は軟骨と軟骨の接する部分を結合組織である滑膜に裏打ちされた関節包が覆い形成される。関節炎の主座は滑膜であり種々の原因で炎症が生じ，疼痛・熱感・発赤・腫脹がみられる。症状のある関節の部位・変形・発症の時期・安静と疼痛の関係など診断に結びつく重要な情報となる。関節炎をきたす主要な疾患と，発症様式や単発・多発以外にも疾患によって好発部位が決まっていることについて表7-5 にまとめる。

表7-5 関節炎をきたす主要な疾患

	疾　患	好発部位
急性単関節炎	痛風 偽痛風 化膿性関節炎 出血性関節炎	第1趾（MTP趾節）関節 膝関節 大関節 膝関節
慢性単関節炎	結核性関節炎 変形性関節症 無腐性骨壊死 神経原性関節炎	大関節（膝・股） 荷重関節 大腿骨頭，膝，肩 神経障害領域
急性多発性関節炎	感染性関節炎 白血病 リウマチ熱 ベーチェット病	大関節 大関節 大関節（移動性） 大関節
慢性多発性関節炎	RA 関節リウマチ以外の膠原病（SLE, 混合性結合組織病，強皮症，シェーグレン症候群など） 血清反応陰性脊椎関節症 変形性関節症	MCP（中手指節）関節 PIP（近位指節間）関節 （好発とされる特定の関節はない） 仙腸関節 DIP（遠位指節間）関節 荷重関節

（日野原重明，井村裕夫監，廣畑俊成『看護のための最新医学講座　第11巻　免疫・アレルギー疾患（第2版）』，p.39, 中山書店，2009）

アレルギー・膠原病のアセスメント

既出問題チェック

状況設定問題

28歳の女性。会社員（経理係）。最近手指の関節に痛みを感じるようになったが，腱鞘炎と思い湿布薬やマッサージで様子を見ていた。しかし，徐々に肘関節に痛みとこわばりが出現し，微熱と全身倦怠感もみられるようになった。医師から「関節が少し腫れているようですね。診断のため血液検査をいくつかしましょう」と言われ，外来通院することになった。

☑ 診断に役立つのはどれか。95-P52
1 C反応性蛋白（CRP）
2 αフェトプロテイン（AFP）
3 ヒト白血球抗原（HLA）
4 ヒト絨毛性ゴナドトロピン（hCG）

☑ 薬物療法でしばらく様子をみることになった。生活指導で適切なのはどれか。95-P53
5 関節を保温する。
6 部屋の湿度を高く保つ。
7 低カルシウム食を心掛ける。
8 寝具は柔らかいマットレスを使用する。

☑ 手関節と肘関節の痛みが増強し，食材の買い物が負担になってきた。荷物の持ち方で適切なのはどれか。95-P54

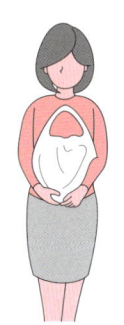

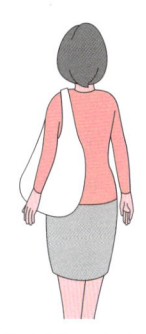

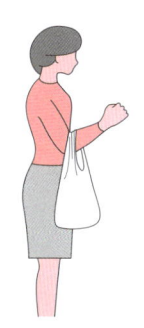

9 体の前で抱える　10 肩に掛ける　11 肘に掛ける　12 手で下げる

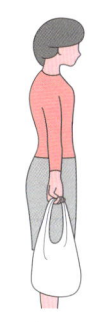

● 解答・解説

1 ○関節の炎症症状を調べるための検査であり，赤血球沈降速度とともによく行われている。ただし，他の膠原病やウイルス性疾患でも陽性を示すので，これだけでは診断確定はできないため注意が必要である。

2 ×αフェトプロテイン（AFR）は腫瘍マーカーの一つである。肝臓癌などで高値となる。

3 ×ヒト白血球抗原（HLA）は，主要組織適合性抗原のうちの一つである。関節リウマチの病因として遺伝が考えられ，これに関与しているのがHLAと言われている。この設問では病因特定よりも鑑別を主にしているため該当しないと考える。

4 ×ヒト絨毛性ゴナドトロピン（hCG）は，胎盤から分泌されて排卵に関係するが，男女ともにいろいろな腫瘍から産生されるため，腫瘍マーカーとしても活用されている。

5 ○関節の保温は，関節の血液循環を良くして炎症を抑え，痛みを緩和するため，日常生活の中でもホットパックなどの活用は有効である。ただし，炎症で関節の腫脹や疼痛がある場合は，一般的に冷却した方が望ましいこともある。本事例では，炎症所見の詳細はないが，**6**～**8**が妥当でないため，正解とする。

6 ×関節リウマチ患者は，一般的に高湿度・低気圧のときに体調を崩し，疼痛が生じることがあるので，高い湿度は避ける。

7 ×関節リウマチでは薬剤の副作用で骨粗鬆症が生じることがあるので，それを予防するためにカルシウムを多く含む食品を摂取することが大事である。

8 ×柔らかい寝具は，不良肢位の原因となるので硬めのマットレスが望ましい。

9 ×体の前で荷物を抱える動作は，手関節・肘関節に負担がかかるため適切ではない。

10 ○肩関節に炎症がある場合は，肩に掛ける動作も適切ではないが，本事例の場合は手関節・肘関節の疼痛とあるので適切とする。

11 ×肘に掛ける動作は肘関節に負担をかけるので適切ではない。

12 ×手で下げる動作は手関節に負担をかけるため適切ではない。

Aさん（28歳，女性）は，サーフィンが趣味で休日は海岸にいることが多い。Aさんは数か月前から前胸部や腕に皮疹がみられ，日焼け後の疲労も強くなり，先月からサーフィンに行くことができなくなっていた。また数週間前から関節痛，微熱，倦怠感があり，2日前から39℃台の発熱が続いたため受診した。血液検査等の結果，全身性エリテマトーデス〈SLE〉を疑われ，緊急入院になった。
systemic lupus erythematosus

☑ Aさんは顔面が赤くなっていることに驚き，「頬のあざのようなものは消えるのでしょうか」と医師に尋ねた。医師は「治療の効果が出てくれば消えます」と説明した。
　Aさんの顔面の発赤で最も考えられるのはどれか。100-A100

1 ばら疹
2 蝶形紅斑
3 結節性紅斑
4 伝染性紅斑

☑ 入院した翌朝，Aさんの倦怠感はさらに強まり，顔面の浮腫が増強し，尿蛋白3＋が認められた。Aさんが両膝と足関節の痛みや，歩行時の息切れがすると訴えたので，排尿はベッドサイドで行い，それ以外は安静にするように指示された。血液検査の結果は白血球3,000/μl，血小板11万/μl，溶血性貧血が認められ，酸素投与が1l/分で開始された。
hemolytic anemia
　Aさんの診断に必要と考えられる検査はどれか。100-A101

5 膀胱鏡
6 腎生検
7 関節鏡
8 骨髄穿刺

☑ Aさんの病状が進行したため，メチルプレドニゾロンによるパルス療法が開始された。
　Aさんのパルス療法による副作用への看護師の対応で適切なのはどれか。100-A102

9 病室の外でのマスク着用を勧める。
10 水分摂取は800 ml/日にする。
11 かつらの販売業者を紹介する。
12 口すぼめ呼吸法を勧める。

● 解答・解説

1 ×ばら疹は、バラ色の小さい紅色の斑をいう。梅毒性のバラ疹、腸チフスの際のバラ疹、ウイルス感染症による小児の突発性発疹（バラ疹）などがある。

2 ○蝶形紅斑は、SLEの特異的な皮膚症状である。頬の発赤として最も考えられる。

3 ×結節性紅斑は、硬結・圧痛を伴い主として下腿伸側にみられる紅斑である。溶連菌・結核菌などによる感染や自己免疫疾患のベーチェット病、薬剤過敏などを原因とした皮下脂肪組織の炎症で起こる。

4 ×伝染性紅斑は、ヒトパルボウイルスB19で起こり、幼児・学童に流行するウイルス感染症である。リンゴ病ともいわれる。顔面の蝶形紅斑と四肢のレース様網状皮疹を特徴とする。

5 ｜SLE患者の半数以上にループス腎炎がみられる。浮腫・蛋白尿・血尿などを症状と
6 ｜するネフローゼ症候群に移行したり、びまん性ループス腎炎（クラスⅣ）を呈してし
7 ｜まうと予後不良となり、腎不全に進行して死に至る。ループス腎炎を調べる腎生検は
8 ｜予後を決定づける重要な検査である。蛋白尿、血尿、円柱尿などの尿所見があってもなくても、治療方針・病変の確認のために腎生検が行われる。よって、**5** ×、**6** ○、**7** ×、**8** ×となる。

9 ○ステロイド剤の副作用に易感染性がある。「病室の外でのマスク着用を勧める」は適切である。

10 ×水分は特別制限する必要はない。ナトリウムの摂取制限で浮腫を予防する場合がある。

11 ×ステロイド剤の副作用に多毛と脱毛がある。薬物治療中に脱毛がみられるおそれもあり、かつらの販売業者の紹介も必要な時期がいずれくるかもしれないが、初回治療時には業者の紹介よりまず優先すべきことがある。

12 ×口をすぼめて息を吐くと、気道内圧が高まり末梢気道が拡がって、呼気時間が延長し十分空気が外に出ていく。したがって、「口すぼめ呼吸」は効率のよい呼吸法であるが、パルス療法による副作用への対応として特別に必要となるものではないので×とする。

第8章　腎・泌尿器障害のアセスメント

1 主な症状・病態と
　疑われる疾患 ………………… 196
2 問診によるアセスメント …… 200
3 フィジカルアセスメントの
　視点 ……………………… 202

1. 主な症状・病態と疑われる疾患

学習の要点は

腎臓は血液から老廃物を濾過し，必要なものは再吸収する働きをもっています。また不要なものは尿として尿路，膀胱を通り，尿道より排出されます。腎・泌尿器系が障害されると体内に老廃物が蓄積し，局所だけでなく全身にも様々な症状が現れるため，腎・泌尿器系の内科的・外科的疾患について代表的な症状をおさえておくことが大切です。

浮 腫

　浮腫とは体内（皮下組織内）に水分が異常に貯留した状態をいう。原因が腎臓にある場合には全身性に現れることが多い。ネフローゼ症候群，急性糸球体腎炎，慢性腎炎，腎不全などが原因で起こる症状である。腎臓に炎症が起こると，本来であればほとんど濾過しない蛋白質が大量に濾過されるため近位尿細管での再吸収が間に合わず，尿中に排泄される。その結果，低蛋白血症，低アルブミン血症となり毛細血管の血漿膠質浸透圧が低下し，血液中の水分，NaClが間質へ移動するため浮腫が起こる。

〈ネフローゼ症候群の診断基準〉（図8-1）
① 1 日 3.5g 以上の蛋白尿の持続
② 血清アルブミン 3.0 g/dl 以下（血清総蛋白 6.0g/dl 以下）の低アルブミン血症
③ 浮　腫
④ 脂質異常症（高LDLコレステロール血症）
※①の蛋白尿量，②の低アルブミン血症は必須条件

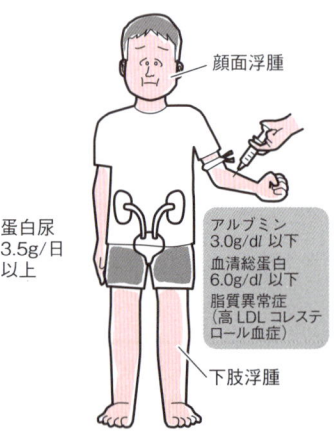

図 8-1　ネフローゼ症候群の診断基準

蛋白尿

尿中への1日の蛋白排泄量が 150mg を越えた場合，蛋白尿といわれる。正常であればほとんど糸球体で濾過されない蛋白質が何らかの原因で尿中に排泄される状態である。生理的蛋白尿と病的蛋白尿に分類される（表8-1）。

表8-1 蛋白尿の分類と疾患

生理的蛋白尿（良性蛋白尿）	病的蛋白尿
・熱性蛋白尿 ・運動性蛋白尿 ・食事性蛋白尿 ・起立性蛋白尿	○腎性蛋白尿 　・急性/慢性糸球体疾患 　・続発性糸球体疾患 　・腎盂腎炎 　・糖尿病性腎症 　・間質性腎炎 ○腎外性蛋白尿 　・尿路感染症 　・尿路結石 　・腫瘍

（日野原重明他監，上條=池森敦子，木村健二郎『看護のための最新医学講座 第6巻 腎疾患と高血圧(第2版)』，p.108，中山書店，2007）

血　尿

血尿を生じる疾患として代表的なものは，腎・泌尿器系の腫瘍と尿路結石である。腎細胞癌は症状として血尿，腹部腫瘤，腰背部痛（古典的3主徴）が挙げられる。それ以外にも発熱や体重減少を伴うことがある。しかし，古典的3主徴がすべて出現するケースはあまり多くない。最近では検診で胸部CTを撮影する機会が増えたため，偶然に発見されるケースが多く，その場合はほとんどが無症状である。腎盂腫瘍・尿管腫瘍は症状として無症候性血尿を呈する。凝血塊によって尿管閉塞を起こし，側腹部痛を訴えることもある。膀胱癌の初期症状は無症候性肉眼的血尿である。感染を伴ったり筋層浸潤など腫瘍が進行した場合には，排尿障害，疼痛を伴う頻尿が現れる。

腎結石は疼痛や水腎症を伴うこともある。尿管結石は血尿のほかに腰背部痛，側腹部痛を伴い，疼痛発作時には激痛のためか悪心・嘔吐を伴う場合があり，速やかに除痛を図る（図8-2）。尿道結石は解剖学的理由から，ほとんどが男性に起こる疾患である。

血尿は肉眼的血尿と顕微鏡的血尿（検査をしないとわからない）があるため，見た目に血尿でなくても問診や患者の症状から上記疾患を疑うことも必要である。

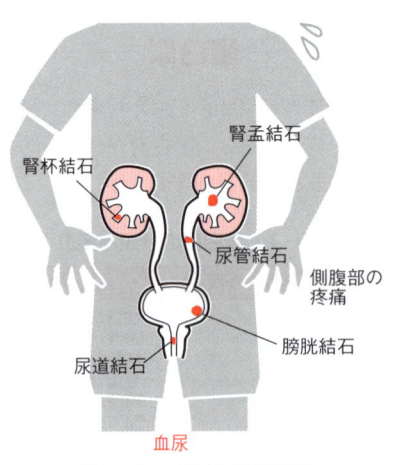

図 8-2 尿路結石の症状

無尿・乏尿・多尿

尿量の異常は表8-2のとおり定義される。無尿・乏尿の原因としては急性腎不全が考えられる。急性腎不全はさらに腎前性・腎性・腎後性に分けられる。腎前性は脱水，出血，心不全などにより循環血液量が低下した場合に起こる。また腎動脈の閉塞による腎血流量の低下も原因となる。腎性は糸球体障害や尿細管障害によるもので，原因として虚血，薬剤，毒物，外傷が挙げられる。特に注意を要する薬剤としては，抗癌剤（シスプラチン），抗菌剤（アミノグリコシド系），造影剤が挙げられる。腎後性としては尿路結石や前立腺肥大による尿流障害がある。急性腎不全で最も頻度が高いのは腎前性で，次いで腎性（尿細管壊死）である。

表8-2 排尿障害の基準

	無尿	乏尿	多尿
尿量	100 ml/日以下	400 ml/日以下	2,500 ml/日以上

尿失禁

尿失禁とは尿をためることができず排尿コントロールが障害されることをいい，原因によって分類される。
腹圧性尿失禁は骨盤底筋群の弛緩が原因であり女性に多い失禁で，切迫性尿失

禁は尿意が我慢できずトイレに間に合わない失禁である。溢流性尿失禁は膀胱から漏れてしまうもの，機能性尿失禁は排尿に関しては全く問題がないが，ADLの低下が原因で間に合わないものなどと分類される。後述の「3．フィジカルアセスメントの視点」（p.202 参照）で詳しく解説する。

排尿時痛

　排尿時痛をきたす疾患は男性と女性で異なる。
　男性の場合は前立腺炎の頻度が高い。特に急性前立腺炎は排尿時痛とともに著明な発熱を伴う。敗血症からショックを呈することもあり，速やかな治療を要する。一方，慢性前立腺炎では症状を伴わないことが多く，原因となる細菌が証明されない場合もある。男性ではその他の疾患として尿道炎が挙げられる。淋菌性尿道炎は膿性の分泌物を伴い，激しい排尿時痛を生じる疾患である。非淋菌性尿道炎はクラミジアによる感染が全体の60％を占める。尿道炎は性感染症（STD）であり，患者だけでなくパートナーの治療も必要である。
　女性の場合は単純性膀胱炎の頻度が高い。膀胱炎では排尿時痛以外に，頻尿，尿意切迫感，残尿感，下腹部痛といった症状を伴う。単純性膀胱炎は解剖学的な理由により，女性が多く発症する。抗菌剤の投与で軽快することがほとんどだが，繰り返す場合には基礎疾患などを疑う。

2. 問診によるアセスメント

学習の要点は

問診では緊急性の有無について判断する必要があります。また生殖器に関連した疾患もあるため，患者のプライバシーへの配慮が必要です。患者は高齢であることが多いので相手がわかりやすく聞き取りやすい話し方をすることもポイントです。

問診でのポイント

問診では，自覚症状の有無，症状がある場合はいつ頃からあるのか，その背景を聞きとる。また，家族歴や既往歴に関する情報収集も重要である。性に関する情報や問題についても情報収集を行う。必要に応じて国際前立腺症状スコアやQOLスコア，国際勃起機能スコアなどを用いる。これらは，患者と家族の心理面に配慮しながら進めていかなければならない。また，緊急性の有無を判断することもポイントである。腎障害では腎不全や急性のネフローゼ症候群，排尿障害では尿閉，発熱を伴った急性尿路感染症は緊急に対応しなければならないため情報を収集する必要がある。発熱を伴う急性尿路感染症で緊急性が高いのは腎盂腎炎である。発熱以外では腰背部痛を伴うので問診で痛みの有無を確認する。

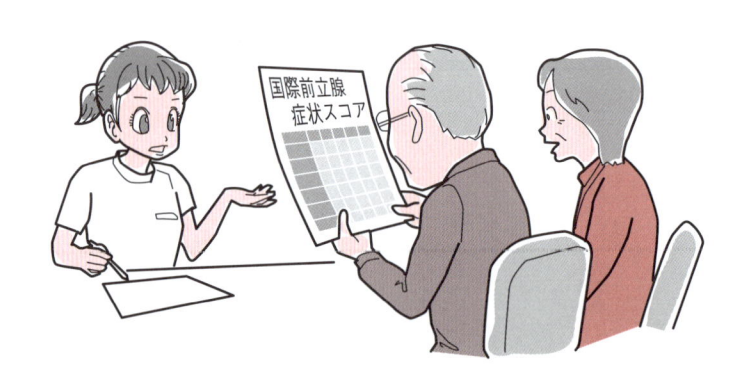

問診での質問項目

　問診項目として既往歴（腎疾患，高血圧，糖尿病など），内服薬（鎮痛剤，降圧剤，利尿薬，漢方薬），尿量，最近の体重の変化，浮腫や発熱の有無等が挙げられる。浮腫が全身，特に顔面（まぶた）に著明で朝に増悪する場合には腎疾患が疑われるため，速やかに医師に報告する。また，全身倦怠感，食欲不振，嘔気・嘔吐などの尿毒症の症状の有無を確認する。

その他のポイント

　患者家族に対する看護面でのアプローチを検討するために必要な情報収集を行うが，男性生殖器系疾患の治療では，尿失禁や勃起障害，性感染症といった羞恥心を伴うこともあるプライベートな問題を扱うため，患者やその配偶者が安心して話せる環境づくりと医療従事者の真摯な態度が重要である。さらに，前立腺癌のように健康診断時の前立腺特異抗原（PSA）検査で異常を指摘され，不安を抱えて受診する場合もあり，不安の軽減を図る関わりも重要である。また前立腺肥大症や前立腺癌は高齢者に多い疾患でもあるので，その場合はゆっくりわかりやすい話し方を心がける必要がある。

3. フィジカルアセスメントの視点

学習の要点は

腎機能障害とは尿として体外へ排泄されるべき水分や老廃物が体内に残っている状態です。排尿障害は尿が出ない、または本人の意思とは関係なく尿が出てしまう状態です。いずれの障害も患者の生命の危機的状態をまねいたり、QOLを低下させるので、早めに症状をキャッチし看護ケアにつなげることが大切です。

腎障害のアセスメント

腎機能が低下すると体液の恒常性を維持することができなくなり全身に様々な症状が現れる。特に全身に水分が貯留する溢水症状、尿毒症の有無と程度をアセスメントする必要がある。

問診に加えて、視診と触診によって浮腫の有無と程度をアセスメントする。腎機能障害による浮腫は全身に現れるが、特に顔面（まぶた）に著明に現れるのが特徴である。まぶたの腫れぼったさを観察したら、触診を行い浮腫の程度を評価する。触診の部位は顔面だけでなく、脛骨前面や足背部などで行う（図8-3）。示指にて骨上部の皮膚を5秒以上圧迫し、その圧迫部位に触れ、圧痕の有無を確認する。この圧痕の深さで浮腫の程度を評価する（表8-3）。

水分が皮下組織だけでなく、肺に浸み出している場合を肺水腫という。肺水腫では聴診で粗い断続性の副雑音（水泡音：coarse crackles コース・クラックル）が聴かれる（p.44参照）。

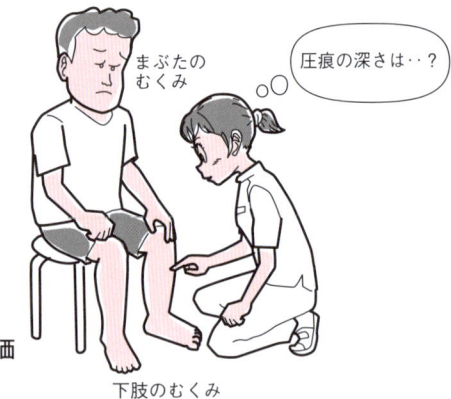

図8-3 浮腫の程度の評価

表8-3 浮腫のレベル

レベル	浮腫の度合い	
+1	2mmの陥凹 （容易にもとに戻る）	2mm
+2	4mmの陥凹	4mm
+3	6mmの陥凹	6mm
+4	8mm以上の陥凹 （もとに戻るのに時間 がかかる）	8mm

（角濱春美『ナビトレ新人ナースひな子と学ぶフィジカルアセスメント』, p.35, メディカ出版, 2011）

排尿障害のアセスメント

　排尿障害の中で，視診で確認できるのは尿閉による下腹部の膨隆である。尿閉の原因は下部尿路の通過障害，神経障害，薬剤性などがある。尿意があっても排尿できないため，下腹部痛や強い不安感による血圧上昇，頻脈，冷汗などの症状を伴う。下腹部は触れると圧痛があるため，打診は行わない。治療は導尿による尿の排出を行う。

　排尿障害で最近増加しているのが尿失禁である。原因をアセスメントし，それぞれの尿失禁の分類に合った看護介入が必要である。

● 腹圧性尿失禁
　くしゃみや階段の上り下りなど腹圧がかかったときに失禁する。加齢，出産による骨盤底筋群のぜい弱化が原因で起こる尿失禁である。圧倒的に女性に多いが，前立腺手術後の男性にも起こることがある。

● 切迫性尿失禁
　前触れのない急な尿意と同時または直後に自分の意志とは関係なく尿が漏れる場合をいう。脳・脊髄手術の機能や脳血管障害，パーキンソン病，前立腺肥大症の初期や，膀胱炎などの炎症による知覚亢進が原因となる。

● 溢流性尿失禁
　多量の残尿が膀胱から溢れるため，溢流性尿失禁と呼ばれる。溢流性尿失禁では，その前提として尿が出にくくなる排尿障害が存在する。前立腺肥大症，尿道狭窄，神経因性膀胱などが原因となる。

● 機能性尿失禁
　排尿機能は正常にもかかわらず，運動障害の低下や認知症が原因で起こる尿失

禁をいう。ADLの低下によりトイレまで間に合わない，あるいは認知症のため排尿してよい場所なのかどうかということが判断できずに排尿してしまうといった尿失禁のことをいう。

●反射性尿失禁

　尿意がなく，尿が多量に漏れる状態をいう。脊髄損傷や二分脊椎，脊椎腫瘍などの中枢神経系の疾患が原因となる。

　これらの尿失禁では患者への問診だけでなく，看護師の観察による情報収集も必要である。

前立腺疾患のアセスメント

　前立腺の触診は患者にとっては羞恥心を伴い，プライベートな部分であるので男性看護師が担当することが望ましい。触診の結果などは，医師のフィジカルエグザミネーション（身体診査）の内容から情報を収集し，患者の負担を軽減することも大切である。

　しかし，看護師にとって，医師の診察に立ち会い，介助する機会は多いので，患者のプライバシー保護と羞恥心に十分配慮することが重要である。具体的には，診察室の環境を整え，十分に身体を覆うことができるように掛け物にも配慮する必要がある。また前立腺の触診のように膝胸位をとる場合もあるので，安楽な体位をとれるように介助する。診察前に排尿を済ませておくことも必要である。

腎・泌尿器障害のアセスメント

既出問題チェック 腎・泌尿器障害のアセスメント

状況設定問題

4歳の男児。3，4日前から活気がなく，眼瞼と下腿の浮腫に母親が気付き来院した。血液検査の結果，総蛋白 3.7 g/dl，アルブミン 2.1 g/dl，総コレステロール 365 mg/dl，尿蛋白 3.5 g/日で，ネフローゼ症候群と診断され入院した。入院時，体重 18.0 kg。尿量 300 ml/日，尿素窒素 12 mg/dl。

☐ 入院時の食事で制限するのはどれか。98-A112
1 塩　分
2 糖　質
3 脂　質
4 蛋白質

☐ 入院6時間が経過した。排尿がみられないため下腹部超音波検査を実施したところ，膀胱内に尿はほとんど認められない。
この時点で注意すべき徴候はどれか。98-A113
5 徐　脈
6 不穏状態
7 顔面紅潮
8 血圧上昇

☐ 男児は尿蛋白（－）となり，その後の経過は順調でプレドニゾロン 15 mg/日の退院時処方を受け，退院することとなった。
退院に向けた説明で適切なのはどれか。98-A114
9 内服中は再発しない。
10 人ごみには行かない。
11 運動をしてはいけない。
12 予防接種の制限はない。

● 解答・解説

1 ○現在，浮腫が著明にみられており，塩分をとることで体内への水分の貯留を助長することになるため，塩分制限が必要である。

2 ×糖質を制限する必要はないが，ステロイドの投与で過食になりやすいので適正な量を与える必要がある。

3 ×脂質も制限の必要はないが糖質同様，適正量とする。

4 ×以前は高蛋白食が与えられたが，蛋白質を多く与えすぎると糸球体硬化の原因となることがあるため，現在は通常量の蛋白質が与えられる。ただし，腎機能の低下がみられた場合は，ある程度の蛋白質制限が必要である。本症例の児の場合，入院時のUN（尿素窒素）は正常であり腎機能の低下はみられない。

5 ×強い浮腫があり，入院後に排尿がみられておらず，膀胱内にも尿が貯留していないという現在の状態は，循環血液量の減少による腎前性の急性腎不全を呈していると判断できる。急性腎不全が進行すると，不整脈が出現することはあるが徐脈にはならない。

6 ○この状態が持続すれば，体内の老廃物が排泄されず，高窒素血症や電解質異常，中枢神経系機能障害などを起こす可能性がある。

7 ×顔面紅潮はステロイド大量療法の副作用でみられることが多い。

8 ×腎前性の腎不全は循環血液量や心拍出量の減少が原因であるため，血圧の上昇はみられない。

9 ×ネフローゼ症候群はステロイドを漸進的に減量していかなければならないのだが，減量中に再発しやすい。

10 ○ステロイド剤は免疫を抑制するため，感染しやすい。特に上気道感染，皮膚感染などに注意が必要であり，人ごみは避けるべきである。

11 ×蛋白尿や浮腫などが残っていれば，活動を制限しなければならないが，症状が消失した後には通常の活動レベルに戻ってよい。不必要な制限は子どもの成長発達に影響を及ぼす。

12 ×易感染状態であるため，予防接種（特に生ワクチン）の接種自体による感染を引き起こしかねない（予防接種を受ける際には医師に相談するよう説明する）。

Aさん，62歳の男性。印刷工場で長年働いている。最近，肉眼的血尿が出現し泌尿器科を受診した。診察の結果，入院し精密検査を受けることになった。

☑ 硬膜外麻酔下で膀胱鏡による膀胱組織の生検が予定された。
　最も確認する必要があるのはどれか。96-P52
1 検査前の絶飲食
2 検査中の下肢のしびれ
3 検査直後の眠気
4 検査後の血尿の増強

☑ 膀胱癌と診断され，膀胱全摘術と回腸導管造設による尿路変更術が行われることになった。
　術後の生活に関する説明で適切なのはどれか。96-P53
5 「尿意は残ります」
6 「尿の出口が二つになります」
7 「自己導尿が必要となります」
8 「パウチの装着が必要となります」

☑ 退院2週後の朝，Aさんから「昨夜から39.5℃の熱が続き，だるくて腰も痛い。食欲もないし，水も飲む気にならない」と泌尿器科外来に電話があった。
　確認する情報で優先度が最も高いのはどれか。96-P54
9 咽頭痛の有無
10 排ガスの有無
11 排尿の量と性状
12 脈拍数とリズム

● 解答・解説

1 ×硬膜外麻酔は悪心・嘔吐の副作用が少ないことが利点であり，検査前の絶飲食は必要ない。
2 ×検査中の下肢のしびれは硬膜外麻酔による感覚神経の遮断のためと考えられる。麻酔の効果が消失するとしびれも消退する。
3 ×硬膜外麻酔では眠気をもたらす可能性は低い。
4 ○検査後に排尿時痛や血尿が起こりやすいが，血尿の増強は出血が考えられる。組織検査を実施した場合には特に血尿の経過を観察することが大切である。

5 ×膀胱全摘術では膀胱を切除してしまうため，尿意はなくなる。
6 ×回腸導管造設術では，回腸に尿管を吻合し，その回腸を腹部に開口してストーマを造設するため，尿の出口は一つとなる。
7 ×回腸導管は蓄尿機能および禁制機能はなく，尿が断続的にストーマから排出されるため，自己導尿は必要ない。
8 ○回腸導管造設術では，ストーマから断続的に尿の排出があるため，パウチを装着して尿を一時的にためておく必要がある。

9 ×39.5℃の発熱はインフルエンザ等の感染症も疑われるが，腰痛を訴えているため，咽頭痛を確認することは優先順位が低い。
10 ×回腸導管では回腸の末端近くの一部を切除しているため，イレウスを起こすことがあり，アセスメントとして排ガスの有無を確認することは重要であるが，発熱と腰痛を訴えているため，優先順位は低い。
11 ○高熱と腰痛は腎盂腎炎の症状として特徴的であるため，尿量と性状を確認することは重要である。
12 ×39.5℃の発熱により脈拍数の増加が考えられる。また「食欲もないし，水も飲む気にならない」という訴えや39.5℃の発熱は脱水症状を起こしやすいと考えられるが，脈拍数やリズムを確認することは優先順位が低い。

第9章　感染症のアセスメント

1 主な症状・病態と
　疑われる疾患 ………… 210
2 問診およびフィジカル
　アセスメントの視点 ……… 213
3 小児の発疹性疾患の
　アセスメント ………… 217

1. 主な症状・病態と疑われる疾患

学習の要点は

感染症は全身性のものから局所の感染まで様々なものがあります。したがって症状も多岐にわたりますが、その中でも感染症に共通する「発熱」やある程度疾患の推測が可能な「発疹」、「下痢」、そして見逃してはならない「意識障害」についておさえておきましょう。

発　熱

　発熱は感染症の重要な症状の一つである。発熱とは、体温が正常の日内変動を越えて上昇することをいう。正常な体温とは約 37℃ で、正常な変動範囲とは 0.6〜1.0℃ である。臨床的には 37.5℃ 以上が発熱と考える目安であるが個人差や解熱剤の使用など様々な要因によって変化する。疾患によってその熱型に特徴があり、疾患の推測や鑑別に利用される（表 9-1、図 9-1）。

表 9-1　熱型の分類

熱型	特徴	疑われる感染症
稽留熱	1 日中 38℃ 以上 の高熱が持続する。日差は 1℃ 以内	重症肺炎，腸チフス，細菌性髄膜炎
弛張熱	24 時間のうち，1℃ 以上の熱の上下はあるが 37℃ 以下 には下がらない	敗血症，ウイルス感染症，種々の全身感染症
間欠熱	24 時間の周期で 1℃ 以上の変動があり，高熱 と 平熱 の間を上下する	マラリア，敗血症
波状熱	有熱期 と 無熱期 が交互に現れる	マラリア，結核

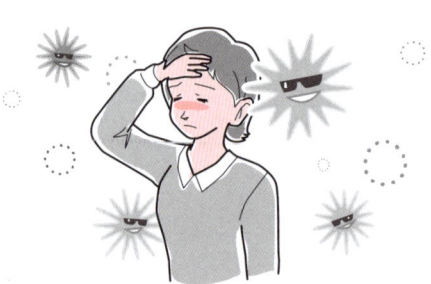

図 9-1　熱型の変動パターン

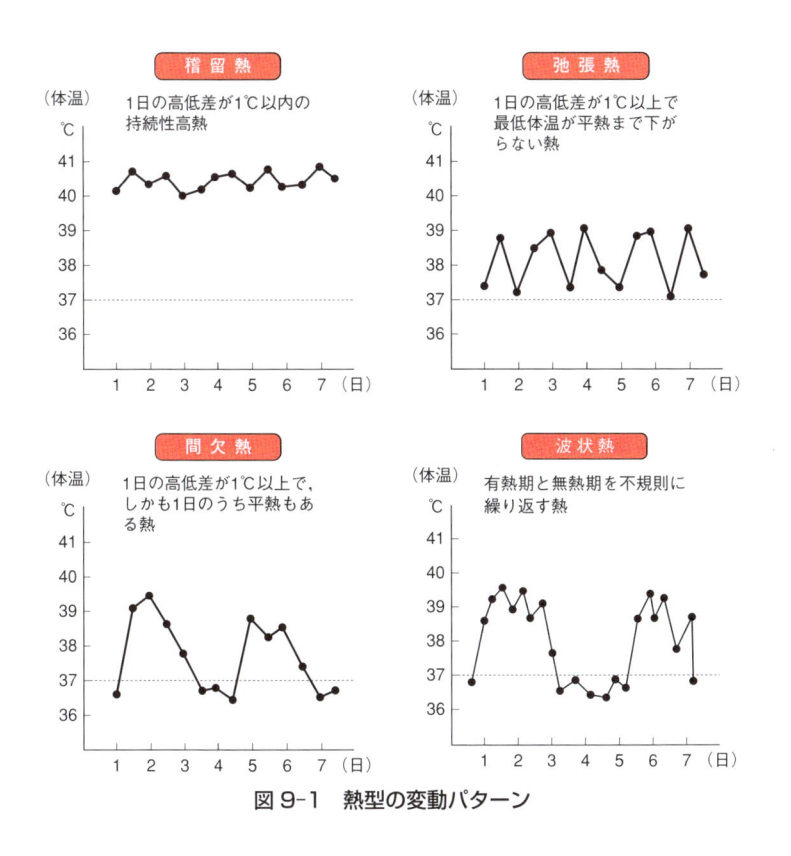

発疹

　発疹も感染症の代表的な症状である。紅斑や水疱，膿疱などの種類がある。発疹以外にも典型的な症状を伴う場合があり，特に発熱を伴う場合には感染症の可能性が高い。発疹は麻疹や風疹などの免疫反応による紅斑，水痘や帯状疱疹など皮膚での病原性微生物の増殖による水疱や膿疱，ブドウ球菌熱傷様皮膚症候群，丹毒などの病原性微生物が産生する毒素による紅斑がある。

下痢

　下痢は食中毒や輸入感染症によく現れる症状である。細菌の産生する毒素の摂取による生体外毒素型，腸管内で増殖した微生物から産生される生体内毒素型，細菌が腸管粘膜に侵入し組織を破壊することによる腸管粘膜細胞障害型の3つに大別される。一口に下痢といっても，腸管粘膜障害型は粘液便や粘血便の下痢を起こし，生体内・生体外毒素型では水様便の下痢を起こすことが特徴である（表9-2）。

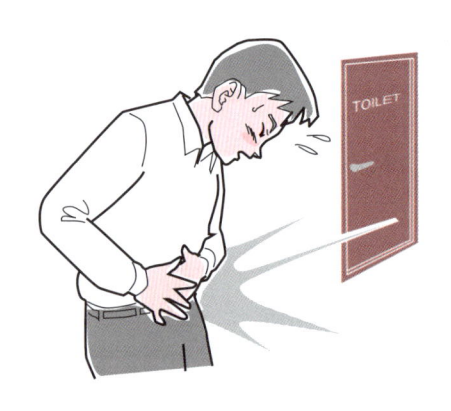

表 9-2 代表的な輸入感染症

症状	原因	疾患	特徴
下痢	細菌	細菌性赤痢	3類感染症。ピークの下痢は水様便であることが多い。菌で汚染された食物, 水, 手指を介して感染する
		コレラ	3類感染症。コレラ菌, 菌の産生するコレラ毒素が原因。主症状は水様性下痢。米のとぎ汁様の白色水様便が特徴。脱水に注意
	寄生虫	ジアルジア症	5類感染症
発熱	細菌	腸チフス, パラチフス	3類感染症。腸出血を起こすため, 血便に注意
	寄生虫	マラリア	4類感染症。高熱のほかに関節痛, 下痢を訴える
	ウイルス	デング熱	4類感染症。発熱・頭痛・関節痛を主症状とする
		急性A型肝炎	4類感染症。悪心・嘔吐を伴う。数日後に黄疸が出現する。患者の便中にA型肝炎ウイルスが排出されるので取り扱い注意
		ウイルス性出血熱	ラッサ熱, エボラ出血熱, マールブルグ病, クリミア・コンゴ出血熱は1類感染症

意識障害

中枢神経系に感染症が起きるとしばしば意識障害が出現する。髄膜炎や脳炎, 脳膿瘍が代表的な疾患である。脳血流の低下や脳浮腫により意識障害を起こす。また感染症に合併して起こる, 播種性血管内凝固症候群（DIC）による多発性脳梗塞や脳内出血, 病原性微生物の産生する毒素による脳炎, 下痢による高度の脱水や敗血症性ショックも意識障害の原因となる。

2. 問診およびフィジカルアセスメントの視点

学習の要点は

感染症の問診・フィジカルアセスメントでは主訴だけでなく全身状態を把握し、症状の緩和に努めましょう。また小児や高齢者、免疫不全状態の患者は容易に重症化するので、経過観察と異常の早期発見のためのフィジカルアセスメントが重要です。その際には自分自身の感染予防にも留意する必要があります。医療従事者として、自分が感染媒体となってはなりません。

呼吸器症状

〈上・下気道症状〉

上気道症状としては鼻症状（鼻汁，鼻閉塞感，くしゃみ），咽頭症状（咽頭痛，嗄声）が，下気道症状として咳，喀痰，喘鳴，全身症状として頭痛，倦怠感，炎症症状として発熱や悪寒が挙げられる。呼吸器症状がある場合には呼吸音の聴取を行う。肺炎が起こっている場合には炎症の末梢部位で粗い断続性の副雑音（coarse crackles：コース・クラックル）が聴取できる（p.44 参照）。特にインフルエンザと結核に注意して問診とフィジカルアセスメントを行う。

〈インフルエンザ〉

インフルエンザでは，悪寒戦慄を伴う急な発熱，全身倦怠感，筋肉痛といった強い全身症状が現れるのが他の呼吸器疾患とは異なる点である。またインフルエンザウイルスは乾燥に強く冬に流行するので，上記の症状と流行状況から意識的に本症を疑って問診を行う。インフルエンザは飛沫感染で時に集団感染を起こす。ワクチン接種により予防効果があるため，積極的なワクチン接種が望まれる。

〈結　核〉

結核の症状は咳，痰，発熱など他の呼吸器疾患と共通するが，特徴的なのは2週間以上続く点である。また血痰，胸痛も結核以外の呼吸器疾患では一般的でないので，問診で必ず聞くようにする。感染経路は空気感染であるので，医療従事者はN95マスクを着用の上，対応する（p.215 参照）。BCGワクチン接種により小児の重症結核は予防効果があるとされている。粟粒結核といわれる血行性

播種性の結核は免疫不全患者に発生するため，基礎疾患としてHIVやステロイド内服中の免疫抑制状態がないか，既往歴を確認する必要がある．結核により胸膜に炎症が起こっている場合（結核性胸膜炎）では，胸部全面および側胸部（下部）で胸膜摩擦音が聴取される．

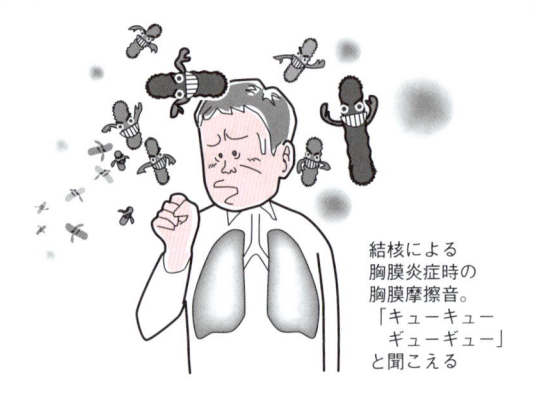

結核による胸膜炎症時の胸膜摩擦音．「キューキューギューギュー」と聞こえる

消化器症状

消化器症状は悪心，嘔吐，腹痛などがあるが，感染症が原因の場合，頻度が高いのは下痢である．腸管感染症は感染性腸炎とチフス性疾患に大別される．いずれも食品，水を媒介に発生することが多い．チフス性疾患については海外旅行者に頻度が高いため，消化器症状が認められた場合には摂取食物のほか，海外渡航歴などの問診を忘れてはならない（表9-3）．その上で下腹部の聴診を行う．下痢を起こしているときは腸蠕動音の亢進が認められることが多い．腸管感染症は食中毒が多く，原因となる細菌・ウイルスは表9-4のとおりである．

表9-3　下痢が認められた患者への問診事項

臨床症状	・下痢の経過と程度：持続日数と1日の回数，急性か慢性か ・便性：水様便，血便，緑色便など ・腹痛：部位，性状，程度，排便との関係 ・悪心・嘔吐 ・しぶり腹 ・発熱：最高体温，持続日数
患者背景	・推定原因食品や水の摂取と発症までの時間 ・同一家族や集団内の患者 ・海外渡航歴 ・ペットとの接触 ・下痢発症前の抗菌薬使用の有無 ・生活歴 ・腸管感染症に対する易感染性要因
基礎疾患	糖尿病，慢性肝疾患，腎不全，免疫不全（先天性，後天性），胃疾患（低酸，無酸，胃切除）
年齢その他	小児，高齢者，臨月の妊婦

表9-4　食中毒の原因菌・ウイルスと食物

症状	原因菌・ウイルス	原因となる食物	下痢の機序
嘔吐	黄色ブドウ球菌	おにぎりなど加工品	生体外毒素型
	セレウス菌		生体外毒素型
	ノロウイルス	2枚貝（カキ）	腸管粘膜細胞障害型
下痢	腸炎ビブリオ	魚介類（刺身，寿司）	生体内毒素型
	サルモネラ	鶏卵	腸管粘膜細胞障害型
	カンピロバクター	鶏肉	腸管粘膜細胞障害型
	腸管出血性大腸菌（O157, O111, O26, O103 など）	生肉や加熱不十分な食肉	生体内毒素型（ベロ毒素）腸管粘膜細胞障害型

　この中でも特に注意が必要なのは腸管出血性大腸菌（EHEC）感染症である。この感染症が他の食中毒と大きく異なる点は感染力が強く，容易に集団感染を起こすこと，先進国でも多いことである。症状は下痢，腹痛，血便，発熱，嘔気・嘔吐などで，さらに基礎疾患を有する患者，高齢者，小児の10％程度に溶血性尿毒症症候群（HUS）や脳症を起こすことがある。HUSは溶血性貧血，血小板減少，急性腎不全を3主徴とする症候群で，死亡例もある。視診と問診では顔色不良，浮腫，乏尿に注意する。脱水があるときには，視診と触診で皮膚の張り，皮膚・口唇・口腔粘膜の乾燥，目のまわりの落ち込みを観察し，程度を把握する。

感染予防対策

表9-5　感染経路別感染症に対する予防対策

感染経路	病原微生物	対応
空気感染	麻疹	標準予防策（スタンダードプリコーション）＋空気感染予防策 医療従事者はN95マスクをつけて対応する。原則，陰圧個室管理で，室内は十分な換気が必要。水痘・麻疹については抗体を持った人がケアを行う。その際にはサージカルマスクの着用で可
	水痘・帯状疱疹	
	結核	
	ノロウイルス（乾燥した便や吐物）	
飛沫感染	B型インフルエンザ菌	標準予防策＋飛沫感染予防策 可能であれば個室管理とする。医療従事者，面会者が1m以内に近づく場合にはサージカルマスクを着用する。
	髄膜炎菌	
	ジフテリア菌	
	百日咳菌	
	A群溶血性連鎖球菌	
	インフルエンザウイルス	
	ムンプスウイルス	
	風疹ウイルス	
	アデノウイルス	
	マイコプラズマ	
接触感染	上記以外の病原性微生物のほとんど	標準予防策＋接触感染予防策

HIV の病態

　HIV 感染症は**ヒト免疫不全ウイルス**の感染によって起こる感染症である。一度感染すると根治治療の方法がなかったが，近年では病気の進行や治療の指標となるウイルス量が測定できるようになったことと，副作用の少ない抗ウイルス薬による**多剤併用療法（HAART；Highly Active Anti-Retroviral Therapy）**が可能となったため，慢性疾患の一つと考えられるようになってきた。HIV 感染症は**急性感染期，無症候期，エイズ発症期**の3つから成り，それぞれの時期で症状に特徴がある（**図 9-2**）。特に急性感染期（感染後 2～6 週間）の症状として頻度が高いものに，発熱，リンパ節腫脹，咽頭炎，皮疹，筋肉痛・関節痛，頭痛，下痢，嘔気・嘔吐などがあり，このような症状が認められた場合には，HIV 感染のリスクを有する人との性的接触，体液への粘膜曝露，注射器の共有などのエピソードを問診で確認する必要がある。

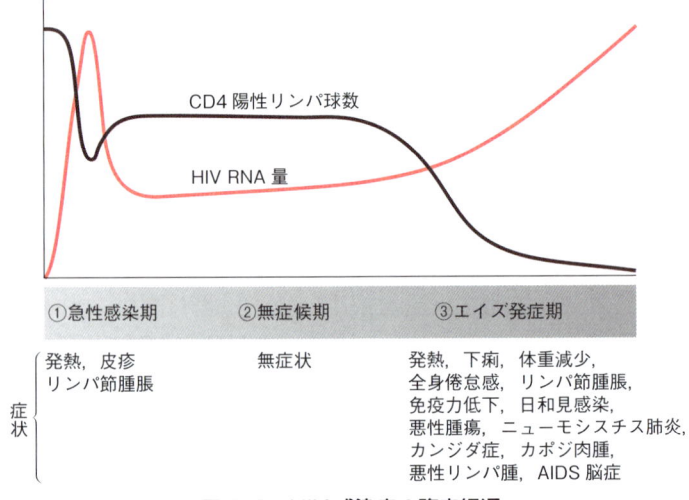

図 9-2　HIV 感染症の臨床経過
（厚生労働省「抗 HIV 治療ガイドライン」，一部改変）

3. 小児の発疹性疾患のアセスメント

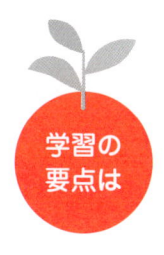

学習の要点は

小児に特有の，または頻度の高い発疹性の疾患があります。それぞれの疾患は典型的な症状を呈するので覚えておきましょう。また，空気・飛沫感染により，ヒトからヒトへと伝播するため感染経路にも注意が必要です。

麻　疹

　麻疹ウイルスによって起きる麻疹は，空気感染によりヒトからヒトへと感染する。感染力は強い。好発年齢は1～5歳であるが，最近では高校生や大学生の罹患が特徴的で，15歳以上の発症が半数以上を占めている。潜伏期間は10～12日で，病期はカタル期，発疹期，回復期の3期に分けられる。

　カタル期は3～4日間続き，発熱，鼻汁，咳，眼脂といったカタル症状がみられる。頬粘膜にコプリック斑が現れるのもこの時期である。咳やくしゃみによって感染粒子が長時間浮遊することにより感染が伝播するため，この時期の感染力が最も強い。発疹期は3～4日続く。顔面から出現し体幹や四肢へと広がる。発疹は不整形の紅斑または斑状丘疹で，日が経つにつれて融合する。回復期は発症後7～9日続く。前述のとおり感染力が強いため，解熱後3日を経過するまでは

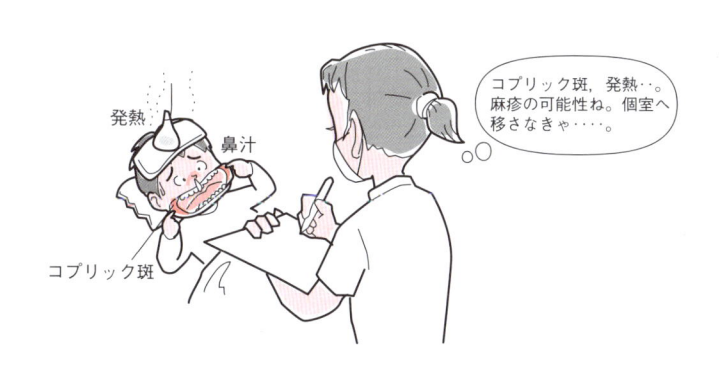

発熱
鼻汁
コプリック斑

コプリック斑，発熱‥。麻疹の可能性ね。個室へ移さなきゃ‥‥。

隔離が必要となる。合併症は中耳炎，肺炎，気管支炎でまれに脳炎を起こすこともある。

ワクチン接種によって予防可能な疾患であり，生後12か月以上の小児を対象に2回の定期接種が行われている（表9-6）。

表9-6　ワクチン接種の概要

	ワクチン	対象疾患	投与経路	種類	注意点
定期接種	ジフテリア・百日咳・破傷風混合（DPT I 期）	ジフテリア，百日咳，破傷風	皮下	不活化ワクチン	6週間以上の間隔をあけ2回投与
	ジフテリア・破傷風混合（DT II 期）トキソイド				―
	ポリオ	脊髄性小児麻痺	皮下	不活化ワクチン（IPV）	ポリオにかかったときと同じ症状（副反応）が出ることがあったため，2012（平成24）年9月より生ポリオワクチンの定期予防接種は中止され，単独の不活化ポリオワクチンの定期接種が導入された
	麻疹，風疹混合（MR）	麻疹，風疹	皮下	生ワクチン	妊婦注意
	日本脳炎	脳炎	皮下	不活化ワクチン	―
	BCG	結核	経皮	生ワクチン	
任意接種	おたふくかぜ	流行性耳下腺炎	皮下	生ワクチン	成人男性注意
	水痘	水痘	皮下	生ワクチン	
	インフルエンザ	インフルエンザ	皮下	不活化ワクチン	
	Hibワクチン	インフルエンザ菌b型	皮下	不活化ワクチン	
	肺炎球菌	細菌性髄膜炎など	皮下	―	
	HPV（ヒトパピローマ）2価，4価	子宮頸癌	筋肉内	―	血管迷走神経反射による失神が報告されている。坐位または仰臥位にて接種する
	A型肝炎	A型肝炎	皮下	不活化ワクチン	
	B型肝炎	B型肝炎	皮下		
	ロタウイルス	下痢症	経口	生ワクチン	―

風　疹

風疹は風疹ウイルスによって起こる急性の発疹性感染症である。飛沫感染によりヒトからヒトへ感染するが，麻疹と異なり感染力は弱い。発疹は2～5 mmの

斑状丘疹で，顔面，体幹，四肢の順番で全身に広がる。風疹ワクチン接種は予防に有効である。妊娠初期の女性が感染すると胎児に先天性風疹症候群（心奇形，白内障，難聴，発育・発達不全）が起こることがあり，注意を要する。

水痘

　水痘は水痘・帯状疱疹ウイルスによって起こる疾患である。みずぼうそうとも呼ばれる。感染経路は麻疹と同様に空気感染である。丘疹に始まり水疱，膿疱，痂皮と変化してゆく（p.188参照）。水痘は発症48時間前から皮疹が痂皮化するまで感染力があるので，皮疹がすべて痂皮化するまで隔離が必要となる。水痘ワクチンの接種により予防可能な疾患である。

流行性耳下腺炎

　上記以外の疾患で小児の感染症でおさえておきたいのは流行性耳下腺炎である。流行性耳下腺炎はムンプスウイルスの飛沫感染によって起きる。耳下腺や顎下腺の腫脹が特徴的である。合併症には髄膜炎，脳炎などがあり，成人男性が罹患すると精巣上体炎を起こし不妊の原因となることがまれにあり注意が必要である。ワクチン接種により予防可能な疾患である。
　耳下腺や顎下腺の触診を行い，リンパ節腫脹の有無や圧痛の有無を確認する。

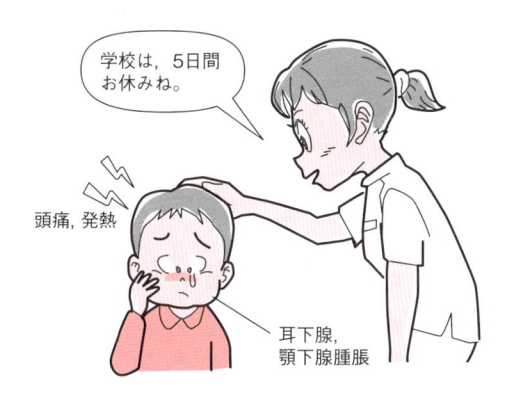

感染症のアセスメント

状況設定問題

1歳の男児。4日前から鼻汁，咳および発熱が続いている。本日，コプリック斑が認められ発疹も出現したため麻疹と診断された。児は細気管支炎を併発しており，付き添い入院した。1歳6か月のいとこが近所に住んでおり1週間前に児と遊んだが，現在は無症状である。

☑ 入院時，母親への説明で適切なのはどれか。97-P64
1 面会は解熱するまで制限する。
2 発疹が消失するまで清拭は控える。
3 含嗽して口腔粘膜を保清する。
4 個室に入室する。

☑ 児の母親は「私が早く病院に連れてこなかったから，子どもの病気を悪くしてしまったんです」と泣きながら看護師に話した。
対応で最も適切なのはどれか。97-P65
5 「自宅で体を休めてください」
6 「お父さんと話してください」
7 「どうして受診が遅れたのですか」
8 「お母さんのせいではありませんよ」

☑ 「うちの子と遊んだいとこは，麻疹の予防接種をしていないのですが，大丈夫でしょうか」と児の母親から相談を受けた。
いとこの状況についてのアセスメントで最も適切なのはどれか。97-P66
9 潜伏期にあたるので経過観察が必要である。
10 直ちに麻疹ワクチンの接種が必要である。
11 ガンマグロブリンの筋肉注射が必要である。
12 現在発症していないので感染していないと考えられる。

● 解答・解説

1 × 子どもの情緒安定のためには母親の存在が必要である。感染予防を厳重に行い，母親との面会は奨励すべきである。
2 × 発疹で皮膚は傷つきやすいため，皮膚に過度な刺激が加わらないように保清する。
3 × 1歳の子どもは，まだ含嗽ができないため，柔らかいガーゼなどを使用して保清する。
4 ○ 病院などでは，他児への感染予防として，発疹が出現して5日後までは隔離が必要である。

5 × 子どもが急性期の状態にある場合，母親は子どもに付き添っていたいという思いが強い。
6 × 母親が感情を表出しているにもかかわらず，それをシャットアウトしてしまっている。
7 × 受診が遅れたことを母親自身が一番気にして，自分を責めている。
8 ○ 母親の心理的負担を軽くして，子どもに向きあえるよう，母親の責任ではないことをはっきりと伝えることが必要である。

9 ○ 接触した時期によっては，予防接種をしても効果が得られないこともあるため，正しい知識が必要である。この症例の場合，症状が出ていないとき（潜伏期）に接触しているので，感染の確率は低いと考えられる。もし感染の可能性があるとしても，接触後10〜12日は潜伏期間である。
10 × 麻疹罹患患者と接触してから72時間以上経過している場合，麻疹ワクチンを接種しても，麻疹の発病阻止は困難である。
11 × 麻疹に感染した子どもの発病阻止，軽症化を促すためには，麻疹罹患患者との接触6日以内にガンマグロブリンの筋肉注射が必要である。
12 × 10〜12日間は潜伏期間であるため，症状が出現していなくても感染していないとはいえない。

34歳の男性。独身。身長178 cm，体重70 kg。仕事で疲労が重なり，性器ヘルペスが発症したため受診し，本人の希望でHIV検査を行った結果，HIV抗体陽性であり，1週後にHIV血漿ウイルス量等の結果が出るので再受診するように説明された。性器ヘルペスには抗ウイルス薬が処方された。

☑ 1週後の受診で，性器ヘルペス症状は改善していた。しかし，ほとんど食事がとれず体重は3 kg減少し，不眠のため全身倦怠感が強く，気力がわかず，仕事は休んでいた。日和見感染症の発症は認められなかった。
これらの症状から考えられるのはどれか。98-A100
1 摂食障害
2 うつ状態
3 AIDS脳症
4 ヘルペス性髄膜脳炎

☑ その後，全身倦怠感が改善し，多剤抗HIV薬の1日2回の内服が検討された。「仕事が不規則で1日2回，薬を飲めるか心配です」と看護師に話した。
対応で適切なのはどれか。98-A101
5 「つらいときは内服を休んでも良いです」
6 「飲み忘れたときは翌日に3回内服しましょう」
7 「時間を気にせず1日2回内服できれば良いでしょう」
8 「確実に12時間おきに内服できる時間を考えましょう」
9 「まず内服を開始してみて良い方法を考えてみましょう」

☑ 1年が経過し，多剤抗HIV薬の内服も順調で健康状態は良い。交際中のパートナーと結婚を考えていると看護師に相談があった。パートナーには患者からHIV陽性である事実は話しており，パートナーにHIVやその他の性感染症は認められない。
パートナーの二次感染予防法について患者への説明で正しいのはどれか。98-A102
10 「性交渉はできません」
11 「性交渉のときはコンドームを正しく装着してください」
12 「パートナーに予防的に抗HIV薬を内服してもらいましょう」
13 「あなたのウイルス量が減ればパートナーへの感染の危険性はなくなります」

● 解答・解説

1 × 摂食障害は精神障害の一種であり，大きく拒食症，過食症に分かれる。食事が摂れない拒食症患者の精神的特徴は活発で活動的であることから，この状況とは異なる。

2 ○ うつ状態は疾病や障害の受容過程に含まれる状態である。HIV 感染や悪性腫瘍など，完治困難な疾病に罹患したり，身体機能の永続的な障害に陥ったりしたときにその状態は顕著に現れる。

3 × AIDS 脳症は AIDS 末期にみられるが，この患者は日和見感染症が認められていないことから AIDS は発症していない。

4 × 髄膜脳炎の症状は，発熱，頭痛，咽頭痛，全身倦怠感，けいれん，意識障害などが主である。この患者にはこのような症状がみられていない。

---

5 × 休薬や服薬の中断は，HIV の薬剤耐性変異を引き起こすため継続して服薬しなければならない。

6 × 1 日の用量が少なければ十分な効果が得られず，用量が多いと副作用が出現しやすくなる。指示量を確実に守ることが大切である。

7 × ウイルスの増殖を抑えるためには血中濃度を一定に保たなければならない。抗 HIV 薬は規則正しく服用しなければならない薬が多いため，服薬時間を守ることが大切である。

8 ○ 抗ウイルス療法（抗 HIV 療法）は，プロテアーゼ阻害薬と核酸系逆転写酵素阻害薬を併用する HAART（ハート）が一般的である。多剤併用療法，カクテル療法とも呼ばれている。

9 × 実際に服薬を開始して試行錯誤しながら検討することは，一定の血中濃度を保てない危険性があり，薬剤耐性ウイルスを誘導するおそれがある。

---

10 × 正しく予防すれば性交渉はできる。

11 ○ 性交渉における感染経路を理解し，予防法を正しく活用すれば性交渉は可能である。コンドームの使用は大変効果的である。

12 × 抗 HIV 薬は HIV の存在を確認しなければ内服できない。

13 × ウイルス量が減少しても体内には存在しているため，感染の危険性はなくならない。

第10章　感覚機能障害のアセスメント

1. 白内障のアセスメント ……… 226
2. 緑内障のアセスメント ……… 228
3. 網膜剝離のアセスメント …… 232
4. 加齢黄斑変性症の
   アセスメント ……………… 235
5. 難聴のアセスメント ………… 237
6. 難聴の検査 …………………… 241
7. めまい，平衡機能障害の
   アセスメント ……………… 244
8. 皮膚疾患のアセスメント …… 246

1. 白内障のアセスメント

学習の要点は

白内障の一番多い原因は加齢に伴うものですが，先天性白内障，糖尿病白内障，外傷性白内障，ステロイド白内障などによるものがあります。代表的な症状（霧視，羞明，視力低下）を理解しておくことが重要です。

目の構造

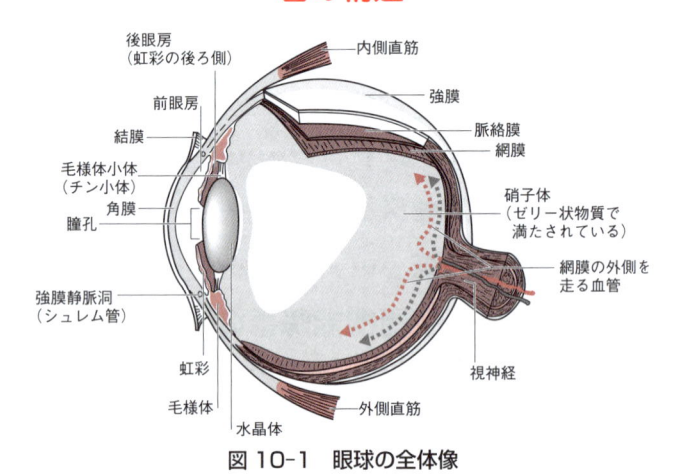

図 10-1　眼球の全体像

白内障の症状

白内障の主な症状は目がかすむ，まぶしくなる（羞明），明るいところで見づらい，視力低下などである（図 10-2）。

眼がかすむ　　　　まぶしい，明るいところで見えにくい

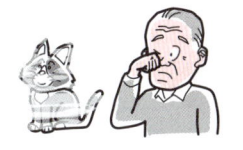

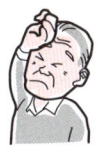

ものが二重，三重にダブって見える　　近くが見えにくい

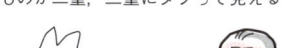

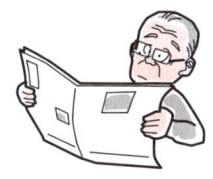

図 10-2　白内障の症状

原因と分類

　白内障には加齢白内障，先天性白内障などがある。白内障の原因は加齢に伴うものが多いが，そのほか，アトピー性皮膚炎，糖尿病や外傷に起因するもの，ステロイド等の薬剤使用の影響によるもの，先天性のもの（原因は遺伝・妊娠中の風疹罹患など）が考えられる。
　また，眼の病気に伴って起こるものなどがある。若い時期の水晶体は透明で柔軟だが，年齢とともに硬く，厚みを増し，混濁してくる。水晶体が混濁すると，光をきちんと網膜に到達することができなくなり，様々な症状が起こり視力が低下してくる。水晶体の濁り方は一人ひとり違うため，症状も様々である。

治　療

　白内障は手術以外の方法で根治させることはできない。手術をせず自然経過に任せた場合には，症状が進行し，核の硬化が進み，手術の難易度が上がったり，さらに進行した場合には水晶体脱臼や水晶体融解による重篤な眼内炎や緑内障を引き起こす場合もある。

2. 緑内障のアセスメント

学習の要点は

緑内障は眼圧が上昇することで目の奥にある視神経が障害される病気です。急性緑内障発作以外は自覚症状が乏しく，患者は視神経の障害が進んでから気づくことが多いです。緑内障の特徴的な症状を学びましょう。

緑内障の症状・病態

　緑内障は原発緑内障，続発緑内障，発達緑内障に分類され，原発緑内障には原発開放隅角緑内障と原発閉塞隅角緑内障がある。原発開放隅角緑内障は，眼圧が正常よりも高く視野障害があるが，自覚症状が少なく慢性に経過する。原発閉塞隅角緑内障は，高眼圧で，眼痛，頭痛，嘔気・嘔吐（急性緑内障発作），視力障害を起こし緊急入院してくることが多い。

　先天性緑内障や発達緑内障は生後1年以内に発症することが多い。乳幼児の先天性緑内障でよくみられる牛眼（ぎゅうがん）は，乳幼児期に眼圧が上昇し眼球が大きくなった状態をいう（p.231参照）。黒目が大きく見えるため，このように呼ばれる。

　緑内障は，眼内で作られる水（房水）が眼球の外へ流れる通路の抵抗が異常に大きく，房水が流出しにくいため，眼圧が異常に高くなった状態である（図10-3）。正常眼圧は10～21 mmHgである。眼圧が高いと視神経が圧迫・障害されるため，視野の狭窄，視力の低下が起こり，この状態が続くと失明に至る。眼圧を十分に降下させることにより視神経障害の改善あるいは進行を阻止しうる，眼の機能的・構造的異常を特徴とする疾患である。治療として眼圧を下げる方法に点眼，内服，手術療法がある。

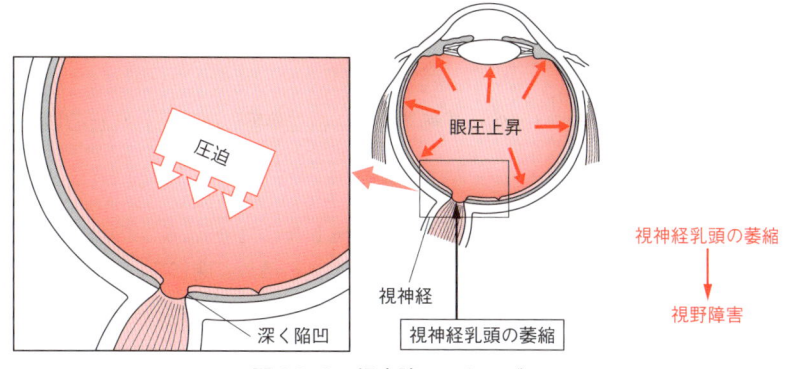

図 10-3　緑内障のメカニズム

原発開放隅角緑内障

〈症　状〉
　無症状で慢性に経過。眼圧は正常より高い状態。視野障害が出てくる。

〈原　因〉
　房水の流出障害のため眼圧が上昇する。線維柱帯（とその奥にあるシュレム管）と呼ばれる場所が目詰まりを起こし，房水がうまく流出されないために眼圧が上昇すると考えられている（図10-4）。誘因となる他の病気がなく，線維柱帯を含めての房水の流出路（隅角）が開放されているのに，視神経が障害される緑内障である。原発開放隅角緑内障では，嘔吐や頭痛等の全身症状をきたすことはない。

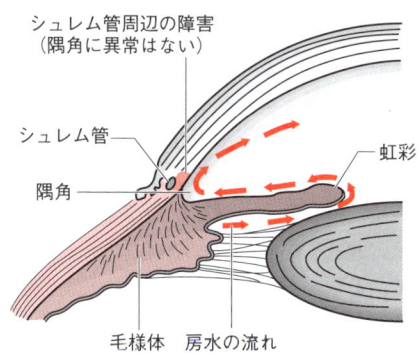

図 10-4　原発開放隅角緑内障のメカニズム

緑内障のアセスメント

原発閉塞隅角緑内障

〈症　状〉
　眼痛・急性緑内障発作（頭痛，嘔気・嘔吐，視力障害，高眼圧）を起こし緊急入院してくることが多い。

〈原　因〉
　隅角が狭くなり（狭隅角），ついには閉塞してしまうために，房水の流出が障害され眼圧が上昇する緑内障である（図10-5）。急速に隅角が閉じてしまうことで，劇的で著しい眼圧上昇を起こし，眼痛，頭痛，吐き気などの激しい自覚症状が出現する。心身の疲労，高齢者や神経質な女性に多い。

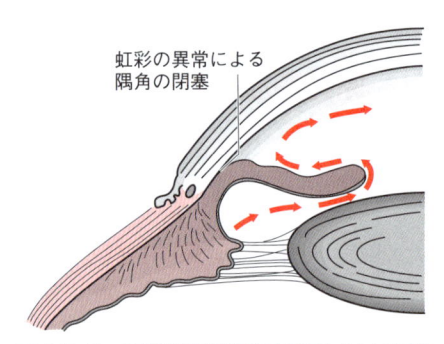

図10-5　原発閉塞隅角緑内障のメカニズム

正常眼圧緑内障

〈症状・原因〉
　自覚症状がない。眼圧は正常であるが視野障害が出てくる。
　原発開放隅角緑内障の中で眼圧が正常範囲にありながら視神経が障害される。日本人に多いタイプの緑内障である。正常眼圧緑内障では，視神経の血液循環が悪かったり，遺伝や免疫，酸化ストレスなどの様々な原因のために，通常では緑内障を起こさない程度の眼圧でも視神経が障害される。また，正常眼圧緑内障の患者には高齢者が多く，近視の頻度も高いことから，加齢や近視もリスク要因であると考えられている。

続発緑内障

〈症状・原因〉

　無症状で慢性に経過し，眼圧は正常より高い状態で，視野障害が出てくる。

　ぶどう膜炎，眼底出血などの眼疾患，全身疾患，副腎皮質ホルモンの長期点眼，外傷，手術後の眼圧上昇などが原因となって眼圧上昇が起こる。

発達緑内障（先天性緑内障）

〈症状・原因〉

　生まれつき前房隅角の発育異常があり，生まれた直後から眼圧が高い場合，角膜が混濁し眼球そのものが大きくなる。俗に「牛眼」と呼ばれる（図10-6）。特に乳幼児の緑内障は急速に悪化して，眼球拡大が進行すると，たとえ眼圧がコントロールされたとしても視機能が著しく障害されてしまう結果となりやすいので，早期に手術療法を行う。

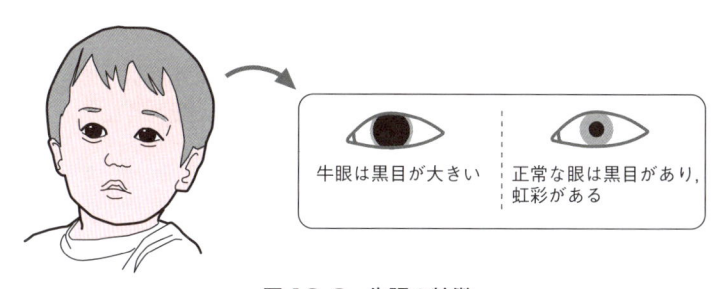

図10-6　牛眼の特徴

牛眼は黒目が大きい　｜　正常な眼は黒目があり，虹彩がある

感覚機能障害のアセスメント

緑内障のアセスメント　231

3. 網膜剥離のアセスメント

学習の要点は

網膜剥離は網膜が剥がれることで視野の欠損が起こる疾患です。発症する原因と合併症を理解し，前駆症状や代表的な症状（視野欠損，飛蚊症，光視症）を覚えておきましょう。

網膜剥離の症状・病態

網膜剥離の前駆症状や進行するとみられる症状として次のような症状がある。網膜には痛覚がないので，<u>無痛</u>である。

前駆症状
- 飛蚊症：小さなゴミのようなものが見える症状
- 光視症：視界の中に閃光のようなものが見える症状

進行すると現れる現象
- 視野欠損：カーテンをかぶせられたように見えにくくなる
- 視力低下：ものが見えづらくなってくる

飛蚊症
黒い点やゴミのようなものが見える

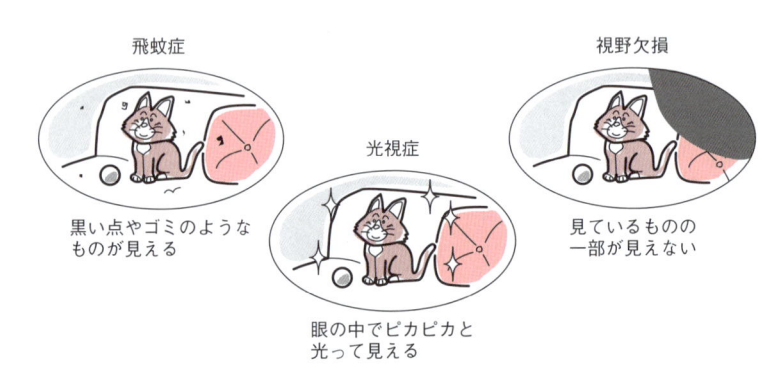

光視症
眼の中でピカピカと光って見える

視野欠損
見ているものの一部が見えない

図 10-7　網膜剥離の前駆症状と代表的な症状

網膜剥離とは，正常では後面の網膜色素上皮に接している網膜が何らかの原因で剥がれてしまう状態のことをいう（図10-8）。

その原因・病態により，糖尿病性網膜症，裂孔原性網膜剥離，続発網膜剥離（非裂孔原性網膜剥離）に分類できる。

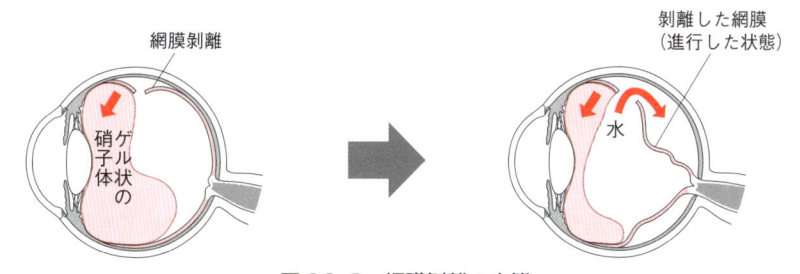

図10-8　網膜剥離の病態

糖尿病性網膜症

高血糖が続くと網膜の毛細血管が少しずつ損傷を受け血管が閉塞したり，蛇行するようになる。血管が閉塞し，酸素不足になると新生血管が出てくるが，もろいため出血を起こし，視力低下が生じる。網膜症が進行した状態で長期間放置すると新生血管が破れて起こる硝子体出血や網膜にできた増殖膜により牽引されて網膜剥離が生じる。

糖尿病になって5年から10年経ち，血糖コントロールが悪ければ糖尿病性網膜症を発症する。

裂孔原性網膜剥離

網膜剥離の中で最も多くみられるもので，網膜に孔（網膜裂孔・網膜円孔）が開いてしまい，目の中にある水（液化硝子体）がその孔を通って網膜の下に入り込むことで発生する。一般に，はじめのうちは剥離した網膜の範囲は小さく，時間とともに段々とこの範囲が拡大するというような経過をたどるが，孔が大きいと一気に進む。剥離が進行すればすべての網膜が剥がれて失明する。

原因として，老化・網膜の萎縮・外傷などがある。網膜剥離の状態が長く続くと徐々に網膜の働きが低下し，たとえ手術によって網膜が元の位置に戻せたとしても，見え方の回復が悪いといった後遺症を残す。遠視・正視よりも近視，特に強度近視でより多くみられる。

続発網膜剝離（非裂孔原性網膜剝離）

牽引性網膜剝離と滲出性網膜剝離がある。網膜剝離が起きた状態だが，原因や経過は様々で裂孔原性網膜剝離とは大きく異なる。

〈牽引性網膜剝離〉

眼内に形成された増殖膜あるいは硝子体などが網膜を牽引することにより網膜が剝離して起こる。重症の糖尿病性網膜症などでみられる。

〈滲出性網膜剝離〉

網膜内あるいは網膜色素上皮側から何らかの原因で滲出液が溢れてきたために網膜が剝離してしまった状態。ぶどう膜炎などで起こる。

治療は硝子体手術により網膜剝離の原因となった硝子体を切除する。硝子体を切除し，眼球内の液体を空気に置き換え，剝離した網膜を接着させ，裂孔の周囲をレーザーなどで凝固する。網膜の復位と固定が終わった後，眼球内の空気を，特殊なガスに置き換える。ガスが自然に抜けるまでの間，剝離していた網膜は眼底に押さえつけられた状態に維持される。術後は腹臥位で過ごす（図10-9）。

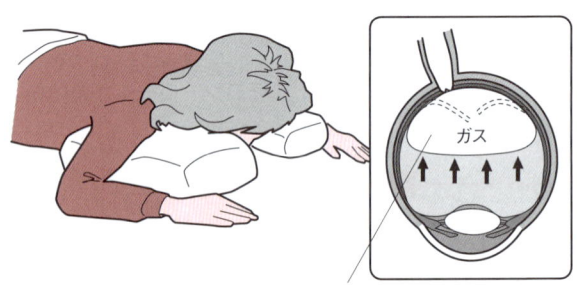

ガスの浮力を利用して剝離部分を押さえる

図10-9　硝子体手術の術後体位

4. 加齢黄斑変性症のアセスメント

学習の要点は

加齢黄斑変性症は年齢を重ねることにより網膜中央の黄斑部が何らかの原因で変性し見えなくなる疾患です。黄斑部は網膜のほぼ中央にあり，物を見る中心で私たちの視力を支えています。発症原因や特徴的な症状を理解しておきましょう。

加齢黄斑変性症の症状・病態

　加齢黄斑変性症は，視野の中心部がゆがんで見える，中心部に灰色か黒の影が見える，車に乗っているとセンターラインが曲がっているように見える，といった症状が現れる。これは病変が黄斑部にとどまることが多いためである。年齢を重ねるとともに網膜色素上皮の下に老廃物が蓄積し，それによって直接的あるいは間接的に黄斑部が障害されるために生じる病気である。中心視力障害をきたし，社会的失明の危険性を伴う疾患である。

　黄斑の中央，直径0.20〜0.35mmにあたる中心窩は，特に視機能が鋭敏な部分である（図10-10）。黄斑に障害が生じると，前述のような症状が生じるようになる。

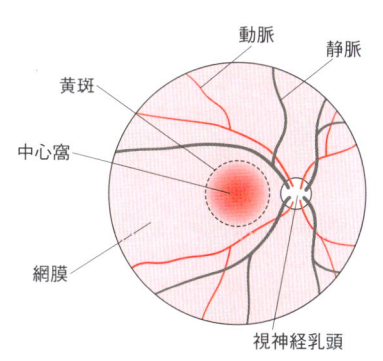

図10-10　黄斑と中心窩

診断は一般的な視力検査に加えて，アムスラー検査，眼底検査，造影検査などが行われる。アムスラー検査では，片方ずつの眼で方眼紙のような格子状に線が引かれた図を見て，ゆがみがないか，黒く見えたり欠けたりする部分がないか調べる。加齢黄斑変性症の場合は図10-11のように見える。

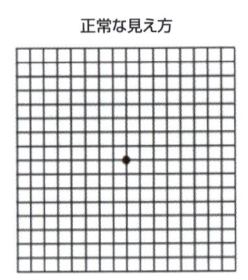

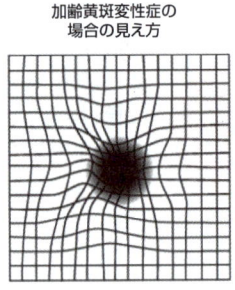

正常な見え方　　　　加齢黄斑変性症の場合の見え方

図10-11　アムスラー検査
(資料：財団法人日本眼科学会ホームページ)

原因と分類

　加齢黄斑変性症は萎縮型，滲出型に分類される。萎縮型は進行が遅く，一方，滲出型は脈絡膜新生血管の発生により急激に視力障害をきたす病態である。原因としては高齢者に多く発症することから，黄斑，特に，網膜色素上皮細胞の加齢による老化現象が主な原因と考えられている。また，高血圧や心臓病，喫煙，栄養状態（ビタミン，カロチン，亜鉛などの不足），遺伝などの関与も報告されている。しかし，加齢黄斑変性症の原因や病態は完全には解明されていない。

〈萎縮型加齢黄斑変性〉
　黄斑部の網膜が萎縮していき，ゆっくり進行する。治療法はない。

〈滲出型加齢黄斑変性〉
　黄斑部の新生血管から出血や滲出液の漏出が起こって急速に進行する。日本人の加齢黄斑変性症は滲出型が多く，症状に気づいて数か月で視力が低下する。硝子体内注射が行われているが脳や心臓血管への副作用も大きい。

5. 難聴のアセスメント

学習の要点は

耳の構造と音が耳から脳神経に伝えられる仕組みをしっかりと確認しましょう。また、国試でもよく出題される難聴には、障害された部位により伝音性難聴と感音性難聴、その両者が混じった混合性難聴があります。

耳の構造

耳は解剖学的に外耳・中耳・内耳から成る。音は外耳道、鼓膜、耳小骨（ツチ骨、キヌタ骨、アブミ骨）を経由して内耳（蝸牛）に達する。音の振動は蝸牛のコルチ器で電気信号に変えられ、脳神経に伝えられて音として感じる。

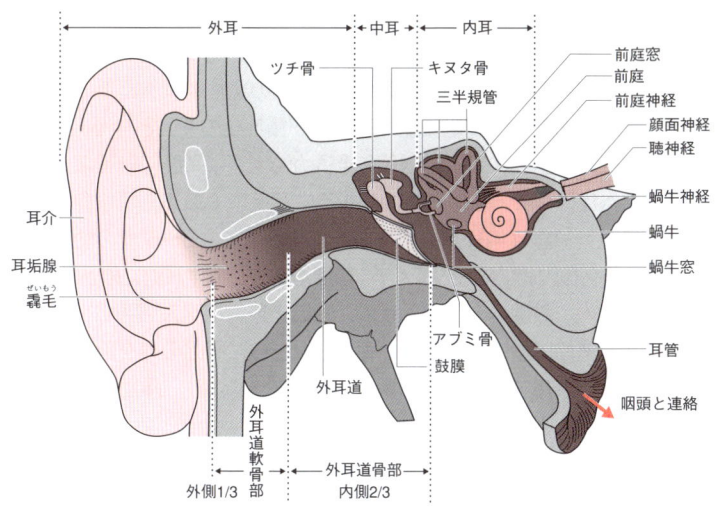

図10-14 耳の内部構造

難聴の分類

- **伝音性難聴**：外耳から中耳伝音系までの障害によって起こる難聴である。内耳・中枢は障害されない。骨導聴力は正常で気導聴力が低下する。鼓膜形成術や鼓室形成術など手術の対象となり得る。
  【原因疾患】外耳道閉鎖，急性中耳炎，慢性中耳炎，滲出性中耳炎，真珠腫性中耳炎，耳硬化症，耳小骨奇形，外傷，耳垢栓塞など
- **感音性難聴**：内耳や蝸牛神経・脳幹・聴覚皮質の障害によって起こる難聴である。補聴器や人工内耳が必要になる場合もある。気導聴力・骨導聴力ともに低下を示す。
  【原因疾患】突発性難聴，老人性難聴，騒音性難聴，メニエール病，薬物中毒，聴神経腫瘍など

伝音性難聴の原因疾患

1. **急性中耳炎**…急性中耳炎はあらゆる年齢で発症する中耳感染症であるが，主に乳児期から小児期に発症する。上気道感染に続発する疾患でウイルス性，細菌性，両者の混合感染などによって起こる。
2. **慢性中耳炎**…慢性中耳炎とは，慢性化膿性中耳炎あるいは慢性穿孔性中耳炎のことで，鼓膜に穿孔のみられる中耳の慢性炎症である。鼓膜緊張部の中心性穿孔と，反復性または持続性の膿性の耳漏および難聴を呈する。急性中耳炎から移行するものが大部分であるが，小児期の急性中耳炎と滲出性中耳炎の不完全な治療，耳管の排泄機能障害などが慢性化の要因となる。
3. **滲出性中耳炎**…滲出性中耳炎は鼓膜に穿孔がなく，中耳腔に貯留液が認められるが急性炎症はなく，難聴を主体とする中耳疾患である。耳管機能障害があり，上気道炎や急性中耳炎に引き続いて発症する。5～6歳の幼児に多い。鼓膜は菲薄化し内側に陥没してくる。鼓膜を透かして中耳腔に貯留液を認める。
4. **真珠腫性中耳炎**…鼓膜の一部が鼓室内，特に上鼓室に陥没侵入し，その内陥上皮の袋状の部位に皮膚の剥脱物が蓄積し，さらに周囲の骨を破壊しながら乳突腔へ広がる疾患である。内耳障害（めまい・難聴），顔面神経麻痺，頭蓋内合併症などを引き起こすことがある。
5. **耳硬化症**…アブミ骨の底板の固着による伝音性難聴を示す。一般的に両側性であるが一側性の場合もある。約8割の例で耳鳴りを伴う。白人の女性に多いと言われているが，日本人にもみられる。20歳代より徐々に難聴が出現し年齢とともに増悪する。
6. **耳小骨奇形**…先天的な耳小骨の発生障害により，耳小骨連鎖の形成不全や固着をきたす疾患である。難聴の自覚年齢は早く，難聴は一側性・両側性どちら

でも起こりうるが，両側性の場合は片側の症例より複雑あるいは広範囲に障害されていることが多い．難聴は非進行性である．鼓膜所見は正常なことが多いが，他の奇形を合併することもある．耳介・外耳道の形態の観察には注意が必要である．

7. 外傷…外傷性鼓膜損傷の多くは頭部外傷，平手打ちによるものや直達性外傷（耳掃除，異物除去時に誤って損傷する）などで起こる．一般的には自然治癒が期待できるが，鼓膜のみならず，耳小骨骨折や連鎖の離断もみられることがあり，この場合には高度の難聴を呈し手術治療が必要とされる．

8. 耳垢栓塞…耳垢は外耳道の耳垢腺の分泌物，脱落上皮などが一緒になって生じるものであり，通常は外耳孔から自然に排出される．耳垢栓塞とは何らかの理由によって耳垢が排出されず，外耳道に停滞し閉鎖した状態を指す．耳閉感，瘙痒感，難聴などの症状を呈するものである．外耳炎を引き起こし，外耳道の発赤・腫脹から，耳痛・耳漏が出現することもある．

感音性難聴の原因疾患

1. 突発性難聴…文字どおり突然に発症する即時的な難聴，または朝に目が覚めて気づくような難聴．難聴が発生したとき「就寝中」「作業中」など，自分がそのとき何をしていたか明言できることが多い．原因としては内耳の循環障害説やウイルス感染説などが報告されているが，その病態はいまだに不明である．背景に疲労やストレスの関与も報告されている．

2. 老人性難聴…50歳代より高音域が明瞭に低下する難聴である．両耳に発症する．これは加齢変化に伴う生理的難聴であり，内耳の蝸牛の感覚細胞が障害を受けたり，内耳から脳へと音を伝える神経経路や中枢神経系に障害が起こったりして発生する．不可逆的変化であり，高度に進行した場合には補聴器の使用が必要になる．

3. 騒音性難聴…造船所，削岩機，製鉄，炭鉱など高度な騒音下の環境で長期間働いていると，人により4,000Hzの周波数の感音性難聴をきたす．両側の感音性難聴であり，病理学的に外有毛細胞の障害，消失が特徴的である．騒音性難聴になると，騒音下の職場から離れても症状が進行することがある．

4. メニエール病…耳鳴りや難聴とともにめまい発作を繰り返し，次第に難聴が増悪する疾患である．原因は詳細には判明していないが，内耳内の内リンパ水腫が知られている．発症の背景には精神的ストレス，不安，疲労などがある．

5. 薬物中毒…一般的な原則として，腎毒性のある薬剤は内耳毒性もあり得る．結核の治療薬であるアミノ配糖体の抗菌薬であるストレプトマイシンは代表的な薬剤である（ストマイ難聴）．その他のアミノ配糖体でも同様のことがあり得る．抗癌剤（シスプラチン）や利尿薬（フロセミド）でも起こること

が知られている。
6. 聴神経腫瘍…聴神経腫瘍（聴神経鞘腫とも呼ばれる）とは，第Ⅷ脳神経（聴神経）から発症する良性の脳腫瘍で，聴神経の周りを鞘のように被っているシュワン細胞と呼ばれる細胞から発生する。進行する一側性の聴力低下や耳鳴り，めまいなどで発見されることが多く，腫瘍が大きくなると顔面神経麻痺や歩行障害などをきたす。

問診ポイント

問診では，難聴は一側性か両側性か，難聴に気がついたのはいつか，発症から受診時までの間に難聴が進行しているかどうかを確認する。突発性難聴など急性感音性難聴の場合には発症した時期を明確に記憶しているが，原因不明の感音性難聴や老人性難聴など慢性に経過する感音性難聴の場合には，発症の時期については明確でない場合が多い。

中等度や高度の感音性難聴の患者に話しかける場合には，患者の正面に位置し患者の注意を引くことが大切である。患者が補聴器を持参していれば，補聴器を装着してもらい，会話が成立するまで十分時間をかけて語りかける。静かで明るい場所を選び，マスクをしたり口をふさいで自分の唇の動きや表情を隠さないようにする。患者の顔をみて，ゆっくりと明瞭な話し方で接する。とぎれとぎれに話さず，一定のリズムで話す。叫んだりすると余計に聞き取れなくなるため，普通の音量で話す。自分の言いたいことが相手に伝わったかどうか不確かなときは，自分の言いたいことを紙に書いて伝える（ホワイトボードの使用でもよい）。話題を変えたとき，患者がそれに気づいているかどうか注意する。「YES/NO」の答えになるような質問を避け，具体的な内容を言ってもらうような質問にする。

老人性難聴の場合には，聴力検査上，難聴は軽度でも言葉を理解する脳の機能が低下しやすい。聞こえなくても聞き返すのが面倒，あるいは遠慮するという傾向を示し，「トンチンカン」な会話となる。簡潔なやさしい言葉で話す，筆談をするときは「かな」ではなく「漢字」を使用するなど，高齢者に適した方法を用いる。

感覚機能障害のアセスメント

6. 難聴の検査

学習の要点は

アセスメントのために各種検査を行い，それによりどういった結果の場合が正常で，どういった結果が異常であり何の疾患が疑われるかを見極めることが求められます。

耳鏡検査

外耳・中耳を観察するためには，一般的に耳鏡を用いる（図10-15）。各サイズがあり耳の穴に応じて使い分ける。耳鏡内へは額帯鏡で反射した光を入れるが，直接光源から明かりを入れるクリニカライトや充電式でワイヤレスのLEDヘッドライトも使用される。さらに細部を詳細に観察する場合は耳用硬性内視鏡を使用する。

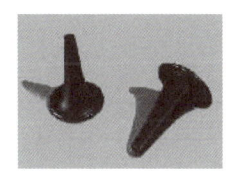

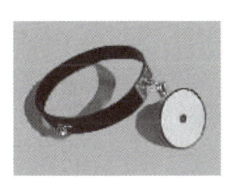

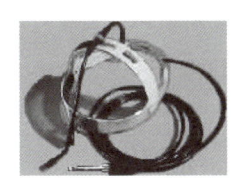

　耳　鏡　　　　　額帯鏡　　　　　クリニカライト
図10-15　耳鏡検査に用いる器具

　診察時に患者が不意に頭部を動かすと鼓膜損傷などの損傷を招くおそれがあるので十分注意する。幼小児の場合は保護者の協力のもとに抱きかかえてもらい，両手・両足をしっかり押さえ，介助者は頭部を確実に保護者の胸部に固定させる。

聴力検査

　聴力検査とは，どれくらい小さな音まで聴こえるかを測定するものである。測定する方法によって色々な種類があるが，聴力検査の中で最も基本的かつ重要な検査は標準純音聴力検査である。検査にはオージオメータを用いる（図10-16）。周囲に雑音があると正確な検査ができないために防音室の中で行われる。

　オージオメータでは125～8,000Hzの周波数でそれぞれ小さな音から大きな音まで出すことができる。ぎりぎり聴こえる大きさの音を閾値といい，それを気導と骨導両方について調べる。気導はヘッドフォンで，骨導は振動板というものを耳の後ろにある骨の出っ張り（乳突部）に当てて測定する。気導と骨導とでは音の伝わるルートが違い，気導では耳介→外耳道→鼓膜→3つの耳小骨を順々に伝わり，蝸牛へと到達する。一方，骨導では最初の部分が省かれ，いきなり側頭骨から蝸牛へと音の振動が伝わる。

　ある周波数で閾値を求めたとして，右耳を例にすると，気導の聴力レベルは○で，骨導はカタカナのコの字を左右逆に書いたような記号で表す（図10-17）。図中左のように気導の閾値が上昇していても，骨導が正常ならば，外耳から中耳に至るまでの音を伝える機構である伝音系の異常が考えられる。この場合を伝音性難聴という。図中右のように気導と骨導が同じように閾値上昇していれば，内耳や脳幹などの異常が想定される。この場合を感音性難聴という。純音聴力検査では単に聴力レベルを知るだけではなく，もし難聴があれば原因となっている部位に想定もある程度できる。

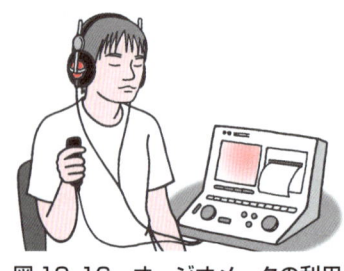

図10-16　オージオメータの利用

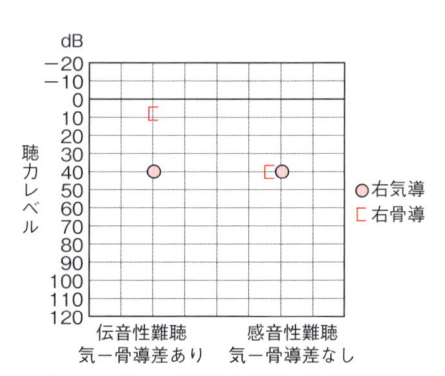

図10-17　伝音性難聴と感音性難聴

音叉を用いる検査

通常はオージオメータを用いるが,ベッドサイドで聴力検査を行うときは音叉を用いる(**図10-18**)。患者の耳元で音叉の音を聴かせ,患者が聴こえないと言ったら,その音叉を検者の耳に当てて,もう一度聴こえるかどうかを調べる。つまり検者の聴力を正常として患者の聴力を相対的に評価する。難聴が疑われる場合はさらに音叉を用いて①Weber(ウェーバー)試験,②Rinne(リンネ)試験を行う。

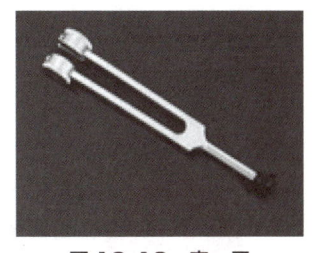

図10-18 音叉

①Weber 試験

振動させた音叉を患者の前額部中央に当てて,振動が左右どちらに,より響くかを答えさせる(**図10-19**)。中耳および外耳に閉塞性の障害があると患側に大きく響き(伝音性難聴),また内耳より中枢側に障害があると正常側で大きく聴こえる(感音性難聴)。

②Rinne 試験

振動させた音叉を乳様突起に当て,骨からの振動音(骨伝導)が消えた後,音叉を外耳孔に近づけて,まだ振動音が聴こえるかどうか(空気伝導)たずねる(**図10-20**)。正常では骨伝導より空気伝導の方が長く聴こえるが,中耳障害や外耳道の閉塞があると,骨伝導の方が長く聴こえる。

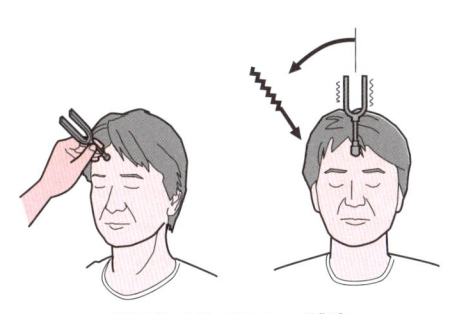

図10-19 Weber 試験

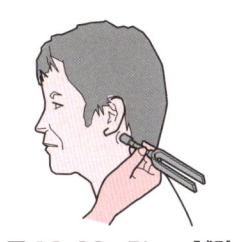

図10-20 Rinne 試験

難聴児の聴覚管理は長期となるため受診時にできるだけ恐怖心を抱かせないようにする。特に初診から数回の受診が大事であり,このときに恐怖心を抱かせるとその後の治療にも非協力的となる。見せないからといって無理に頭や身体を押さえることは恐怖心を植え付けてしまうので避けたほうがよい。

7. めまい，平衡機能障害のアセスメント

学習の要点は

めまいは，実際には動いていないはずの自分や周囲が，あたかも動いているかのように感じる現象のことをいいます。平衡機能障害とは，姿勢の維持や運動時にバランス機能が破綻をきたすことです。

疑われる疾患

〈メニエール病〉

　突然片側の耳鳴りや耳閉感，難聴の自覚とともに，回転性のめまい感を訴え，起立できなくなり，悪心や激しい嘔吐を訴える。この症状は 2～3 時間から，半日以上続くことがある。そしてめまい発作が治まっても，再び同様の発作を繰り返し，発作ごとに難聴が進行していく。原因として内耳内の内リンパ水腫が知られている。疫学調査によると一般に几帳面なタイプが多く，肉体労働より頭を使う職業に多い傾向がある。年齢的には 40～50 歳代をピークとして発症するが，最近は 20 歳代や中学生・高校生の発症も珍しくない。一般的には男性に多いが最近では女性に増加傾向があり，その場合には低血圧症を伴うことが多い。

〈良性発作性頭位めまい症〉

　このめまいは決して耳症状（難聴，耳鳴り）を伴わない。そして，めまい発作のきっかけはある特定の頭の位置に移動するときにめまいを自覚する。また他のめまい疾患より明らかに短く，多くは数秒から数十秒であり，長くても 2 分以内である。さらに決して他の脳神経症状を伴わない。好発年齢は 50～60 歳代であるが，各年齢層にわたってみられることが多い。頭部外傷やむち打ちなどの後にこの症状が出現することがあるが，何の誘因もなく突然起こるケースも多く，加齢現象や疲労・ストレス後に多いことが知られている。治療としては頭部の運動療法が著効を示すことが多い。

〈めまいと心身症〉

　器質的に何ら異常を認めず，頻回にめまい感を訴える患者が増加している。この中にはいわゆる心身症としてのめまい患者がいる。患者の治療にはストレスマ

ネジメントが重要となる。

問診ポイント

めまい発作や平衡機能障害を起こしたときには，しばしば救急患者として受診したり入院することがある。このときに患者自身は不安状態になっていたり，非常に興奮していることが多い。また，看護する側も，悪心や嘔吐に対応することに気をとられ，患者の随伴症状に気がつかないこともある。この随伴症状を見逃さずに観察することは脳出血や脳腫瘍などの中枢性めまいの鑑別にもなり極めて重要である。具体的には，耳鳴り，耳閉感，難聴などの耳症状だけでなく，顔・手足のしびれや温痛覚の消失などの感覚異常，複視や霧視，視野欠損などの視覚異常，ろれつが回らなくなるような舌のもつれや嚥下障害の有無，意識消失や意識障害，手足や腰の脱力感や運動障害などである。

フィジカルアセスメントのポイント

めまい感や平衡機能障害を他覚的に評価する検査が平衡機能検査である。また，簡単に日常の業務でもできる検査として注視眼振検査がある（図10-21）。頭を動かさずに指先やペン先などの先端を目で追う検査である。めまい発作の直後には，しばしばこの注視時に眼球が規則的に振動する眼球振盪（いわゆる眼振）が観察される。視覚的要素（固視）を取り除くためと軽度の眼振をはっきり観察するためにフレンツェル眼鏡を用いる。

患者の歩行状態や足踏み，片足立ちや踵とつま先を一直線にしてその身体のバランスを観察する方法も一般的に行われる簡易な平衡機能検査である（p.265参照）。検査のときは転倒予防に最善の注意をはらう必要がある。

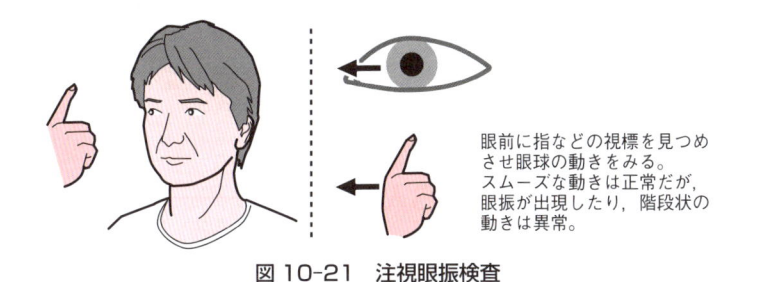

眼前に指などの視標を見つめさせ眼球の動きをみる。スムーズな動きは正常だが，眼振が出現したり，階段状の動きは異常。

図10-21　注視眼振検査

8. 皮膚疾患のアセスメント

学習の要点は

皮膚の構造を理解し，損傷部の状態を十分観察して重傷度をアセスメントすることが大切です。また，褥瘡の場合はケアプランを考える上で，発生要因を含めた総合的なアセスメントが必要です。様々なスケールや分類基準を活用した的確なアセスメントが求められます。

皮膚の構造

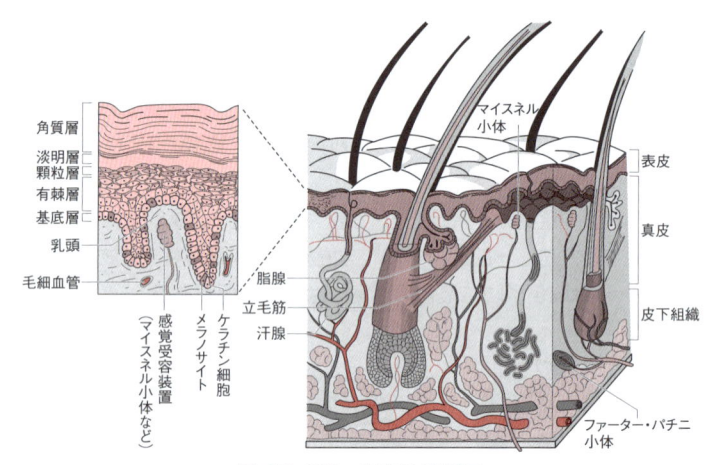

図 10-22　皮膚の解剖図

びらんと褥瘡

　びらんは表皮が剝離し，その下の組織の欠損が真皮までは至らず基底層までのあいだのものをいう。欠損部の痛みや浸出液を伴うことが多い。圧迫などの機械的刺激や，細菌感染，熱傷などによる皮膚組織への損傷により発生する。

　褥瘡の場合は同一部位に圧迫が持続的に加わることにより血行が阻害されて発生し，自発的な活動の低下が原因の大きな部分を占める。知覚異常があると圧迫による痛みを感じにくく，体を動かす動機がなく褥瘡が発生しやすい。

問診ポイント

① 発生部位：どこに皮膚組織の異常があるか見せてもらう（図 10-23）。
② 自覚症状：痛みを伴うか確認する。
③ 発生時期と要因：いつから見られるようになったのか，表皮剥離や発赤などその前の症状があったかなども確認する（図 10-24）。発生時期におけるその部位への圧迫や摩擦，熱いものへの接触など，刺激の有無も原因分析のために確認する。褥瘡が疑われる場合は，活動能力や知覚低下の有無，骨の突出，栄養状態など，発生要因になりうるものについても確認をする。

〈仰臥位〉
- 後頭部
- 肩甲骨部
- 肘頭部
- 仙骨部
- 坐骨部（主に坐位）
- 踵骨部
- 内果部

〈側臥位〉
- 耳介部
- 肩峰部
- 大転子部
- 外果部

図 10-23 褥瘡の好発部位

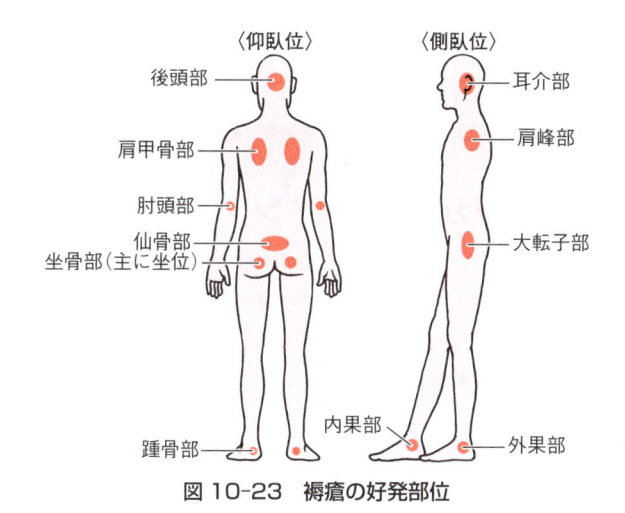

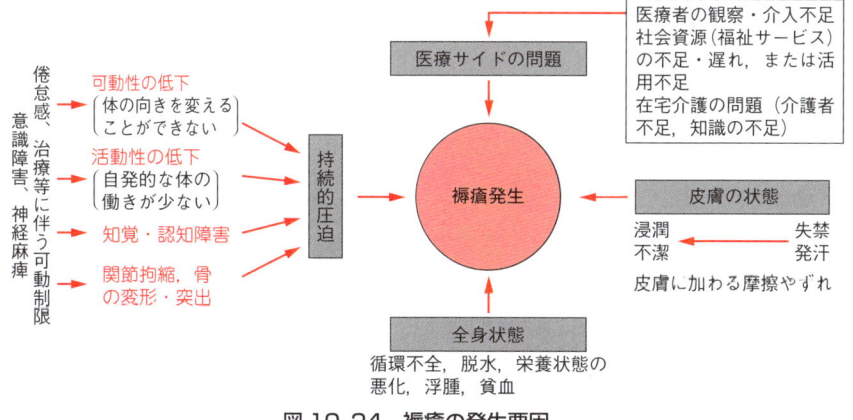

図 10-24 褥瘡の発生要因

- 倦怠感、治療等に伴う可動性制限
- 意識障害、神経麻痺

- 可動性の低下（体の向きを変えることができない）
- 活動性の低下（自発的な体の働きが少ない）
- 知覚・認知障害
- 関節拘縮，骨の変形・突出

→ 持続的圧迫 → 褥瘡発生

医療サイドの問題
- 医療者の観察・介入不足
- 社会資源（福祉サービス）の不足・遅れ、または活用不足
- 在宅介護の問題（介護者不足，知識の不足）

皮膚の状態
- 浸潤
- 不潔
- 失禁
- 発汗
- 皮膚に加わる摩擦やずれ

全身状態
- 循環不全，脱水，栄養状態の悪化，浮腫，貧血

皮膚疾患のアセスメント

褥瘡の発生要因の中から抽出した6つの項目について判断し，褥瘡発生を予測するスケールとして<u>ブレーデンスケール</u>がある。褥瘡発生のリスクを項目ごとにアセスメントしてケアの必要性と方法を検討する。また，発生時にも悪化防止や新たな部位への発生防止のために活用してアセスメントすると効果的である。

表10-1　ブレーデンスケール（簡易版）

項目	1点	2点	3点	4点
知覚の認知	全く知覚なし	重度の障害あり	軽度の障害あり	障害なし
湿潤	常に湿っている	たいてい湿っている	時々湿っている	めったに湿っていない
活動性	臥床	坐位可能	時々歩行可能	歩行可能
可動性	全く体動なし	非常に限られる	やや限られる	自由に体動する
栄養状態	不良	やや不良	良好	非常に良好
摩擦とズレ	問題あり	潜在的に問題あり	問題なし	

点数は6～23点で，点数が低いほど褥瘡発生の危険性が高い。

フィジカルアセスメントのポイント

損傷部の色や大きさ，深さ，浸出液の有無，周囲の皮膚の変化なども観察する。褥瘡が疑われる場合は判定スケールの「DESIGNツール」を活用して観察する。深さの評価としては，NPUAP（米国褥瘡諮問委員会）の分類も活用できる。

創周囲の皮膚の発赤や腫脹，熱感，疼痛などの感染兆候の有無なども観察する。

●日本褥瘡学会によるDESIGNツール —状態の評価—

① D（depth）：深さ
② E（exudate）：浸出液
③ S（size）：大きさ
④ I（inflammation/infection）：炎症/感染
⑤ G（granulation tissue）：肉芽組織
⑥ N（necrotic tissue）：壊死組織
⑦ P（pocket）：ポケット（存在するときのみ記述する）

●NPUAP（米国褥瘡諮問委員会）による分類 —深達度の分類—

ステージⅠ	ステージⅡ	ステージⅢ	ステージⅣ
・圧迫を除去しても消退しない発赤・紅斑。 ・皮膚の潰瘍はない。	・皮下組織に及ばない表皮のびらん・水疱。真皮にとどまる程度の潰瘍。	・皮下全層に及ぶ潰瘍。 ・皮下組織に達しポケットや瘻孔が存在することがある。	・皮下組織をこえて筋肉，腱，骨まで達する褥瘡。 ・ポケット・瘻孔を伴うことが多い。

既出問題チェック 感覚機能障害のアセスメント
状況設定問題

55歳の男性。会社員。自家用車で通勤し，仕事ではパーソナルコンピュータを常時使用している。突然，左眼の視野欠損を生じ，眼科を受診した。診察の結果，左眼裂孔原性網膜剝離のため手術が必要であり，3日後に入院するよう説明された。

☑ 入院までの生活指導で適切なのはどれか。97-P40
1 車の運転は問題ない。
2 転倒しないよう階段はゆっくり昇降する。
3 仕事は通常どおり行ってよい。
4 右側は見えにくいので注意する。

☑ 予定どおり入院し，翌日に手術が行われた。手術後は患部の安静のため，うつむき体位がとられた。患者は「頸部に痛みがあり，どうしたらよいか」と苦痛を訴えた。
対応で最も適切なのはどれか。97-P41
5 鎮痛薬を使用する。
6 2時間ごとに体位を変換する。
7 頸部をネックカラーで固定する。
8 安楽枕で腰部と頸部の負担を軽減する。

☑ 手術後10日に軽快退院することになった。
退院前の説明で適切なのはどれか。97-P42
9 「再発の危険はありません」
10 「夜はうつぶせで休みましょう」
11 「日中はサングラスが必要です」
12 「眼帯を装着する必要はありません」

● 解答・解説

1 ×車の運転は目にとって負担が大きい。また，視野が欠損しているということは，見えている部分はよいが，視野に入るまでは物を認識できないということであり非常に危険である。

2 ○物をきちんと視野に入れて行動することが必要であり，視野欠損では安全を確保するのに時間がかかる。ゆっくり安全を確保しながら行動する。

3 ×この患者は会社員で，車を使った通勤，パソコンを常時使う仕事である。これらはどれをとっても目に負担がかかる。術前から眼にかかる負担を軽減し，安静と体位に留意し安全を確保しながら生活するといった生活の変更が求められる。

4 ×左眼の視野欠損であり，左側が見えにくい。

---

5 ×まず体位，局所マッサージなどの工夫が大切で，鎮痛薬は第一選択ではない。

6 ×網膜剝離の術後はうつむき体位で臥床し，起坐位や歩行時にも頭はうつむいた状態を維持するように指導する。体位はうつむき体位に制限する。

7 ×頸部をネックカラーで固定することで患者はますます苦痛になる。

8 ○長時間のうつむき体位は頸部痛や肩部痛，腰痛などをもたらす。うつむき用安楽枕やクッションなどで苦痛を緩和したり，シップ薬などで痛みの緩和を図る。

---

9 ×網膜再剝離の危険性はある。そのために術前説明時にもこのことは説明される。

10 ×退院後も点眼や定期的通院は必要であるが，この時期になるとうつぶせで寝ることを強制する必要はない。

11 ×特にサングラスをしなければならない理由はない。

12 ○術後早期には眼帯を装着するが，退院後は眼帯をする必要はない。

42歳の女性。会社員で中堅的な役割を果たしている。夫，息子，娘および夫の母との5人家族。2年前にメニエール病と診断され内服薬を服用していたが，最近中断していた。今朝，激しい眩暈と耳鳴りに襲われ立つことができなくなり救急車で搬送されて入院した。2週前から娘の幼稚園でトラブルがあり，会社から帰るとそのことの対処に追われていた。性格はまじめで几帳面である。コンタクトレンズを使用している。

☑ 入院時の援助で適切なのはどれか。94-P49
1 枕は除去しておく。
2 食事制限はしない。
3 明るい窓側のベッドを選択する。
4 排泄はベッド上介助とする。

☑ 入院後，平衡機能検査が予定された。
　検査の説明で適切なのはどれか。94-P50
5 「検査時間は10分程度です。」
6 「コンタクトレンズは使用して結構です。」
7 「眼球の運動を観察する検査です。」
8 「睫毛は全てカットします。」

☑ 症状が安定し，退院が決定した。本人，家族とも発作が起こることについて不安を訴えている。
　説明内容で**適切でない**のはどれか。94-P51
9 「めまいは必ずおさまります。」
10 「発作が起きたら一点を凝視すると楽になります。」
11 「仕事や子どもについてのストレスの軽減が必要です。」
12 「発作の兆しは自覚できるようになります。」

● 解答・解説

1 ×平衡機能障害であることから水平に保つ必要がないため，枕ははずしておく必要はない。しかし回転性めまいであることから，頭を動かすことは避け，嘔気・嘔吐などの随伴症状が出現しているときには，誤嚥を予防するために枕をはずし顔を横に向ける。
2 ×発作がおさまれば食事は可能だが，刺激のある物や消化の悪い物を避け，少量ずつ始めるとよい。
3 ×明るい光刺激は症状を増悪するため避ける。
4 ○激しい回転性めまいのため立位や歩行が困難であることから，ベッド上での排泄を行う。

5 ×平衡機能検査はいくつかの種類を実施するため10分では終わらない。一般的な所要時間は1時間ほどである。
6 ×眼振検査時，フレンツェル眼鏡を使用して固視の影響を除くため，コンタクトレンズははずす必要がある。
7 ○平衡機能検査のなかには，眼球の運動を観察するための眼振検査がある。
8 ×睫毛が検査精度を低下させる原因になるとは考えられにくいため，全てカットする必要はない。目元の化粧は，検査精度低下の原因となるため除去する。

9 ○メニエール病の症状は反復的に起きるので，症状は一旦消失するため適切。
10 ×発作時は一点を見つめるよりも眼を閉じて安静にすることを勧める。外界からの光や音の刺激を与えず静かな環境にする。
11 ○発作の原因にはストレスによることもあり，子どもや仕事のストレスを軽減するため適切。
12 ○人によって違うが，耳鳴りがしたり，景色が動き出す感じがするなど，発作の予兆を自覚することは可能であるため適切。

Aさん，92歳の男性。身長178 cm，体重50 kg。1年前から寝たきり状態で，82歳の妻と長男夫婦と同居している。食事はむせがあるが全介助で摂取できる。排泄は尿便意ともになく，おむつを使用している。介護は妻が1人で行っている。最近急に活気がなくなり，食事量が減少し，下痢が続いたため入院した。

☑ 入院時，体温37.6℃，脈拍数70/分。白血球9,200/μl。尿混濁が認められ尿臭が強い。水様便が5回/日。活気がなく食事は1/3程度しか食べていない。この時点で必要とされるのはどれか。96-P61

1 輸　液
2 経管栄養
3 膀胱洗浄
4 膀胱留置カテーテルの挿入

☑ 入院時の観察で両踵部に1.5 cm大の浅い潰瘍を認めた。アセスメントで最も重要なのはどれか。96-P62

5 睡眠状況
6 水分摂取量
7 全身の皮膚状態
8 下肢の関節可動域

☑ 食事摂取量が増加し，踵部は表皮剥離の状態である。症状も改善し退院が予定されている。
褥瘡の悪化を防ぐための妻への指導で最も適切なのはどれか。96-P63

9 日光浴を勧める。
10 踵部に円座をあてる。
11 エアーマットを使用する。
12 踵部のマッサージをする。

● 解答・解説

1 ○ 食事量の減少と一日5回の下痢が持続し，体温の上昇や濃縮尿が認められるため，脱水症・電解質バランス異常を起こしている可能性が高い。したがって，早急に輸液による水分と電解質の補正を行う必要がある。

2 × むせはあるが誤嚥しているという判断材料はなく，経口で食事摂取できるので経管栄養の必要はない。

3 × 尿混濁が認められても，現時点では排尿があるので，この時点で行われる処置ではない。

4 × 水分バランスの確認や尿失禁によるおむつ内の湿潤を防ぐために膀胱留置カテーテルの挿入は必要だが，この時点では脱水改善に必要な「輸液の開始」を優先すべきである。

----

5 × 睡眠状況＝睡眠時間が長いことで，同一体位による長時間の圧迫が褥瘡を悪化させるという考え方よりも，むしろ本人の体動あるいは体位変換の状況をアセスメントすることが重要である。

6 × 水分摂取量は，皮膚の発汗または乾燥，浮腫などとの関連をアセスメントする上で必要だが，現実に身体上の変化として起こりうる問題＝皮膚の状態の判断が優先される。

7 ○ 褥瘡発生要因が多いことから両踵部の潰瘍は褥瘡と判断できるので，他の褥瘡好発部位も含め全身の皮膚の状態を観察し，悪化防止あるいは予防のためのアセスメントが最も重要である。

8 × 下肢の関節可動域は本人の体動に影響し，自己で除圧する能力がどの程度あるかをアセスメントする情報にはなるが，**6**と同様に，現実に身体上の変化として起こりうる問題の判断が優先される。

----

9 × 日光浴は，紫外線の殺菌作用や赤外線の温熱効果による血液循環の促進などの目的で行う方法と考えられるが，高齢者の妻が寝たきりの患者を日光浴させることによる身体的負担が大きすぎるため，適切な指導とは言えない。

10 × 踵部の褥瘡は入院時よりも改善していると判断できるが，それ以外にも褥瘡を発生しやすい要因は常に存在しているので，踵部だけのケアポイントを指導するのは適切ではない。

11 ○ Aさんの場合，褥瘡発生要因が多く全身の褥瘡予防が重要である。したがって，エアーマットはその効果が期待でき，設置は長男夫婦に依頼しその後の管理も含めて考えても，妻の身体的な負担は少ないので適切な指導と言える。

12 × マッサージは皮膚に問題のない部分に実施されるべき行為である。潰瘍形成だけでなく軽度の発赤や表皮剥離部分をマッサージした場合，再生中の皮膚がダメージを受け，壊死に陥る範囲が拡大する危険性がある。

感覚機能障害のアセスメント

第11章 骨・運動機能障害のアセスメント

1. 疼痛と疑われる疾患・要因 … 256
2. 腫脹，変形，神経症状と疑われる疾患 ………… 259
3. 問診・検査によるアセスメント ………… 262
4. フィジカルアセスメントの視点 ………… 265

1. 疼痛と疑われる疾患・要因

学習の要点は

疼痛は，その部位・性質・発生状況などにより，原因となる疾患が異なります。特に骨・運動器疾患においては，痛みを誘発する動作や姿勢を把握することが，疾患の特定につながります。

活動と疼痛

①運動痛

関節を動かしたときに生じる疼痛で，主に関節包の<u>伸展</u>，<u>ねじれ</u>による<u>緊張</u>や，関節近くの<u>腱鞘</u>や<u>筋・腱付着部</u>から発生する。股関節や肩関節の<u>回旋動作</u>により発生する痛みは，<u>関節炎</u>の存在を示唆する。屈曲運動により起こる痛みの多くは<u>最大屈曲</u>，<u>最大伸展</u>でみられるが，中間域を動かしたときにも痛みが生じる場合は，かなり炎症が強いものと判断される。

②荷重痛

股関節・膝関節・足関節など体重のかかる関節において，<u>立位</u>で荷重をかけただけでも生じる痛みである。これは，<u>関節リウマチ</u>や<u>変形性関節症</u>の場合にしばしばみられる。

③歩行時痛

歩行する際に生じる痛みである。荷重痛と同様に股関節・膝関節・足関節に発生する場合は<u>変形性関節症</u>を考える。一方，<u>間欠性跛行</u>（歩行中に下肢の痛みやしびれなどの症状がひどくなり歩き続けられなくなるが，休むことで症状が消失・軽減し，再度歩行できる歩行障害）による痛みでは，<u>腰部脊柱管狭窄症</u>，<u>腰椎椎間板ヘルニア</u>を考える。ただし，この間欠性跛行では閉塞性動脈硬化症のような下肢の血行障害による疾患との鑑別が必要である。脊椎疾患による間欠性跛行では，症状の回復動作が腰部の脊柱管腔を広くして馬尾神経への圧迫を軽減する必要があるため<u>前屈姿勢</u>となる。

疼痛部位

骨・関節・軟部組織に疼痛を認めた場合には，その部位の**外傷**，**炎症**，**腫瘍**が考えられるので，必ず，**外傷歴**，**手術歴**，糖尿病などの**既往歴**の有無を確認する。ただし，**骨腫瘍**では外傷歴がなくても**病的骨折**による痛みが生じることがある。

脊椎疾患では本来の病変部位以外にも隣接部位での病変や内臓疾患によっても疼痛が生じることがあるため，全身的な原因検索を行った上での鑑別が必要となる。また，**皮膚分節の支配分布**と照合することで，疼痛が生じる部位から**脊髄神経の病変部位**を推測ことができる（図 11-1）。

①**隣接部位病変**：頸椎部の疼痛では頭頸部領域の疾患も考慮する。
②**胸腹部内臓疾患**：胸椎部の疼痛では大動脈，心臓，肺，食道，気管の疾患を，腰椎部では胃，十二指腸，骨盤内臓器の疾患を考慮する。

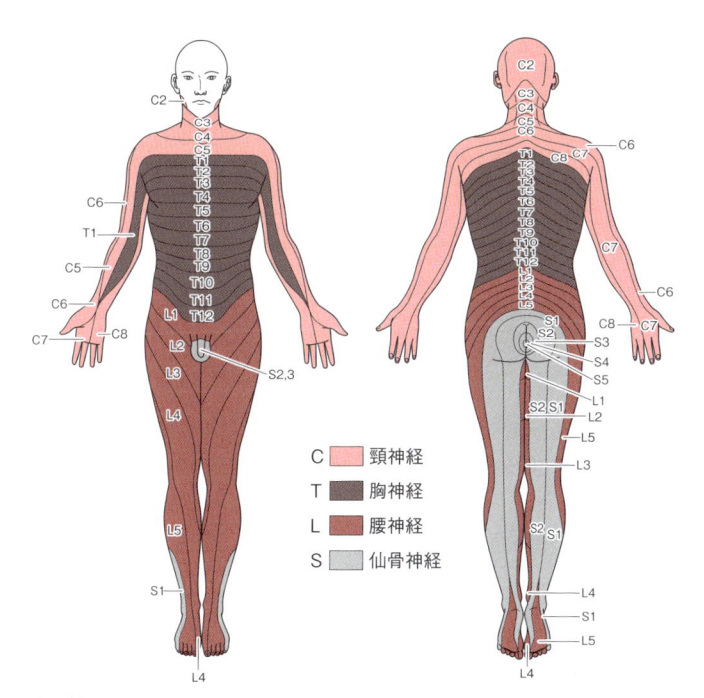

脊髄神経は，8 対の頸神経，12 対の胸神経，5 対の腰神経，5 対の仙骨神経，1 対の尾骨神経に分かれ，運動神経と知覚神経を支配している。

図 11-1　皮膚分節の支配分布

疼痛の性質

①鈍　痛：炎症，痛風発作，悪性腫瘍にみられる。
②夜間痛：肩挙上筋力の低下を伴う夜間痛では腱板断裂を考える。
③誘発痛：徒手検査により誘発される疼痛で，神経障害の責任部位を知ることができる。下肢伸展挙上テスト（SLR：Straight Leg Raising test）が陽性（下肢を伸ばしたまま持ち上げたとき，大腿後面が痛くなる）の場合は，第4腰椎以下に起こる腰椎椎間板ヘルニアなどの腰椎の疾患が疑われる。
　○下肢伸展挙上テスト
　　検者が他動的に患者の下肢を持ち上げ，水平面との角度を調べる。70度以上あれば正常である（図11-2）。
④熱感・腫脹を伴う疼痛：化膿性疾患を考える。急性期では安静時の疼痛も加わる。

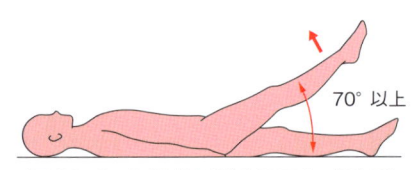

図11-2　下肢伸展挙上テスト（SLR）
（中村利孝編，平林茂『看護のための最新医学講座　第18巻　運動器疾患（第2版）』，p.47，中山書店，2005）

痛みと異常姿勢

　関節の近くに炎症がある場合，痛みを軽減させるために特異な肢位をとることがある。腸腰筋炎では股関節を伸展させようとすると強い痛みが生じるため股関節は屈曲位となる。また，変形性股関節症では荷重による痛みを軽減するために，臼蓋と大腿骨頭との接触面積を大きくして患側への荷重時上体が患側に傾くデュシェンヌ歩行をとる。

2. 腫脹, 変形, 神経症状と疑われる疾患

学習の要点は

腫脹や変形は疾患により特異的であることから診断を容易にします。また，神経症状は病変部位を特定できることから，鑑別診断に有用です。症状と疾患を関連づけておくことが重要です。

腫脹

　腫脹のみが認められることは少なく，熱感・疼痛を伴うことが多い。骨折，脱臼，捻挫等の外傷性疾患では局所の腫脹が生じる。このとき骨折では血腫の形成や皮下出血を認めることがある。また皮膚の熱感・発赤を伴う場合には，化膿性疾患が考えられるので，近くの皮膚に感染源となる挫傷や病巣部がないかを観察する。

変形

　変形を把握するためには，その原因や発生経過，随伴症状の観察が必要である。
① 原因：外力により骨・関節自体に特異な変形が生じている場合は骨折や脱臼が診断できる（図11-3）。
② 増減：急速に変形が進行する場合は，腫瘍性疾患を考える。急速に消退するようなら炎症性疾患を考える。
③ 経過：突然の発症では骨折，脱臼が考えられる。一方，慢性の経過の中で手指や手関節に特異な変形を認めたら，関節リウマチを考える（図11-4, 図11-5）。
　運動器疾患では加齢に伴い，様々な関節に変形を生じるが，膝関節では内側の関節面がより障害されることにより，O脚変形を生じやすい。
④ 変形による運動障害の有無：著明な運動障害を伴う場合は完全脱臼が考えられる。

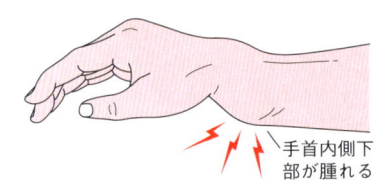

図11-3　橈骨遠位端骨折によるフォーク状変形
(細野昇編, 田中啓之『《JJNスペシャル》これだけは知っておきたい整形外科』, p.72, 医学書院, 2012)

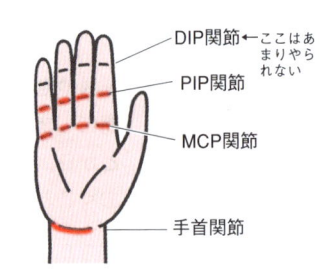

DIP関節 ←ここはあまりやられない
PIP関節
MCP関節
手首関節

DIP：遠位指節間　PIP：近位指節間
MCP：中手指節

図11-4　関節リウマチの関節症状の好発部位

DIP関節が掌屈 — 槌指変形
PIP関節が過伸展, DIP関節が屈曲 — スワンネック変形
DIP関節が過伸展, PIP関節が屈曲 — ボタン穴変形

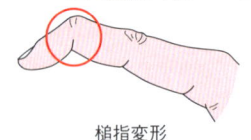

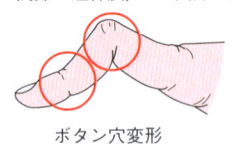

図11-5　関節リウマチの変形の分類
(中村利孝編, 平林茂『看護のための最新医学講座　第18巻　運動器疾患（第2版）』, p.41, 中山書店, 2005)

神経症状

　神経症状には大きく分けて筋力低下や筋萎縮などの**運動障害**としびれや痛みなどの**知覚障害**がある。障害の部位からその原因が**脳性**か，**脊髄性**か，**神経根性**か，**末梢神経性**かの区別がある程度可能である。

①運動障害

　深部腱反射の亢進，巧緻性の低下が生じたら脳・脊髄の障害，深部腱反射の低下または消失，筋力低下や筋萎縮では神経根または末梢神経の障害が原因として考えられる。

②知覚障害（しびれ）

　しびれの訴えは「ピリピリ」「ピリピリ」「チクチク」「ジンジン」など様々である。また異常感覚の訴えだけでなく，「触れてもよくわからない」知覚鈍麻，「冷たく感じる」冷感，「動きにくさ・こわばり」といった脱力や緊張をしびれとして表現している場合もある。患者の訴えるしびれの内容を把握するとともに知覚障害の発生部位と皮膚分節の支配分布と照合して責任部位を特定していくことは原因の鑑別において重要である。しびれの原因は神経系の障害以外に血管系の障害や心因性など様々なものも考えられる。

【末梢神経障害】

　末梢神経障害ではその神経固有の領域に知覚鈍麻を生じるとともに，支配筋の筋力低下と萎縮により特異な肢位をとる。下垂手では橈骨神経麻痺，猿手では正中神経麻痺，鷲手では尺骨神経麻痺，下垂足では腓骨神経麻痺が考えられる（図11-6，図11-7）。

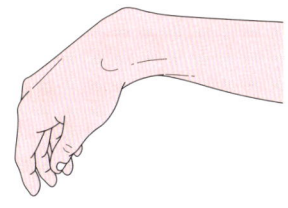

図11-6　橈骨神経麻痺による下垂手

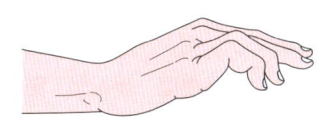

図11-7　尺骨神経麻痺（肘部管症候群）による鷲手変形

（細野昇編，田中啓之『《JJNスペシャル》これだけは知っておきたい整形外科』，p.63, 66, 医学書院，2012）

3. 問診・検査によるアセスメント

学習の要点は

問診とは，患者の状態を把握するために主訴，現病歴，既往歴などの基本情報を聞き取ることです。また問診には，情報収集だけではなく，患者と信頼関係を築くスタートとしての役割もあります。問診により得られた患者の情報を系統的に整理し，症状の原因を推測するだけではなく，同時に緊急度を見抜くことが求められますので，的確な問診を行い，検査をして速やかに診断・治療につなげることは看護を提供する上でも重要です。

● ─── **問診の概要** ─── ●

　主要症状から疾患を想定する場合，現病歴においては，症状の部位，経過が急性か慢性かの区別，どのような動作・状況で症状が生じるかを確認する。既往歴においては，外傷歴，手術歴，糖尿病の有無の確認が重要である。また，職業や生活環境が影響する疾患もあるため，職歴や生活歴を把握しておくことも必要である。

● ─── **理学的検査〜徒手筋力テスト（MMT；Manual Muscle Testing）** ─── ●

〈目　的〉
　患者の各筋の筋力を評価する。
〈方　法〉
　関節の自動運動を患者自身に行わせる。他の筋の影響を除くために，検者が徒手的抵抗を加えながら患者に自動運動を行ってもらい，6段階に分けて評価する（図11-7，表11-1）。
〈判定のポイント〉
　①徒手筋力テストの数字は定量的な意味はなく，単なる順序の示すものである。
　②関節拘縮が著明な場合は正確な評価が難しい。関節が動かないほどの拘縮があると，関節の動きで筋力を評価することはできない。
　③筋力1と筋力0の鑑別は臨床所見だけで正確に判断することは困難であることが多いため，微小な筋の収縮の有無は，筋電図を用いる必要がある。

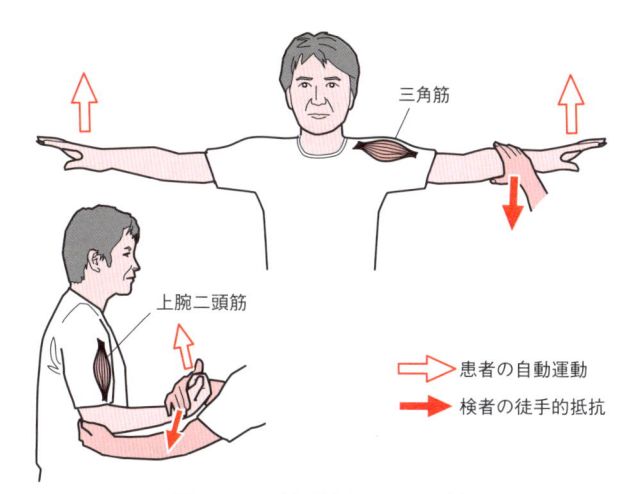

図11-7　徒手筋力テストの例

表11-1　徒手筋力テスト結果の6段階分類

筋力5	強い抵抗を加えても重力に打ち勝って可動域いっぱいに動く（正常）
筋力4	若干の抵抗を加えても重力に打ち勝って可動域いっぱいに動く
筋力3	抵抗を加えなければ重力に打ち勝って可動域いっぱいに動く
筋力2	重力による抵抗が加わらない肢位では可動域いっぱいに動く（重力による抵抗が加わらない肢位とは，例えば，肘の屈曲筋力では，水平面内で肘を屈曲するような肢位のことである）
筋力1	関節は動かないが筋の収縮が認められる
筋力0	筋の収縮がまったく認められない

理学的検査～関節可動域（ROM；range of motion）検査

〈目　的〉
　①機能障害の原因が関節の可動域制限によるものかを知る
　②障害の程度を知る
　③治療・訓練の評価手段とする

〈方　法〉（図11-8，図11-9）
　患者の身体に角度計を当てて角度を測定する。測定にあたっては，①基本軸をしっかりと固定する，②角度計の軸は，関節の軸とよく一致させる，③角度計を2回（関節を動かす前後）当てる。

〈判定のポイント〉
　①一般的に関節可動域は，「他動運動の可動域」を指しているので，関節そのものの可動域だけではなく，筋力の影響も受ける。

②上肢あるいは下肢の片側の関節に可動域制限がある場合,健側と比較することにより,どの程度の制限があるかを評価する。
③一般的な正常範囲(図11-10)と比較する場合は,関節可動域に個人差があるため,軽度の異常を正しく評価できないことを理解しておく。

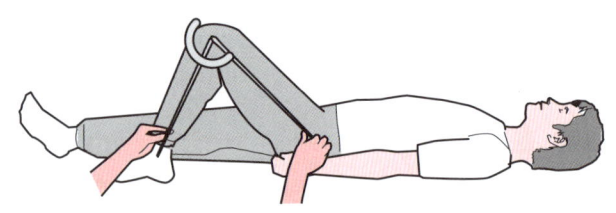

図11-8 膝関節可動域(屈曲)の測定

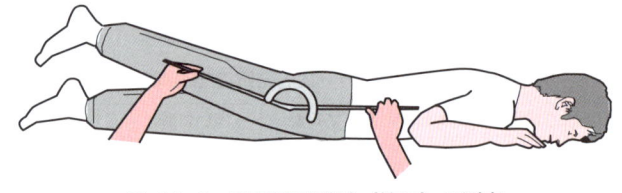

図11-9 股関節可動域(伸展)の測定

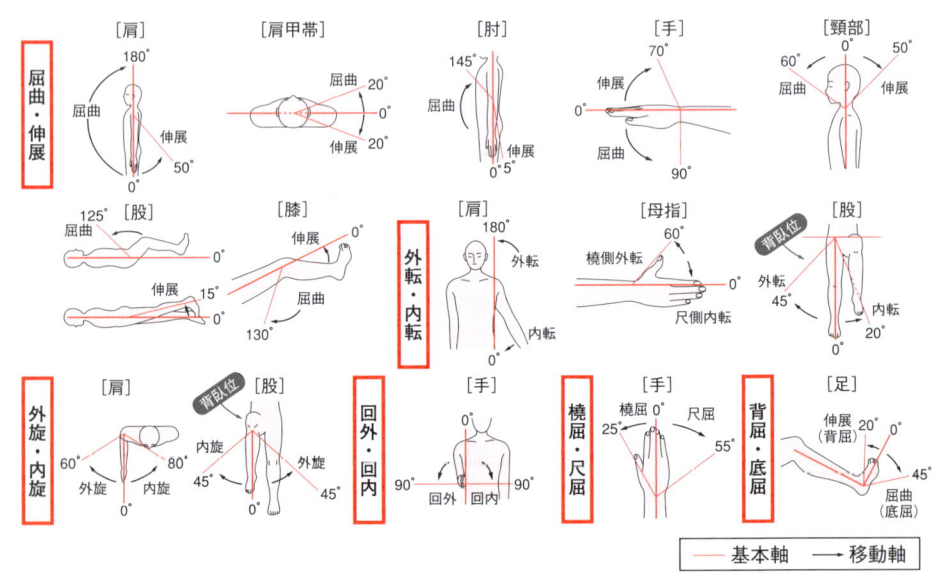

図11-10 関節可動域

4. フィジカルアセスメントの視点

学習の要点は

運動器疾患のアセスメントの視点として，日常生活動作との関連が重要です。このため，疼痛や腫脹などの症状だけではなく，四肢の肢位，歩行状態，姿勢などもアセスメントしましょう。

肢位・姿勢

　安静時における左右対称性，バランスを基準に観察する。上肢は起坐位でよいが，下肢は目的に応じて立位，起坐位，臥位で観察する。

　歩行状態や動作時の症状を把握する場合は，動的な状態を作り出して観察する。動作を見たいときは口頭だけではなく見本を示して，正確な動作を促す。また下肢の短縮や変形における歩行状態や立位バランスを見たい場合は，転倒の危険もあるため安全への配慮が必須である（図11-11）。

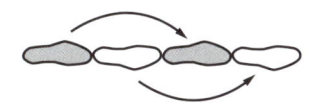

患者は一歩ずつ足先に踵をつけながらまっすぐに歩き，看護師は歩行状態を確認する

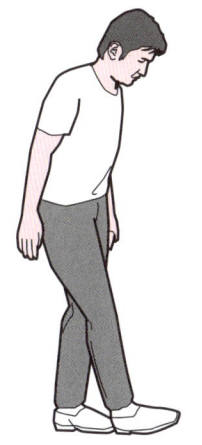

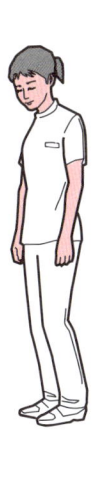

図11-11　つぎ足歩行による歩行状態の確認

骨・運動機能障害のアセスメント

フィジカルアセスメントの視点　**265**

疼痛

痛みの感覚は個人差がある上に精神状態によっても変化する。心理的な影響から痛みを強調することもあるので慎重に判断する必要がある。疼痛は訴えだけではなく表情やしぐさ、痛みを誘発する体位や動作、血圧や脈拍などの一般状態も観察し、総合的に診断する。

脊髄症状

しびれや疼痛などの感覚障害や筋力低下や麻痺などの運動障害を認める場合、症状の現れ方により、おおよその疾患や障害レベルを推測できる。

① **発症経過**：急激な発症は**硬膜内外の出血**、**脊髄損傷**が考えられる。特に硬膜内外の出血では激痛を伴う。症状が段階的に経過する場合は、後縦靱帯骨化症や変形性脊椎症などの変性疾患や強直性脊椎炎のような炎症性疾患を考える。
② **上行性か下行性か**：症状が**下肢から始まり次第に上行**する場合には脊髄外からの圧迫疾患、逆に**上肢から始まり次第に下行**する場合には頸椎症性脊髄症のように脊髄中心部の疾患を考える。
③ 症状が**急速に進行**している場合には転移性脊椎腫瘍、脊髄炎、ギラン・バレー症候群、**徐々に進行**している場合には脊髄腫瘍、脊髄空洞症を考える。
④ **全身症状の合併症の有無**：糖尿病やカルシウム・ビタミンD代謝異常を合併している場合は**後縦靱帯骨化症**を考える。

高齢者のフィジカルアセスメント

運動器疾患は、骨量の低下や各種体力の低下など加齢に伴う様々な変化の影響を受ける（**表11-2**）。また、高齢者ではそれまでの生活経験や体験、社会的背景、環境要因などを考慮したアセスメントが必要となってくる。

高齢者に対する問診では、病歴以外に生活歴、家族背景、日常生活などの基本的な情報以外にも呼吸・循環、視覚・聴覚、運動機能などの身体面と記憶や理解力、判断力などの認知能力も把握する。認知能力の問診では、IADL（手段的日常生活動作）が支障なくできているかを評価するのも方法の一つである。

表11-2 身体機能面の問診項目

呼吸・循環	①動悸、息切れの有無　②胸痛の有無
視覚・聴覚	①物が見えにくい、暗いと見えない、ぼやけて見える ②難聴の有無（コミュニケーション障害の有無）
運動機能	①立ち上がり動作や立位保持の状態 ②ふらつきなく歩行できるか、跛行の有無 ③ADL（日常生活動作）に支障がないか

骨・運動機能障害のアセスメント

状況設定問題

Aさん（76歳，女性）は，夫と2人で暮らしている。これまで健康に生活しており，登山会への参加を趣味にしていた。3週前に，散歩中に転び，殿部から腰背部にかけての痛みがあったが様子をみていた。Aさんは痛みのため臥床して過ごすことが多くなり，次第に足に力が入らず立ちあがりも困難になった。食事は夫が購入した弁当を残さず食べていた。2日前から1日中臥床するようになったため，夫の介助で受診し，腰椎圧迫骨折（lumbar compression fracture）と診断され入院した。

☑ 入院時のアセスメントで最も適切なのはどれか。101-A106
1. 嚥下困難がある。
2. 筋力の低下がある。
3. 関節の強直がある。
4. 痛みは我慢できる程度である。

☑ 入院後5日が経過し，Aさんは病室内を歩くようになったが，腰痛を訴えている。
看護師が検討すべき事項として適切なのはどれか。101-A107
5. 鎮痛薬の内服
6. T字杖の使用
7. 痛みのある間の臥床保持
8. 就寝中のコルセット装着

☑ Aさんの経過は順調で歩行機能も回復したため，退院することになった。
退院直後の生活指導として適切なのはどれか。101-A108
9. 登山への参加
10. 散歩の再開と継続
11. 居室内リフトの設置
12. 体幹の回旋運動の実施

● 解答・解説

1 ×購入した弁当を残さず食べることができており嚥下困難はない。
2 ○受傷前は健康的な生活をしていたが後期高齢者であり，転倒してから3週間臥床して過ごしていることから筋力低下が考えられる。
3 ×関節強直は，関節包内の骨・軟骨などの病変により関節運動に制限がみられる状態をいう。足に力が入らず立ち上がりも困難ではあるが，関節の運動制限はみられていない。
4 ×痛みによるADL低下がみられており，我慢できる程度ではない。

5 ○鎮痛薬で痛みのコントロールができれば，ADLの維持・拡大が可能となるので検討する。
6 ×T字杖などの歩行補助具は，歩行障害のある人に用いる用具である。Aさんは痛みはあるが麻痺症状もなく歩行はできているので不適切。
7 ×臥床保持による筋力低下をさらに進めてしまう。
8 ×圧迫による褥瘡予防のために就寝中はコルセットははずす。

9 ×登山への参加はAさんの生活目標となるが，退院直後はADLが自立したくらいの歩行レベルであり不適切である。
10 ○散歩の再開と継続により回復した歩行機能を維持・拡大し，受傷前の生活目標に近づけるように指導する。
11 ×歩行機能が回復しているため居室内リフトの設置は必要ない。
12 ×回旋運動は腰痛や骨折部の骨癒合遅延を起こすことがあるので不適切。

Aくん，8歳の男児。夕方自転車で帰宅途中に転倒し，利き腕である右肘を強打した。疼痛，腫脹があり受診。単純エックス線撮影の結果，右上腕骨顆上骨折の診断を受け入院した。

☑ 上腕から手関節までシーネを装着した。
観察で優先度が最も高いのはどれか。96-P64
1 知覚鈍麻
2 関節拘縮
3 出血量
4 かゆみ

☑ 入院2日後，全身麻酔下で骨接合術が施行され，その後再び上腕から手関節までシーネを装着した。1週後にギプス固定をし，5～6週後に抜釘術を行う予定である。
食事摂取の方法で最も適切なのはどれか。96-P65
5 食事は全介助で摂取する。
6 食べやすい流動食を提供する。
7 左手を積極的に使うようにする。
8 右手でゆっくり食べるようにする。

☑ 術後8日に上腕から手関節までギプス固定を行い，2日後に退院することになった。
指導で適切なのはどれか。96-P66
9 就寝時は右腕の下に枕を用いる。
10 入浴はギプスがとれるまで避ける。
11 ギプスがとれるまで自宅療養する。
12 外出時はギプス部位を網包帯で固定する。

● 解答・解説

1 ○ 骨折による骨片により神経が圧迫されると，知覚鈍麻やピリピリ感などの知覚障害が現れることがある。
2 × 関節拘縮は長期間のギプス固定後に現れるものであるため，現在の段階では考えなくてよい。
3 × 血管を損傷することは稀である。
4 × ギプス固定が長期になるとギプス内の清潔が保たれず，利き腕の固定によるストレスも加わり，かゆみが出現，増強する可能性はあるが現段階では優先されるべき問題ではない。

5 × 痛みが強かったり，精神的に不安や混乱のある時期は，全介助も必要であるが，すべてを介助することで，かえって子どもの自尊心を傷つけてしまうこともある。
6 × 消化器系には特に異常はないため流動食にする必要はない。
7 ○ 使える左手を駆使することで，子どもの生活範囲が拡大していき，活動意欲も高まる。
8 × 骨折部が安定するまでは患部の安静が必要である。動かすことで整復位が保持できず再転位を起こしたり，後遺症として内反症をきたす危険性がある。

9 ○ ギプスの圧迫による循環障害で末梢の冷感，浮腫，可動性障害などが生じることがある。ギプス装着している右腕の下に枕を入れて挙上することで，循環を助けることができる。
10 × ギプスが濡れたり，ギプス内が汚染されないようにビニールなどでしっかりと被えば入浴は可能である。特に子どもは新陳代謝が盛んで汚れやすいので，入浴によって清潔を保つことは必要である。
11 × ギプスがとれるまでに5〜6週間かかる。その間，学校を休むことになれば，学習空白ができ友達との交流が途絶える。このことは，学童期にあるAくんの発達課題を阻害することになりかねない。ギプスを破損するほど激しい衝撃を加えないことや濡らさないようにするなど，十分な説明を行えば理解でき，自己管理ができる年齢である。
12 × ギプスの重みでバランスを崩し危険を伴うため，ギプスを固定することも必要であるが，その時に使用するのは三角巾のように伸縮性がなくギプスを広範囲に支えられるものが適している。

第12章　婦人科疾患のアセスメント

1. 不正性器出血と疑われる疾患 …………… 272
2. 帯下と疑われる疾患 ………… 274
3. 月経の異常と疑われる疾患… 275
4. 腹痛・急性腹症と疑われる疾患 ……………… 277
5. 排尿障害と疑われる疾患 …… 279
6. 問診によるアセスメント …… 280

1. 不正性器出血と疑われる疾患

学習の要点は

不正性器出血とは，月経時以外でみられる性器からの出血を意味します。少量でも重大な産婦人科疾患を早期に発見する手がかりとなることがあります。産婦人科受診が重要な意味をもつことを知っておきましょう。

原因による分類

出血部位としては子宮，腟，外陰があるが，子宮からの出血が最も頻度が高い。出血の原因には，炎症，腫瘍，外傷などによる器質的疾患（表12-1）とホルモン異常によって起こる機能性出血とがある。

①妊娠性疾患を除外する，②癌を見逃さないことがポイントであり，鑑別のための問診内容として，患者年齢，妊娠出産歴・月経歴・最終月経，最近のがん検診の結果，薬剤の使用状況（ホルモン剤，抗凝固療法），既往歴（特に婦人科疾患，内分泌疾患，癌，凝固異常）などが挙げられる。

器質的疾患

表12-1 器質的疾患の分類

原　因	代表的疾患
妊　娠	子宮外妊娠，胞状奇胎，流産，切迫流産，前置胎盤，常位胎盤早期剥離
腫　瘍	子宮筋腫，頸管ポリープ，内膜ポリープ，外陰癌，腟癌　子宮頸癌，子宮体癌
外傷，異物	異物，避妊具，裂傷（会陰，腟壁，頸管），子宮穿孔
炎症/感染/びらん	子宮腟部びらん，細菌性腟炎，萎縮性腟炎，外陰炎，外陰潰瘍，子宮内膜炎
凝固異常	血小板減少性紫斑病，血友病，白血病，再生不良性貧血など

機能性出血

　視床下部-下垂体-卵巣系のホルモン異常によるもの。月経発来後～閉経前の女性に起こり得る。不正性器出血の30％を占め，機能性出血の75％が無排卵性出血である。

●ホルモン分泌様式による分類
　ホルモン分泌様式により次のように分類される。

〈エストロゲン消退出血〉
　未熟な卵胞が退縮しエストロゲン分泌が急速に低下することにより，子宮内膜を栄養するらせん動脈を維持できなくなり，子宮内膜が壊死・剥離し，出血が起こる。

〈エストロゲン破綻出血〉
　卵胞が発育しきれないままの状態でエストロゲンを分泌し続けるため，子宮内膜は過剰に増殖を続けるが，無排卵で黄体が形成されずプロゲステロンが分泌されないため，らせん動脈増生が追いつかなくなり，子宮内膜が壊死・剥離し，出血が起こる。

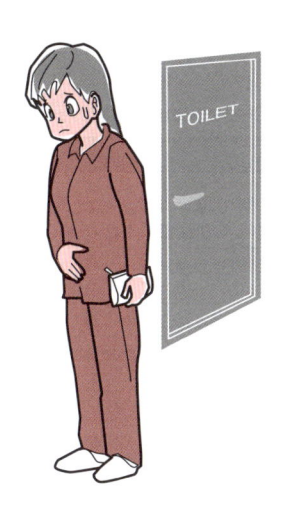

2. 帯下と疑われる疾患

> **学習の要点は**
>
> 帯下は，原因によって性状が異なりますが，特に腟炎では，種類によって特徴的な性状の違いがあるのでおさえておきましょう。

概要と分類

帯下とは女性性器からの分泌物をいう。外陰，腟，子宮などで感染や炎症が起こると帯下は増加する。

- **血性帯下**：不正出血として，子宮，腟，卵管などの炎症性疾患や腫瘍性疾患を疑う。
- **膿性帯下**：黄色や緑黄色のクリーム状で悪臭を伴うことが多く，子宮，腟，卵管などの細菌感染（特に淋菌による頸管炎）や腫瘍性疾患を疑う。

原因と性状

帯下の原因の一つである腟炎には様々な種類があり，帯下の性状は特徴的である（表12-2）。

表12-2 腟炎の分類と帯下の性状

分類		概要
老人性腟炎	病態	萎縮性腟炎ともいう。閉経後の卵巣からのエストロゲン分泌停止で，腟粘膜が萎縮し，本来，腟に備わっているデーデルライン桿菌による自浄作用が低下する。このような状態で大腸菌などの細菌感染が起こって発症する
	症状	腟粘膜の萎縮，点状粘膜下出血，黄色～褐色の血性・漿液性帯下が特徴。疼痛・瘙痒感はない
	治療	エストロゲン製剤の内服・腟錠，感染に対して抗生物質の腟錠
カンジダ腟炎	病態	カンジダ属の真菌が感染して発症。抗生物質の長期使用による菌交代現象，妊娠や糖尿病による易感染性が原因になる
	症状	外陰部の強い瘙痒感，白色～淡黄色の粉チーズ状帯下
	治療	抗真菌薬（クロトリマゾールなど）の腟錠
トリコモナス腟炎	病態	腟トリコモナス原虫の感染で発症。性感染症なので夫婦間で感染する
	症状	外陰部の瘙痒感，黄色の漿液性または膿性泡沫状帯下
	治療	抗原虫薬（メトロニダゾール）などの内服・腟錠。夫や性的パートナーの検査・治療も必要である

3. 月経の異常と疑われる疾患

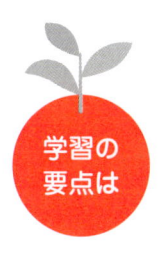

学習の要点は

月経は性ホルモンの周期的な変動と深く関係していますが，周期の異常や持続日数，量の異常などがあり，器質的疾患が潜んでいる場合があるので，丁寧に問診をすすめる必要があります。

月経周期の異常

　正常な月経は，周期日数25〜36日，月経持続日数3〜7日，月経血量20〜120 m*l* である。月経異常は，周期性の異常，持続期間の異常および月経血量の異常に分類される。ここではまず，周期性の異常について述べる。

- 無月経：3か月以上月経のない状態をいい，病的なものは原発性と続発性に分類される。
- 原発性無月経：18歳を過ぎても初経が起こらないもの
- 続発性無月経：以前あった月経が3か月以上停止したもの
- 生理的無月経：初経前，閉経後，妊娠，産褥，授乳期における無月経
- 希発月経：月経の頻度が異常に少なく，39日以上60日以内のものをいう。卵胞期（月経開始から排卵まで）が長いために周期が長いか，卵胞発育が中断してしまう場合にみられる。希発月経は月経の周期がまだ一定していない若年者に比較的多くみられ，また無排卵性（無排卵周期症[※1]）のことも少なくない。
- 頻発月経：月経の頻度が異常に多いもので，24日以内に繰り返すものをいう。無排卵周期症や黄体期の短縮（黄体機能不全症[※2]）によって引き起こされる。排卵の有無を確認するために，基礎体温の記録は基本となる。

※1　無排卵周期症…月経はあるが排卵を伴わないものをいう。希発月経では30％，頻発月経では60％が無排卵である。思春期や閉経前に多くみられる。
※2　黄体機能不全症…黄体から分泌されるプロゲステロンによって子宮内膜の形成や維持が行われるが，何らかの理由で黄体の機能が低下してくるとプロゲステロンの分泌が低下し，子宮内膜が維持できずに月経が発来する。

婦人科疾患のアセスメント

問診を行う際は，月経歴を聴取する。無月経で，周期的腹痛の訴えがある場合は，子宮から腟の閉鎖や狭窄による留血腫の存在を疑う。全般的に，不規則な生活，体重の増加・減少，転居や転職などの環境の変化によるストレス，睡眠の状況などは原因検索のために重要である。

月経持続期間，月経血量の異常

- 過短月経：出血日数が2日以内のもの。過少月経を伴うことが多い。
- 過長月経：出血日数が8日以上続くもの。過多月経を伴うことが多い。
- 過少月経：月経血量が20〜30 ml以下のもの。Asherman症候群（子宮内膜掻爬などを原因とする子宮内膜の癒着），子宮内膜炎，子宮発育不全，ホルモン分泌不全が原因として挙げられる。
- 過多月経：月経血量が150 ml以上のもの。主な病因として，子宮筋腫（特に粘膜下筋腫），子宮腺筋症が挙げられる。またエストロゲン，プロゲステロンの分泌異常や血液凝固障害が原因となる場合もある。長期間続くと貧血となる。

月経随伴症状

- 月経困難症：月経直前または月経開始とともに下腹部痛，腰痛，腹部膨満感，嘔気，頭痛などの不快な症状が強く出現し，日常生活に支障をきたし治療の対象となる場合をいう。原因疾患は，子宮内膜症，子宮腺筋症，子宮筋腫など。30歳以降に多くみられる。痛みの性状，位置，強さ，月経周期との関係について問診する。
- 月経前緊張症：月経前症候群（PMS；Premenstrual Syndrome）とも呼ばれ，月経前3〜10日の黄体期に一致して繰り返し起こる精神的症状（イライラ，抑うつ状態，不安感，易興奮性など）あるいは身体的症状（乳房痛，頭痛，腹部膨満感，四肢の浮腫など）で，月経発来とともに減退または消失するもの。発症原因はまだ明らかになっていない。

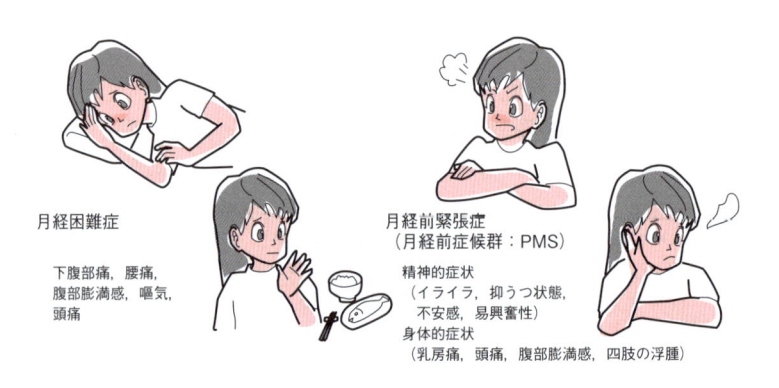

月経困難症
下腹部痛，腰痛，腹部膨満感，嘔気，頭痛

月経前緊張症
（月経前症候群：PMS）
精神的症状
（イライラ，抑うつ状態，不安感，易興奮性）
身体的症状
（乳房痛，頭痛，腹部膨満感，四肢の浮腫）

4. 腹痛・急性腹症と疑われる疾患

学習の要点は　婦人科領域においても腹痛は様々な機序によって発生します。痛みの性状や月経との関係をおさえておきましょう。

痛みの性状と原因の分類

　婦人科疾患の原因としては、**腫瘍**（子宮筋腫、子宮癌、卵巣腫瘍など）、**炎症**（付属器炎、骨盤腹膜炎）、**子宮内膜症**などがある。

　痛みの部位は子宮や卵巣が腫大していない限り、婦人科疾患では左右の**臍棘線**（臍と上前腸骨棘とを結んだ線）**より下方**にあることが多い（**図12-1**）。

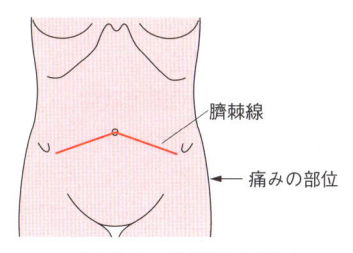

図12-1　臍棘線の位置

　痛みの性状が激痛か鈍痛か、持続性か発作性か、限局性かびまん性か、浅在性か深部痛かを聴取し、月経との関係にも確認が必要である。下腹部痛が月経時だけであれば月経困難症と診断できる。

原因別にみた疼痛の性状

- **子宮筋腫**：筋腫の増大により骨盤内臓器を圧迫するため、圧迫症状としての痛みを自覚する。
- **子宮頸癌**：早期では痛みがないが、末期になり癌浸潤が骨盤神経に達すると激痛がみられる。
- **子宮体癌**：早期では痛みがないことが多いが、進行期では血性、膿性の滲出液が子宮腔内に貯留し、この貯留液を子宮腔外へ排出しようとして子宮が収縮するために**陣痛様の疝痛**を伴う。
- **卵巣腫瘍**：良性の卵巣腫瘍では、増大すると圧迫症状を呈するが、茎捻転を起こさない限り痛みを伴わない。茎捻転では激痛が突発し、腹膜刺

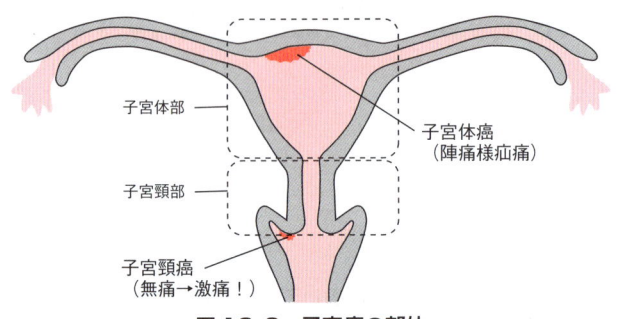

図中ラベル：
- 子宮体部
- 子宮頸部
- 子宮体癌（陣痛様疝痛）
- 子宮頸癌（無痛→激痛！）

図12-2　子宮癌の部位

症状も出現する。悪性の卵巣腫瘍では，皮膜の破綻，浸潤，周囲との癒着を生じ，腹水，腹腔内播種による疼痛が出現する。

■**付属器炎**：性感染症によることが多いが，流・早産や分娩後，人工授精，子宮卵管造影などの子宮内処置などに付随する感染でも起こることがある。**発熱**を伴い，白血球数増加やCRP高値などの炎症徴候をみる。慢性化すると付属器部位に膿瘍を形成し，炎症が進行すると**骨盤腹膜炎**となり，卵管，卵巣，子宮，腸管，腹膜が癒着して一塊となる。

■**子宮内膜症**：**月経困難症**として現れることが多い。初経後しばらくはなかった月経痛が，20歳代の後半か30歳代の初めごろから自覚されることが多く，年月とともに次第に増強する。症状が進行すると，月経以外の時期や性交時，排便時にも疼痛がある。

■**急性腹症**：婦人科領域における急性腹症の原因となる疾患はほとんどが以下のいずれかである。

・腹腔内出血：**子宮外妊娠，卵巣出血，チョコレート嚢胞の破裂**
・下腹部腫瘤：**子宮付属器の茎捻転**，子宮筋腫の変性
・感染症　　：**骨盤腹膜炎**（PID；Pelvic Inflammatory Disease），その他
・その他　　：排卵痛

特に緊急性が高く，開腹手術をしなければならないものを**表12-2**に示す。

表12-2　開腹手術を要する症状

疾　患	症　状
子宮外妊娠	無月経に引き続いて急激な下腹部痛と同時に不正性器出血が起こり，ショック状態となるのが典型的な症状 尿妊娠反応が陽性で，超音波断層法にて子宮内に胎嚢が認められない。
卵巣腫瘍の茎捻転または破裂	突然の下腹部痛に悪心・嘔吐などの腹膜刺激症状を伴う。 微熱，白血球の軽度増加

5. 排尿障害と疑われる疾患

学習の要点は　泌尿器系の疾患によることが多いですが，婦人科疾患でも腫瘍による圧迫や浸潤，また手術による影響からも排尿障害が起こる場合があります。

原因別にみた疼痛の性状

排尿障害の症状としては排尿痛，頻尿，排尿困難，尿失禁などがみられる。
　器質的原因（腫瘍による膀胱圧迫，子宮脱に伴う膀胱脱，子宮・外陰・腟癌の浸潤など）以外にも，更年期，老年期障害の一つとして排尿障害がみられる。

排尿痛：下部尿路の急性炎症で起こり，多くは頻尿を伴っている。尿道炎では排尿開始時に排尿痛がみられ，膀胱炎では排尿終末時の強い疼痛を訴える。

頻　尿：健常人の排尿回数は1日6〜8回であるが，これ以上になったものを頻尿という。頻尿は膀胱炎の主な症状であるが，子宮筋腫や卵巣腫瘍の膀胱への圧迫によっても起こる。

排尿困難：排尿しようとしてもスムーズに排尿できない場合をいい，高度になると尿閉になる可能性がある。子宮筋腫や子宮脱のために尿道が圧迫されたり偏位した場合，子宮癌根治術後などにもみられる。特に広汎子宮全摘術では，尿管を広範囲に剥離するため，尿路系の損傷が合併しやすい。

尿失禁：排尿の意志がないのに不随意に尿が漏出する状態をいう。腹圧性尿失禁は尿道括約筋の機能が低下しているために努責や咳などにより起こる。産褥熱や老年期では起こりやすい。

婦人科疾患のアセスメント

排尿障害と疑われる疾患　279

6. 問診によるアセスメント

学習の要点は　産婦人科を訪れる患者は，不安感とともに羞恥心や恐怖感を抱いているため，プライバシーの配慮，心情の理解が必要です。

問診でのポイント

産婦人科診療の特殊性として女性性器に関する訴えが多いことに留意しつつ，患者の心情に配慮して対応しなければならない。主訴そのものをはっきり言い表せない場合もあり，患者が症状をうまく表現できるように誘導することも必要である。表12-3のような問診票を用いて，本人に記入してもらい，補足的に質問をしていくなどの方法もある。

婦人科疾患に関連する主な症状としては，不正性器出血，帯下，痛み，瘙痒感，外陰部腫瘤感などがあり，症状の項目で述べた内容について関連づけながら具体的に聞いていく。

一般的な質問事項

主訴および現病歴のほか，以下に示すような一般的な事項についてもあらかじめ聞いておく必要がある。

1. 患者の年齢，職業
2. 家族歴：遺伝性疾患（特に糖尿病，高血圧），癌，両親の健否・死因など
3. 既往歴：主な疾患について罹患した時期（年齢），診断と治療内容，現症と関係のありそうな疾患，特に婦人科疾患については詳細に聴取する
4. 月経歴：初経発来年齢，順・不順，月経周期，持続日数，経血量，凝血の有無，月経時障害の有無・程度，最終月経の日付，閉経後ではその年齢
5. 結婚歴および配偶者の状況：結婚の年齢，離婚・再婚の有無やその年齢，同棲の有無や時期，配偶者については年齢，健否，疾病の有無，未婚の場

合は性交経験の有無
6. 妊娠・分娩歴：分娩年月日，分娩週数，自然妊娠・人工妊娠の別，妊娠・分娩・産褥中の合併症の有無とその種類，治療内容，分娩場所，児の性別，出生体重，生死，異常の有無
7. 児の状態：出産後の発育状態，健否

表12-3　産科婦人科問診票

秘密は厳守いたしますので全てお書きください
氏名〔　　　　〕　年齢〔　　歳〕　【紹介状は　有・無】
住所〔　　　　　　　〕　携帯電話〔　　　　　　　　〕
　身長〔　　cm〕体重〔　　kg〕血圧〔　　／　　〕
1. 本日受診した理由は？（複数可）
①妊娠（疑い，市販妊娠検査陽性　　月　　日）　②帰省分娩　③不妊検査希望
④不正出血　⑤おりものが心配（茶・黄・白・臭う）　⑥外陰部がかゆい
⑦月経が（不順・量が多い・痛い）　⑧痛み（下腹部・腰・その他の場所）　⑨しこりを触れる
⑩がん検診希望（最近受けた検査：　　年　　月・異常：有・無）　⑪その他
食欲（有・無）　睡眠（不眠・普通）　排尿（頻尿・残尿感・失禁）　便（下痢・便秘）
2. あなたは今までに大きな病気をされたことがありますか？
①高血圧　②糖尿病　③がん　④喘息　⑤花粉症　⑥その他（　　　　　）
・アレルギー（無・有：　　　　）・手術を受けたことが（無・有：　　　　）
・輸血を受けたことが（無・有：　　　　）・普段飲んでいる薬（無・有：　　　　）
3. ご家族について
家系に（高血圧・糖尿病・がん・その他）がある
・実父：　　歳（生・死）　持病（無・有）　・実母：　　歳（生・死）　持病（無・有）
・兄弟：あなたを含めて　　人　持病（無・有：　　　　）
4. 結婚について
①独身　②結婚（予定）：　　歳，　年　月　③離婚（　　歳）再婚（　　歳）　④夫と死別
　夫：　　歳（健康・持病有　　　）　性交渉（セックス）の経験（有・無）
5. 月経について
一番最近の月経は　　年　　月　　日〜　　日間
初経　　歳　閉経　　歳　月経周期は（順・不順）　　日〜　　日周期　出血　　日間持続
出血量は（多い・少ない・普通）　血の塊が（出る・出ない）
月経痛は（強い・軽い・時々・無し）　（職場を休むことがある，鎮痛薬を使うことがある）
6. 妊娠について

出産年月日	年齢歳	内容	週数週	妊娠中の異常つわり・切迫流早産・中毒症等	お産の方法	出生体重g	性別	分娩場所
年　月　日		出産流産中絶			正常帝王切開		女男	
年　月　日		出産流産中絶			正常帝王切開		女男	
年　月　日		出産流産中絶			正常帝王切開		女男	

（資料：信州大学医学部附属病院）

婦人科疾患のアセスメント

一般問題

☑ 女性の生殖機能について正しいのはどれか。 101-P72
1. 子宮内膜は排卵後に増殖期となる。
2. 黄体期の基礎体温は低温期となる。
3. エストロゲンは卵巣から分泌される。
4. 排卵された卵子の受精能は約72時間である。

● 解答・解説

1. ×子宮内膜は排卵前に増殖期となる。
2. ×黄体期プロゲステロンの分泌増加のため高温期になる。

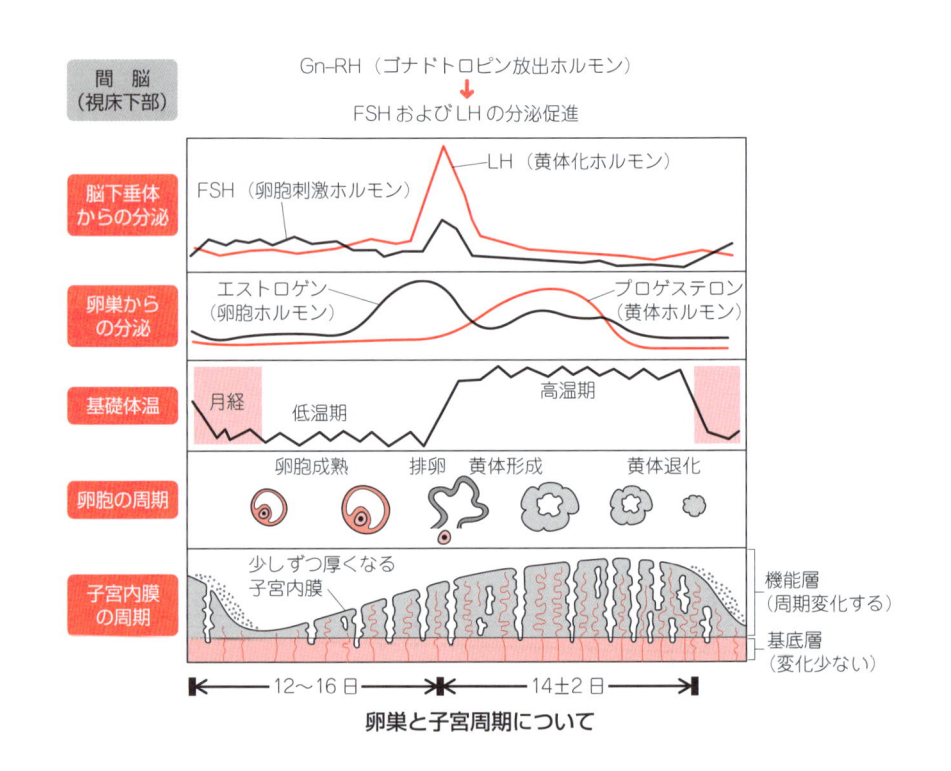

卵巣と子宮周期について

3 ○エストロゲンは卵巣から分泌される女性ホルモンの一つ。卵の発育を促し，子宮内膜の増殖を促す。
4 ×排卵後24時間程度で受精能力はなくなる。

☑ 更年期女性の特徴はどれか。**2つ選べ**。99-P86
1 平均閉経年齢は55歳である。
2 性腺刺激ホルモンの分泌は減少する。
3 プロゲステロンの低下によって骨量が減少する。
4 閉経後は高脂血症〈脂質異常症〉の発症が増加する。
5 更年期症状の出現には社会的・心理的要因が影響する。

●解答・解説
1 ×日本の女性の閉経年齢は49～50歳であり，50歳までに半数以上の女性が閉経する。
2 ×更年期の卵巣機能低下で，卵巣から分泌されるエストロゲンやプロゲステロンの分泌が低下すると，性腺刺激ホルモンである性腺刺激ホルモン放出ホルモン（GnRH）や卵胞刺激ホルモン（FSH），黄体化ホルモン（LH）の分泌は著しく増加する。
3 ×エストロゲンの低下により骨量が減少する。
4 ○エストロゲンは脂質代謝，血圧調節，糖代謝などの作用があるため，閉経でエストロゲンが低下すると脂質異常症（高脂血症）の発症が増加する。
5 ○心理的には女性としての性役割や女性美の喪失を，社会的には子どもの自立による孤独感や疎外感を感じやすく，夫の定年，親の介護，身近な人の死など問題が起こる時期である。

☑ 腟炎と分泌物の性状との組合せで正しいのはどれか。97-A44
1 カンジダ腟炎————水様性
2 老人性腟炎————チーズ状
3 非特異性腟炎————白色無臭性
4 トリコモナス腟炎————泡沫状漿液性

●解答・解説
1 ×カンジダ腟炎では，白色で米かす様またはチーズ様帯下で，瘙痒感を伴う。
2 ×エストロゲンが低下して発症する老人性腟炎では，黄色，褐色～血性の帯下を認める。
3 ×非特異性腟炎は特異的な病原微生物（トリコモナス原虫，真菌，淋菌など）以外の細菌によって起こる腟炎のことである。灰白色（クリーム状）で臭気（アミン臭）がある。
4 ○トリコモナス腟炎では，黄色で悪臭があり，泡沫状の帯下である。

婦人科疾患のアセスメント

☑ 43歳の女性のAさんは，過多月経を主訴に受診し，子宮筋腫で単純子宮全摘術を受けた。退院指導で最も適切なのはどれか。100-A59
1 「貧血は改善するでしょう」
2 「性行為は今後ずっとできません」
3 「更年期症状が現れる可能性があります」
4 「食物繊維をとるように心がけてください」

● 解答・解説
1 ○過多月経が長期持続すると高度の貧血を起こすが，子宮筋腫を摘除すると原因が除去され貧血は改善されていく。
2 ×単純子宮全摘術の場合は，通常術後約2か月位から性行為が可能である。
3 ×ホルモンを分泌する卵巣は摘除しないので更年期症状への影響はない。
4 ×食物繊維の摂取は特に関係はない。

☑ 卵巣癌の特徴はどれか。100-P61
1 20歳代での発症が多い。
2 初期の段階では無症状の場合が多い。
3 ホルモン療法には腫瘍縮小効果がある。
4 ヒトパピローマウイルス感染が関与している。

● 解答・解説
1 ×卵巣癌は未経産婦，妊娠回数の少ない女性に多い。また発病は40～50歳代に多い。
2 ○卵巣癌は早期の段階では無症状のことが多く，発見されたときにはほとんどが進行していることが多い。
3 ×卵巣癌の治療は遠隔臓器転移がある場合を除いて，外科手術が基本となる。また，化学療法に対する感受性が高く，化学療法と組み合わせた治療となる。
4 ×ヒトパピローマウイルス（HPV）の感染は卵巣癌ではなく子宮頸癌に関与している。

☑ 広汎子宮全摘出術後の排尿障害時の看護で適切なのはどれか。95-A100
1 残尿測定は自力排尿後毎回行う。
2 尿意を感じるまで膀胱内にカテーテルを留置する。
3 排尿時の用手膀胱圧迫は行わない。
4 残尿量30～50 mlが残尿測定中止の目安となる。

● 解答・解説

1 × 残尿測定をいつどの程度の頻度で行うかは，術前の膀胱容量測定の結果を参考に患者の水分摂取量，自尿量，排尿間隔等をもとに決定するのが望ましい。不必要な残尿測定は感染と患者の苦痛を増強する。

2 × 本手術後の膀胱留置カテーテル挿入の目的は，正確な尿量把握のほかに手術操作部位の安静保持であり，通常は術後5～7日で抜去される。カテーテルを留置している間は，膀胱内に尿が充満しないため尿意がないか，逆にカテーテル刺激によって尿意に似た感覚を頻繁に感じるため，尿意の有無がカテーテル抜去の基準とはならない。

3 △ 排尿障害のメカニズムは，排尿に関する神経損傷によるほかに，手術後の安静や腹部の手術創によって腹圧が低下することも関連している。したがって，用手的に腹圧を補助して排尿することも可能であるとされてきた。しかし，近年では膀胱破裂の危険もあることから膀胱圧迫は行わないとする意見もある。

4 ○ 看護師が行う場合も，自己導尿を行う場合も，自尿を促す様々なケアを行った上で残尿が30～50 mL以下になることを目指す。一般的に，この状態が3回程度続くようなら，残尿測定中止を検討できる。

☑ 不妊症(infertility)とその原因の組合せで正しいのはどれか。 101-P26
1 卵管の疎通性障害————————骨盤腹膜炎(pelvic inflammatory disease)
2 子宮形態異常————————————子宮内膜症(endometriosis)
3 造精能の障害————————————勃起不全(erectile dysfunction)
4 受精障害——————————————エストロゲン分泌不良

● 解答・解説

1 ○ クラミジア感染症や淋病などに罹患し，子宮頸管炎や卵管炎を併発し，進行すると骨盤腹膜炎を併発することがある。骨盤腹膜炎により卵管に閉塞が起こり，妊娠が成立しない原因となる。

2 × 子宮内膜症では骨盤内癒着による卵管因子や子宮内膜症病変から放出される物質（ケミカルメディエーター）による着床障害が不妊症の原因となる。形態異常（子宮奇形）も不妊症の原因となるが，先天性のものであり，子宮内膜症との関連はない。

3 × 男性不妊の原因は，特発性や染色体異常，停留精巣や精巣炎による造精機能の障害，精管炎などによる精路通過障害，精囊炎や前立腺炎による副性器障害，勃起不全などの性行障害や射精障害がある。

4 × 受精障害とは，通常，卵子または精子の異常により受精が成立しないことをいう。エストロゲン分泌不良との関連はない。

第13章　救急時のアセスメント

1. 救急処置時のアセスメントと対応 …………………… 288
2. ショック時のアセスメントと対応 …………………… 291
3. 熱中症のアセスメントと対応 …………………… 295
4. 熱傷のアセスメントと対応 … 297
5. 挫滅症候群のアセスメントと対応 …………………… 299
6. 急性中毒のアセスメントと対応 …………………… 301

1. 救急処置時のアセスメントと対応

学習の要点は

突然倒れた人や反応のない人に対し，ただちに心停止を疑い，素早く，意識・呼吸・循環を観察しましょう。現在使われている「ガイドライン 2010」では，従来の手順（ガイドライン 2005）の「見て，聞いて，感じ」た後に人工呼吸を 2 回実施するという手順が省略され，胸骨圧迫の早期開始の重要性が強調されました。

─── 一次救命処置（BLS）の要点 ───

　一次救命処置（BLS；Basic Life Support）は，呼吸と循環をサポートする一連の処置である。BLS には，胸骨圧迫と人工呼吸による心肺蘇生（Cardiopulmonary Resuscitation；CPR）と AED（自動体外式除細動器）が含まれる。

　心停止に陥った患者を，救命し，社会復帰に導くためには「救命の連鎖」が必要である（図 13-1）。BLS は，この連鎖の 4 つの要素の一つである。

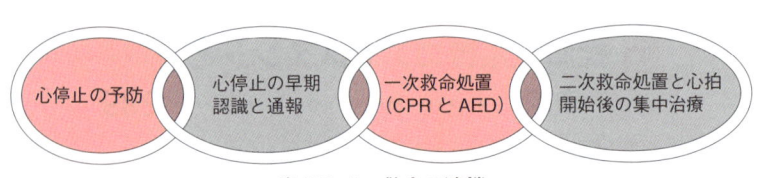

心停止の予防 → 心停止の早期認識と通報 → 一次救命処置（CPR と AED）→ 二次救命処置と心拍開始後の集中治療

表 13-1　救命の連鎖

─── BLS の手順 ───

　誰かが倒れるのを目撃した，あるいは倒れている傷病者を発見したときの手順は，①周囲の安全の確認，②肩を軽くたたきながら大声で呼びかけて意識の確認をすることである（図 13-2）。

　何らかの反応がなければ，周囲の者に緊急通報（119 番通報）と AED を依頼することが重要である。

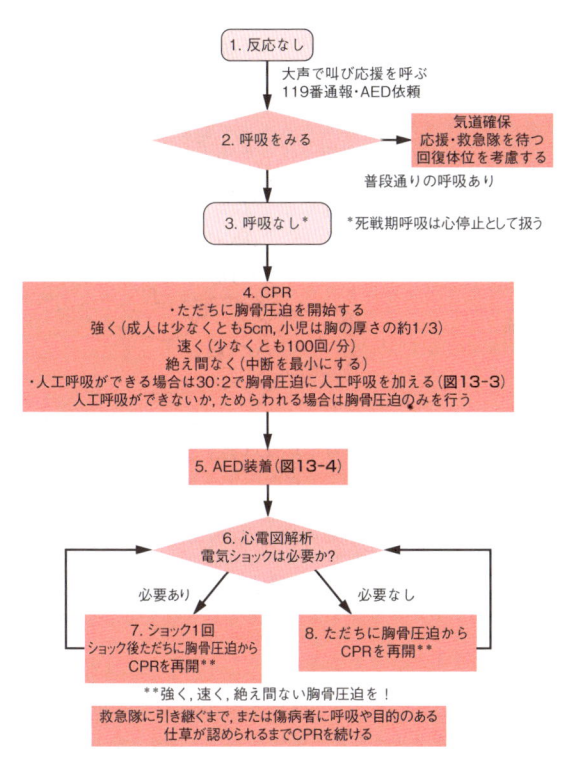

```
1. 反応なし
        │  大声で叫び応援を呼ぶ
        │  119番通報・AED依頼
        ▼
2. 呼吸をみる ──→ 気道確保
        │         応援・救急隊を待つ
        │         回復体位を考慮する
        │  普段通りの呼吸あり
        ▼
3. 呼吸なし*    *死戦期呼吸は心停止として扱う
        ▼
4. CPR
・ただちに胸骨圧迫を開始する
  強く(成人は少なくとも5cm、小児は胸の厚さの約1/3)
  速く(少なくとも100回/分)
  絶え間なく(中断を最小にする)
・人工呼吸ができる場合は30：2で胸骨圧迫に人工呼吸を加える(図13-3)
  人工呼吸ができないか、ためらわれる場合は胸骨圧迫のみを行う
        ▼
5. AED装着(図13-4)
        ▼
6. 心電図解析
   電気ショックは必要か？
    │              │
  必要あり        必要なし
    ▼              ▼
7. ショック1回   8. ただちに胸骨圧迫から
   ショック後ただちに胸骨圧迫から  CPRを再開**
   CPRを再開**
```

**強く、速く、絶え間ない胸骨圧迫を！
救急隊に引き継ぐまで、または傷病者に呼吸や目的のある
仕草が認められるまでCPRを続ける

図13-2　ガイドライン2010のBLSの概略

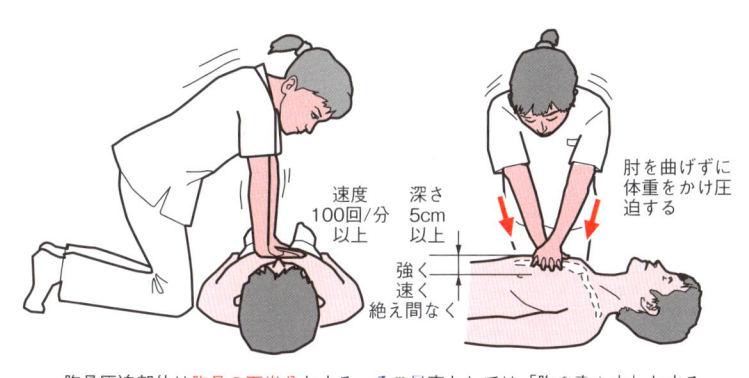

速度100回/分以上
深さ5cm以上
強く 速く 絶え間なく
肘を曲げずに体重をかけ圧迫する

胸骨圧迫部位は胸骨の下半分とする。その目安としては「胸の真ん中」とする。胸骨圧迫の深さは、胸が少なくとも5cm沈むように圧迫し、少なくとも100回のテンポで胸骨圧迫を行う。
　毎回の胸骨圧迫の後で安全に胸壁が元の位置に戻るように圧迫を解除すると、全身から心臓へ戻ってくる血液を最大にして効率的な圧迫が行える。

図13-3　心臓マッサージ（胸骨圧迫）の方法

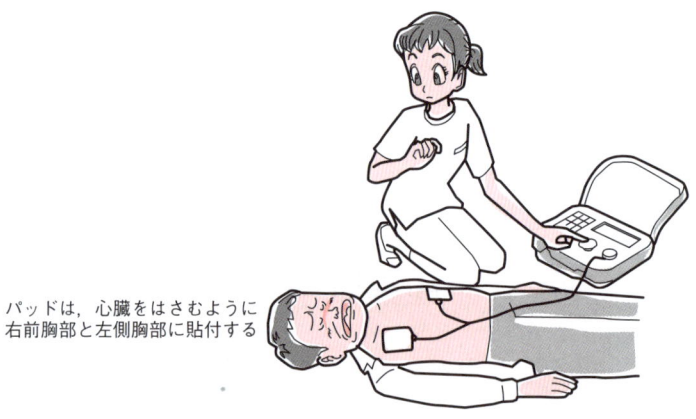

パッドは，心臓をはさむように
右前胸部と左側胸部に貼付する

図 13-4　AED の当て方

● ─── **フィジカルアセスメントの視点** ─── ●

- 反応の確認は，肩などを軽くたたきながら大声で呼びかけても何らかの応答や仕草がなければ「反応なし」とみなす。
- 呼吸は，胸が動いているかどうか見回して確認し（5〜10 秒程度），呼吸の有無または異常（呼吸なし，または死戦期呼吸のみ）を評価する。
- 死戦期呼吸（散発性のあえぐような呼吸）は，心停止直後の数分間に起こることがあり，有効な呼吸ではないため，正常な呼吸とは区別する。
- 頸動脈の触知には，10 秒以上かけない。

2. ショック時のアセスメントと対応

学習の要点は　ショックの病態と，それに伴う症状を十分理解しましょう。また，観察時のアセスメントでは，ショックの5徴候だけでなく，意識レベル・呼吸・循環の状態をみます。

ショックとは

ショックは症候群であり，「急性全身性循環障害で，重要臓器や細胞の機能を維持するのに十分な酸素と栄養素を供給するための血液循環が得られない結果として発生する種々の異常を伴った状態」と定義される。病態の発生機序により，①血液分布異常性ショック，②循環血液量減少性ショック，③心原性ショック，④閉塞性ショックに分類される（表13-1）。

表13-1　ショックの病態による分類と原因

病態の発生機序による分類	病　態	原　因
①血液分布異常性ショック	血液分布異常	アナフィラキシー，敗血症，高位脊髄損傷
②循環血液量減少性ショック	循環血液量減少	出血，体液喪失（脱水，重症熱傷）
③心原性ショック	心拍出量低下	心筋梗塞，不整脈，心筋炎，弁膜症
④閉塞性ショック	──	心タンポナーデ，緊張性気胸，重症肺塞栓，収縮性心膜炎

血液分布異常性ショック

メカニズム　血管が拡張するために循環血流量が相対的に不足して生じる（図13-5）。

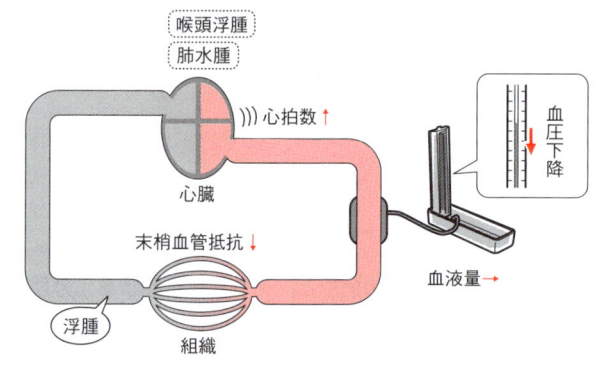

図 13-5　血液分布異常性ショックのメカニズム

〈アナフィラキシーショック〉

　IgE抗体を介したⅠ型アレルギー反応によりショックが発現する。抗生物質，解熱鎮痛剤，造影剤，輸血，蜂による刺傷，そばの摂取等が原因物質となる。

　発症は，注射の場合1〜2分，腸管から吸収される場合には数十分以上を要することもある。原因抗原摂取後1時間以内にショック，咽・喉頭浮腫，腸管浮腫，意識障害等の様々な症状が出現する。

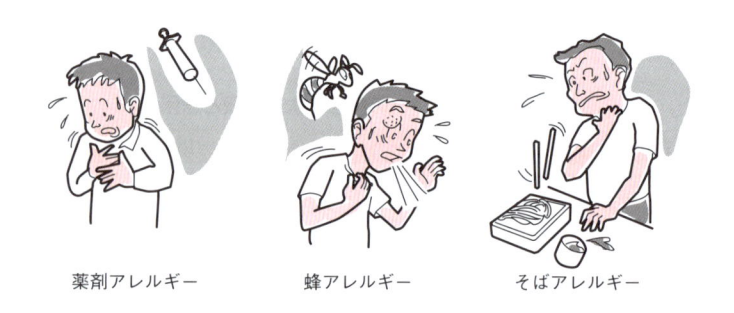

薬剤アレルギー　　　蜂アレルギー　　　そばアレルギー

〈敗血症性ショック〉

　細菌感染などの全身性炎症反応に伴い起こる。初期では，感染症状に伴い，心拍出量が増加し，この時期は末梢血管は拡張して四肢が温かいため，ウォームショックと呼ばれる。症状が進行すると，コールドショックに至り，ショックは不可逆性となり致死率が高い。

〈神経原性ショック〉

　高位脊髄損傷や脊髄麻酔で起こる。交感神経系の緊張低下が血管拡張を引き起こすことでショックとなる。徐脈傾向となる。

循環血液量減少性ショック

メカニズム 血管内容量の危険なほどの減少によって生じる（図13-6）。

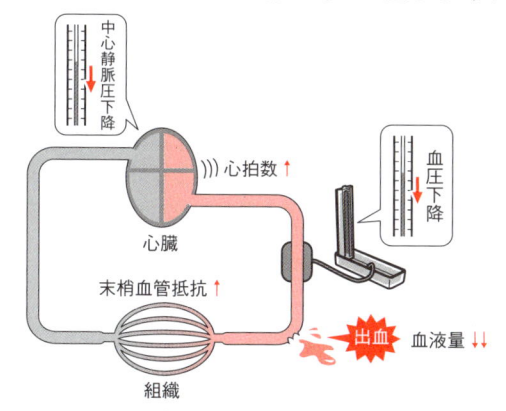

図13-6 循環血液量減少性ショック

〈出血性ショック〉
　出血の結果，循環血液量が減少して起こる。急激な全血液量の20％以上の血液の喪失によりショック症状が出現する。代償機構が働き，心拍数の増加（頻脈）と全末梢血管抵抗の増大をきたす。

〈体液喪失〉
　広範囲熱傷，熱中症などで，血液以外の体液の大量喪失により起こる。

心原性ショック

メカニズム 原発性心疾患に起因する心拍出量の相対的または絶対的な減少で生じる（図13-7）。

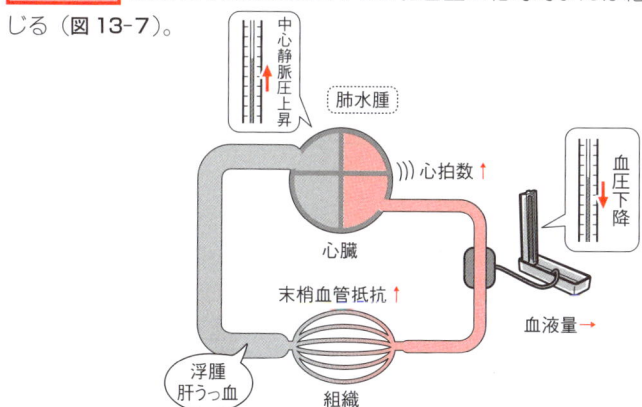

図13-7 心原性ショック

心臓のポンプ機能が障害されて起こるショック。心臓ポンプ機能不全症状（収縮期血圧低下，四肢冷感），左心不全症状（肺うっ血，呼吸困難），右心不全症状（浮腫等）がみられる。

閉塞性ショック

メカニズム　心臓もしくは大血管の充満または排出を障害する物理的要因で生じる。緊張性気胸は胸腔内圧の異常な上昇が胸腔内に戻る血液の量を妨げるためにショックとなる。心タンポナーデは，心嚢に血液が貯留しているため，心臓が拡張しにくくなるので，心臓へ戻る血液の量が減り，ショックとなる。

フィジカルアセスメントの視点

ショックの臨床症状や所見は，ショックの病態により異なるが，共通する現象として血圧の低下とショックの5徴候（5P）がある。

5徴候とは，蒼白（Pallor），虚脱（Prostration），冷汗（Perspiration），脈拍触知不能（Pulselessness），呼吸不全（Pulmonary insufficiency）であり，その他に，尿量減少，チアノーゼ等がみられる（図13-8）。

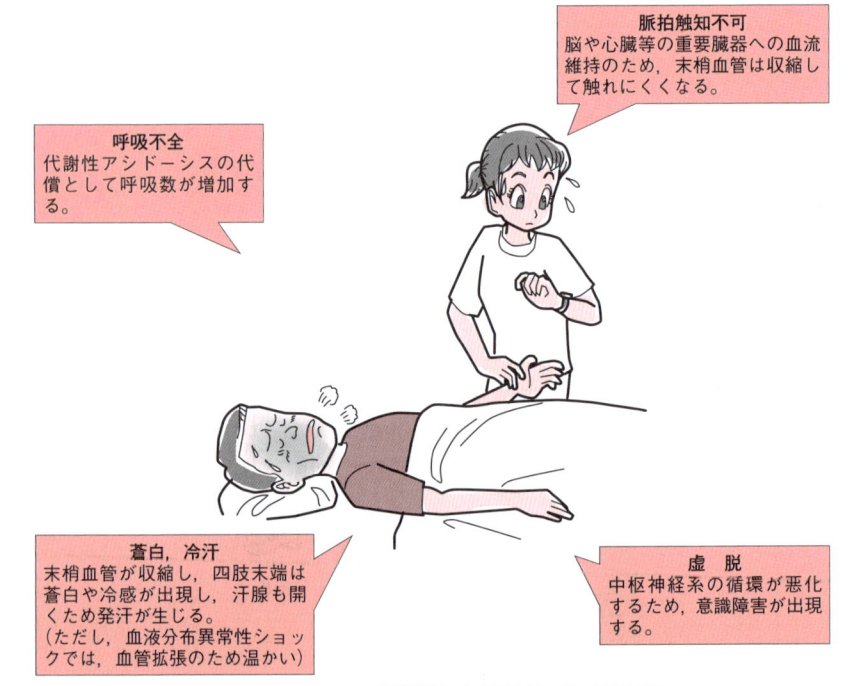

脈拍触知不可
脳や心臓等の重要臓器への血流維持のため，末梢血管は収縮して触れにくくなる。

呼吸不全
代謝性アシドーシスの代償として呼吸数が増加する。

蒼白，冷汗
末梢血管が収縮し，四肢末端は蒼白や冷感が出現し，汗腺も開くため発汗が生じる。
（ただし，血液分布異常性ショックでは，血管拡張のため温かい）

虚脱
中枢神経系の循環が悪化するため，意識障害が出現する。

図13-8　ショック状態にある患者の身体的特徴

3. 熱中症のアセスメントと対応

学習の要点は

熱中症とは高温多湿の環境下で生じる全身障害をいいます。どのような環境下で，またどのくらいで出現したのかなど，発症時の状況を聴取し，脱水の症状など優先順位を考えながら観察しましょう。

熱中症の症状

　高温多湿の環境下でエネルギー消費量の多い労働や運動を行った場合，循環系や水分・塩分の代謝系に失調をきたしやすい。特に高齢者は自覚症状が乏しく，乳幼児は訴えや自力での移動ができないため発見が遅れやすい。

　熱けいれんは，高温多湿の環境下での多量の発汗による塩分喪失性により，電解質異常（低ナトリウム血症）によってけいれんが起きる。

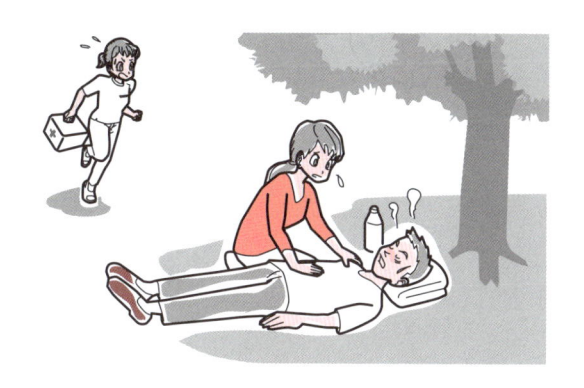

フィジカルアセスメント項目

- 環境や水分摂取量・種類を聴取
- 体表温度および深部体温（直腸温等）
- 意識状態
- バイタルサイン
- 皮膚状態（発汗・乾燥の有無，色調）
- 尿量

表 13-2 熱中症の分類と症状

重症度	Ⅰ度（軽度）		Ⅱ度（中等度）	Ⅲ度（重症）
旧分類	日射病	熱けいれん	熱疲労	熱射病
病態	相対的な循環血液量減少	Na 欠乏性脱水	高度の脱水 うつ熱	高度の脱水 過高熱
皮膚	発汗，湿潤	発汗，蒼白	発汗，蒼白	紅潮，乾燥，発汗なし
症状	・眼前暗黒，失神 ・こむら返り ・四肢・腹筋のけいれん ・血圧低下 ・皮膚蒼白		・めまい，頭重感 ・虚脱感 ・嘔気・嘔吐，下痢 ・体温上昇 ・多量発汗 ・頻脈	・深部体温 39℃（腋窩 38℃）以上 ・脳機能障害（意識喪失，せん妄状態，特異な言動） ・肝・腎機能障害 ・血液凝固障害
治療・処置	涼しい場所で水と塩分の補給			全身冷却，輸液

4. 熱傷のアセスメントと対応

> **学習の要点は**
>
> 熱傷の重症度は，受傷した面積や深さによって判断します。顔面に熱傷が見られるときは，気道熱傷の可能性も考えて観察を行いましょう。

熱傷とは

　熱傷とは，物理的な熱作用により皮膚が損傷された状態をいう。受傷の深さにより，Ⅰ～Ⅲ度に分類される。重症熱傷は，成人で深度Ⅱ度面積30％以上，幼小児で深度Ⅱ度面積15％以上の受傷をいう。気道熱傷の場合，気道浮腫や気道閉塞が生じ換気が低下する。

　熱傷面積を大まかに計測する方法として用いられる法則に，9の法則，5の法則がある（図13-9）。9の法則は成人に適用する。頭部，左上肢，右上肢をそれぞれ9％，体幹前面・後面，左下肢，右下肢をそれぞれ18％，陰部を1％で計算する。

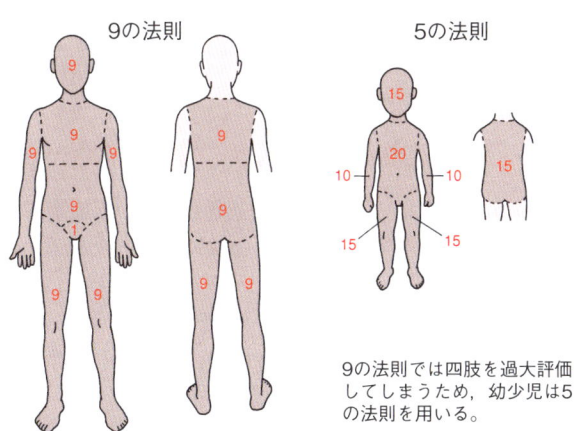

9の法則では四肢を過大評価してしまうため，幼少児は5の法則を用いる。

図13-9　熱傷面積の評価（％）

熱傷の深度分類と治癒過程

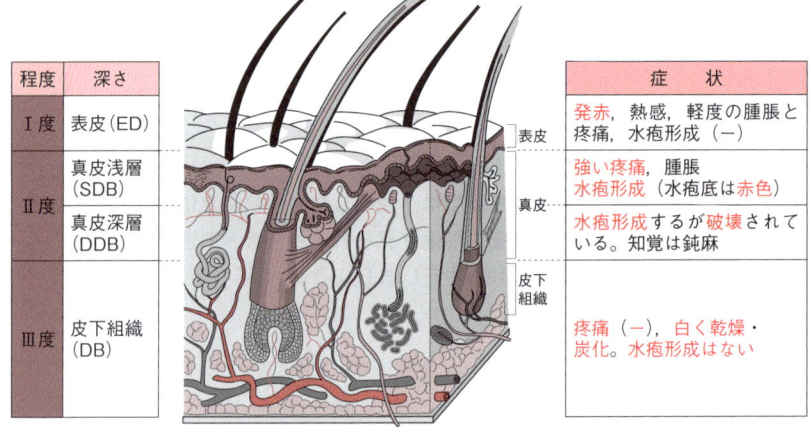

程度	深さ		症状
I度	表皮（ED）		発赤，熱感，軽度の腫脹と疼痛，水疱形成（−）
II度	真皮浅層（SDB）		強い疼痛，腫脹 水疱形成（水疱底は赤色）
	真皮深層（DDB）		水疱形成するが破壊されている。知覚は鈍麻
III度	皮下組織（DB）		疼痛（−），白く乾燥・炭化。水疱形成はない

図13-10　熱傷の深度分類

表13-3　熱傷の治癒過程

程度	治療
I度	数日間：瘢痕を残さず治癒
II度	1〜2週間：瘢痕をほとんど残さないで再生する
	3〜4週間：瘢痕形成，感染併発でIII度に移行
III度	1か月以上：自然治癒なし　小さいものは瘢痕を残して治癒，それ以外は壊死組織の切除と植皮が必要となる

フィジカルアセスメントの視点

・熱傷の受傷時〜48時間は，全身の血管透過性が亢進して血漿成分が血管外へ漏出し，循環血液量減少性ショック状態（p.293参照）となるため，ショックの症状の有無を観察する。
・熱傷の程度を，受傷した面積や深さにより判断する。
・気道熱傷の有無を，顔面熱傷，鼻毛の焦げ，消失，嗄声，上気道・気管内からのスス様分泌物から判断する。

5. 挫滅症候群のアセスメントと対応

学習の要点は

挫滅症候群はクラッシュシンドロームとも呼ばれ，四肢などが長時間圧迫されることによって，壊死した筋肉からカリウムなどが大量に放出される障害です。重症不整脈や腎不全が生じ，死に至ることもあります。

●── 挫滅症候群（クラッシュシンドローム）の病態 ──●

　四肢などが，長時間圧迫（2時間以上）されることによって，筋肉が圧迫され，壊死に至る。

　圧迫され壊死に陥った患部は，救出されることにより，循環不全が開放され，カリウム，ミオグロビン，乳酸等が血液内に大量に全身放出される。その結果，高カリウム血症によって心室細動や心停止が生じたり，高ミオグロビン血症により腎臓の尿細管が壊死し急性腎不全が生じる（図13-11）。

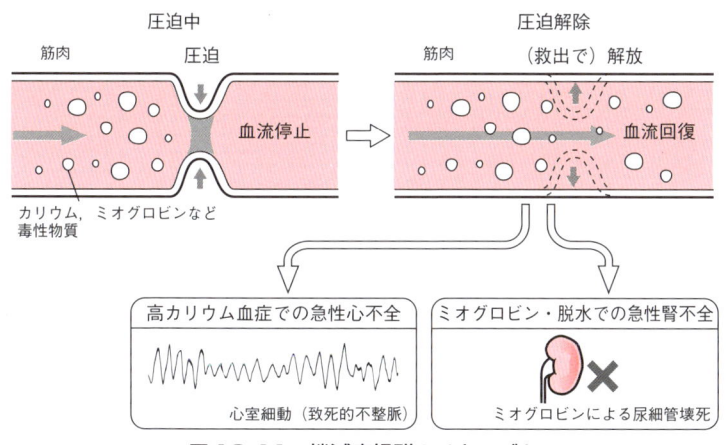

図 13-11　挫滅症候群のメカニズム

挫滅症候群の治療

　圧迫が解除されると，大量の血漿が血管外に漏出してショックに陥ることから，挫滅症候群の治療には，大量輸液が必要となる。究極的には血液透析，血漿交換などの血液浄化療法が必要となる。

フィジカルアセスメントの視点

　以下の症状の有無に注意して観察する。
・四肢などが2時間以上圧迫されている（挟まれている）。
・圧迫されていた部分がパンパンに腫れたり，点状に出血している。
・ワインレッド色に変色した尿が出る（ミオグロビン尿）。
・挟まれた部分の感覚がない（知覚麻痺）。
・挟まれた部分が動かない（運動麻痺）。

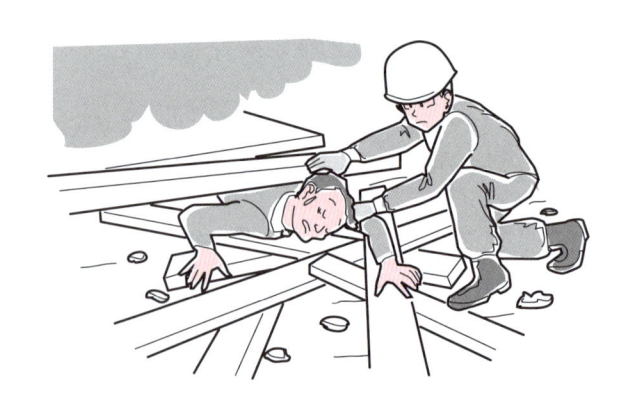

6. 急性中毒のアセスメントと対応

> **学習の要点は**
>
> 急性中毒は，原因の有害物質によって出現する症状が異なります。中枢神経系，循環器系，呼吸器系，消化器系に現れた症状を観察することが重要です。

中毒とは

中毒は，生体内に有害物質が取り込まれることによって生じる身体機能障害である。有害物質の種類や侵入経路によって対処が異なる。

表13-4 一般的な中毒の症状

種類	病態	観察の視点
中枢神経系	・原因物質が直接脳に影響を及ぼす ・呼吸や循環が障害され低酸素状態となる ・代謝障害による	・意識障害，けいれん ・瞳孔 ・めまい，頭痛 ・興奮などの精神症状
循環器系	・原因物質が心臓の心拍数や収縮力を変える ・自律神経系に作用し心臓に影響を与える ・血管を収縮，拡張させる ・血管透過性を亢進させる	・ショック ・低血圧，高血圧 ・徐脈，頻脈 ・不整脈
呼吸器系	・原因物質による呼吸運動の抑制 ・意識障害に伴う舌根沈下による気道閉塞 ・原因物質による呼吸障害 ・吐物による化学性肺炎	・チアノーゼ ・咳，呼吸困難，喘鳴 ・気道分泌過多
消化器系	・刺激性，腐食性の物質による	・消化管びらん ・出血 ・腹痛，悪心，嘔吐

サリン中毒

松本サリン事件や地下鉄サリン事件で知られるサリンは神経に障害を起こす毒ガスである。サリン中毒の特徴は，副交感神経末梢刺激症状，縮瞳のために，目がチカチカする・視界が暗くなるなどの異常が起こり，次いで涙が止まらなくなったり，くしゃみや鼻水など呼吸系障害が起きる。さらに重度の場合，全身け

急性中毒のアセスメントと対応　301

いれんなどを引き起こし，最悪の場合，死に至る。有機リン中毒と同様の症状。

農薬中毒

パラコートは，農薬で代表的な除草剤の一つで，自殺目的の服用が多く，経口摂取すると，死亡率は高い。

表13-5　農薬中毒の症状と治療

種類	薬物	症状
殺虫剤	・有機リン剤	・ムスカリン様症状（副交感神経末梢刺激症状：縮瞳，発汗，流涎，筋れん縮） ・ニコチン様症状（けいれん，呼吸筋麻痺）
除草剤	・パラコート ・ジクワット	生成した過酸化水素や水酸ラジカルが細胞膜の脂質を酸化し変質させる ・添加されている催吐薬による激しい嘔吐，下痢 ・腎，肝機能障害，肺水腫 ・肺線維症，肺機能障害

自然毒

ここではボツリヌス菌を取り上げる。ボツリヌス中毒は，ボツリヌス毒素を含んだ食物を食べることで起こる。原因となる食物はいくつか考えられているが，蜂蜜について因果関係が明白になっている。ボツリヌス毒素は，主に四肢の麻痺，呼吸筋を麻痺させ死に至る。その他，複視，構音障害，排尿障害，発汗障害，喉の渇きがみられる。

有機化合物

ドライクリーニング等に使われていたトリクロロエチレンは，有機化合物の良溶媒であるが，発癌性が指摘されている。吸入するとトリクロロエチレンは中枢神経系を抑制する。中毒症状は急性アルコール中毒に類似し，頭痛，めまい，錯乱に始まり，吸入を続けると意識喪失を経て死亡する。香りに対して鼻はすぐに麻痺し，知らずに致命的な量を吸引するおそれがある。

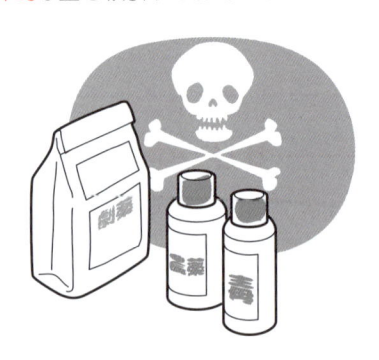

既出問題チェック 救急時のアセスメント

一般問題

☐ 入院患者が病棟の廊下で倒れていた。最初に行うのはどれか。99-A75
1 安全な場所へ患者を移動する。
2 身体を揺らして反応を見る。
3 心臓マッサージを行う。
4 大きな声で呼びかける。
5 気道を確保する。

● 解答・解説
1 ×危険な場所で倒れていた場合は，まず安全な場所の確保が考えられるが，設問は病棟の廊下であるため問題はない。
2 ×脳器質障害や神経障害などがあった場合，身体の絶対安静が必要である。
3 ×心停止の情報はない。意識状態と呼吸・循環の確認を行い，必要と判断した場合に胸骨圧迫を実施する。最初に行うことはない。
4 ○まず大きな声で呼びかけ，意識の有無を確認することが必要である。
5 ×呼吸停止の情報はない。意識状態と呼吸・循環の確認を行い，必要と判断した場合に気道の確保をする。最初に行うことはない。

☐ 受傷現場における骨折時の応急処置で正しいのはどれか。92-A96
1 骨折端を元に戻す。
2 骨折部より遠位の関節を固定する。
3 知覚障害の有無を確認する。
4 骨折部を温める。

● 解答・解説
1 ×受傷現場で骨折の形もわからないままむやみに骨折端を元に戻すと，血管・神経・皮膚の損傷を招くおそれがあるので適切ではない。
2 ×固定は骨折部より遠位と近位の2関節を固定する必要がある。
3 ○知覚障害の有無を確認することは神経損傷の有無を把握することであり，後の治療に際して重要な情報となる。
4 ×外傷後は局部の炎症を抑えるために冷罨法を行う。

☑ 皮膚が温かいショック患者で考えられるのはどれか。99-P74
1 心原性ショック
2 出血性ショック
3 神経原性ショック
4 エンドトキシンショック
5 アナフィラキシーショック

● 解答・解説
1 ×心原性ショックは，心臓ポンプ機能不全により発生し，末梢血管が収縮するための徴候として皮膚蒼白や湿冷の徴候が認められる。
2 ×出血性ショックは，出血による循環血液量の減少により発生し，頻脈や末梢血管が収縮するための徴候として皮膚の蒼白や冷汗が認められる。
3 ×神経原性ショックは，交感神経系の緊張低下により発生し，血圧が低下するとともに静脈還流が減少したことにより発生し，顔面蒼白や冷汗が認められる。
4 ○エンドトキシン（菌体内毒素）ショックは，グラム陰性桿菌等の感染によって起こるショックで，初期は心拍出量が増加し，末梢血管は拡張し皮膚は温く発赤し，体温は上昇しているためウォームショックと呼ばれる。症状が進行すると，末梢血管は収縮して四肢は冷たくなるが体温は上昇している。
5 ×アナフィラキシーショックは，血管の透過性亢進により血漿成分の漏出や平滑筋の収縮が起こり，四肢冷感が認められる。

☑ 炎天下で運動していた青年がめまい，頭痛および嘔気を訴えた。
他に出現しやすいのはどれか。96-A94
1 頻　尿
2 浮　腫
3 頻　脈
4 血圧上昇

● 解答・解説
1 ×多量の発汗により電解質の喪失や脱水を生じる。脱水に伴う循環血液量の減少により尿量は減少する。熱中症が重症化すると横紋筋融解症や急性腎不全を合併し，さらに尿量は減少する。頻尿とはならない。
2 ×熱中症では脱水を生じ，浮腫は出現しにくい。腎不全が重症化して無尿になれば浮腫をきたす可能性はあるが，熱中症の際に出現しやすい症状とはいえない。
3 ○脱水，循環血液量の減少に伴い頻脈を生じる。
4 ×脱水，循環血液量の減少に伴い循環血液量が低下し，血圧低下や頻脈を生じる。

☑ 身体の40%にⅡ度の熱傷を受けた患者で，受傷24時間以内に**起こりにくい**のはどれか。95-A77
1 電解質の異常
2 ショック
3 感　染
4 拘　縮

● 解答・解説

「身体の40%にⅡ度の熱傷を受けた患者」について，成人では深度Ⅱ度面積30%以上の受傷は，重症熱傷と判断する。熱傷の病期は，①受傷〜48時間はショック期，②48〜72時間はショック離脱・リフィリング期，それ以降は③感染・回復期に分けられる。

1 ○受傷直後は毛細血管の浸透性が亢進して血漿が組織へ流出してしまい，細胞外液が不足するため，電解質バランスを崩しやすい。
2 ○受傷〜48時間は血管透過性の亢進と，創面からの水分蒸散により循環血液量と機能的細胞外液量が減少し，ショック状態になる。
3 ○熱傷創（皮膚表面）は，免疫系の機能低下や低栄養により細菌感染防御力の喪失状態である。感染期には，創感染に注意する必要がある。
4 ×拘縮は受傷より2週間以降，症状が回復していく段階として皮膚がケロイド・肥厚性瘢痕などにより，引きつれることで起こるため，24時間以内には起こりにくい。

索 引

太字：主要ページ，f：図，t：表

数字
Ⅰ度房室ブロック　58t
Ⅱ度房室ブロック　58t
Ⅲ-3-9度方式　130，130t
Ⅲ度房室ブロック　58t
5の法則　297，297f
9の法則　297，297f
12対の脳神経系の検査　143

A
AED　59，288
AEDの当て方　290f

B
BLS　288
BMI　64，**83**

C
CPR　288

D
DESIGNツール　248

H
HIV感染症の臨床経過　216f
HIVの病態　216

I
ICD　59

M
MMT　262

N
NPUAP　248

P
P波　57t，58t，67
PaO₂　65
PQ時間　57t，58t，67

Q
QRS　67
QRS幅　57t，58t

R
RA　181，183

Rinne試験　243，243f
ROM　263
RR間隔　57t，58t，67

S
SLE　**180**，181，183，188
SLR　258，258f
SpO₂　65

W
Weber試験　243，243f

あ
アダムス・ストークス症候群　58
アトピー性皮膚炎　179
アナフィラキシーショック　69f，292
アムスラー検査　236f
アルツハイマー病　133
アレルギー性鼻炎　178
朝のこわばり　181
足クローヌス検査　148

い
イレウスの鑑別　81t
インスリン分泌の状態　170
インフルエンザ　213
いびき（様）音　43，43t，44t
易疲労感　56
医療面接　6
異常姿勢　136
萎縮型加齢黄斑変性　236
意識障害　130，212
一次救命処置　288

う
ウィーズ　44t
ウェーバー試験　243，243f
ウェンケバッハ型　58t
植え込み型除細動器　59
運動痛　256
運動麻痺　136

え
エストロゲン消退出血　273
エストロゲン破綻出血　273

円板状紅斑　180，**188**，189f
嚥下の過程　103f
嚥下反射による甲状軟骨の移動　95f

お
オージオメータ　242
オシロメトリック法による血圧測定　69，70
黄疸　**89**，117，118
黄疸患者への問診項目　92t
黄疸の分類と特徴　89t
黄斑と中心窩　235f
嘔気・嘔吐　82，104
嘔吐をきたす疾患　83t
音叉　243f
音叉を用いる検査　243
音声振盪の触診　38，38f

か
カタル期　217
ガイドライン2010のBLSの概略　289f
下気道喘鳴　25
下肢伸展挙上テスト　258，258f
加齢黄斑変性症　235
家族歴　8，28，63
荷重痛　256
過共鳴音　17
開腹手術を要する症状　278t
潰瘍　179
咳嗽　26
各部位の観察とアセスメント（代謝系）　173t
各部位の観察とアセスメント（内分泌系）　167t
拡張期血圧　60f
拡張期雑音　73，74t
喀血　85t
喀痰　26
肝炎，肝硬変，肝癌で見られる表面の性状　102f
肝臓の触診　100f，124f
肝臓の打診　99f
肝辺縁の触知　124
完全房室ブロック　58t

看護ケアにつなげるフィジカルアセスメント　3
看護実践に活かすフィジカルアセスメント　4
看護におけるフィジカルアセスメントの意義　2
間欠熱　27，**210t**，211f
間接打診法　16
間接打診法による胸部打診　17f
間接打診法の手の動作　17f
感音性難聴　238，242
感音性難聴の原因疾患　239
感染経路別感染症に対する予防対策　215t
感染症　118
感染性ショック　69f
関節炎　256
関節炎の観察ポイント　190
関節炎をきたす主要な疾患　190t
関節可動域　264f
関節可動域検査　263
関節痛　181
関節リウマチ　181
関節リウマチの関節症状の好発部位　260f
関節リウマチの変形の分類　260f
関連痛　81
眼圧　228
眼球結膜の観察　119
眼球突出の所見（正面から）　168f
眼球突出の所見と検査（側面から）　168f
眼球の動きの検査　145f
眼球の観察　167
眼球の全体像　226f
眼瞼結膜の観察　119
眼瞼結膜の視診　119f
顔面神経の検査　145

き

気管呼吸音　43，43t
気管支喘息　178
気管支肺胞呼吸音　43，43t
気管の位置を確認するための触診　36
既往歴　**8**，28，63，141
急性中毒　301

急性腹症　277
救急処置時のアセスメントと対応　288
牛眼　228，231
共鳴音　17，39
狭心症　55f，62
胸郭・呼吸筋の関係　31
胸郭拡大（可動性）を確認する触診　37
胸郭と肺の解剖　35
胸郭と肺の解剖図　36f
胸郭の形態　33，34f
胸骨圧迫の方法　289f
胸痛　27，54
胸痛と心電図変化　62
胸部背面の打診　17f
胸膜摩擦音　43，44t，214
強皮症　180，183

く

クスマウル大呼吸　32t
クッシング症候群　157
クラッシュシンドローム　299
グラスゴー・コーマ・スケール　130，131t
くしゃみ　178

け

ケルニッヒ徴候　147
ケルニッヒ徴候の検査　148f
けいれん　137，182
けいれんの原因疾患　137t
下血　85，104
下痢　85，104，211，214
下痢が認められた患者への問診事項　214t
下痢の原因と症状　86t
下痢の症状と考えられる疾患　87t
経皮的動脈血酸素飽和度　65
稽留熱　27，113，**210t**，211f
頸静脈拍動　71
頸動脈拍動　71
頸部，腹部の循環のアセスメント　71
頸部の触診　168
頸部の聴診部位　95f
血圧　11
血圧測定値に誤差を及ぼす要因と解決策　70t

血圧調整要因と血圧との関連　69f
血圧調節に関与する因子　60f
血圧の測定方法　11f
血液分布異常性ショック　291
血液分布異常性ショックのメカニズム　292f
血管雑音の聴診部位　72f
血小板　113
血小板と出血の現れ方　113t
血性帯下　274
血清総ビリルビン　89，117
血尿　183，197
結核　213
結節性紅斑　189，189f
月経血量の異常　276
月経持続期間の異常　276
月経周期の異常　275
月経随伴症状　276
月経の異常　275
牽引性網膜剥離　234
限局性色調変化　122
原発開放隅角緑内障　228，229
原発開放隅角緑内障のメカニズム　229f
原発閉塞隅角緑内障　228，230
原発閉塞隅角緑内障のメカニズム　230f
現病歴　**7**，28

こ

コース・クラックル　44t
コプリック斑　217
コロトコフ音　69，70
ゴットロン徴候　180，**188**，189f
呼吸　10
呼吸音　43
呼吸音の聴診部位と観察の視点　43t
呼吸困難　24，55，62，182
呼吸困難の重症度分類　25t
呼吸困難の発症時期と主な疾患　25t
呼吸の仕組み　31，32，33
呼吸の性質　32
呼吸の速さ，深さ，周期性変

索引　**307**

化　32t
呼吸補助筋　31f
股関節可動域（伸展）の測定　264f
鼓音　17, 39, 98
鼓腸　84
口腔，頸部のアセスメント　93
口腔内の解剖　94f
口腔粘膜・歯肉の観察　120
甲状腺　166, 168
甲状腺機能亢進症　156
甲状腺機能低下症　157
甲状腺の位置　169f
甲状腺の触診　169f
甲状腺葉部の触診　169f
光視症　232
肛門部の観察　121
後胸郭の可動性の測定　38f
後脛骨動脈　68f
紅斑　122, 179
紅斑と紫斑の区別　122f, 123f
紅斑の観察ポイント　188
高音性連続性ラ音　44t
高血圧　60, 183
高血圧の分類と診断　60f
高脂血症　161
高尿酸血症　160
高尿酸血症の問診ポイント　163
高熱をきたす疾患　187t
絞扼性イレウス　81t
項部硬直　147
骨・関節痛　114

さ

サリン中毒　301
さじ状爪　119, 119f
嗄声　27
挫滅症候群　299
挫滅症候群のメカニズム　299f
最高血圧　60f
最低血圧　60f
臍棘線の位置　277f
三尖弁　73
産科婦人科問診票　281t
散瞳　134
酸素解離曲線　66f

し

シェーグレン症候群　181, 182
システムレビュー　8
ショック　69, **291**
ショック状態にある患者の身体的特徴　294f
ショックの病態による分類と原因　291f
ジャパン・コーマ・スケール　130, 130t
子宮の部位　278f
子宮筋腫　277
子宮頸癌　277
子宮体癌　277
子宮内膜症　278
四肢の視診　65
四肢の疼痛　54
四肢麻痺の検査　146, 147f
自然毒による中毒　302
弛張熱　27, 113, **210t**, 211f
脂質異常症　161, 196
脂質異常症の分類（WHO）　161f
脂質異常症の問診ポイント　164
視診のテクニック　12
視野欠損　232
視野の測定　145f
紫斑　116, 122
耳鏡検査　241
耳鏡検査に用いる器具　241f
自動体外式除細動器　59, 288
失語　132
失語症の分類と特徴　132t
失語の分類　132f
失行　132
失神　58
失認　132
膝窩動脈　68f
膝関節可動域（屈曲）の測定　264f
社会歴　8
尺骨神経麻痺（肘部管症候群）による鷲手変形　261f
手掌の観察　119
手掌の視診　120f
主訴　**7**, 28, 62
腫脹　259
収縮期血圧　60f

収縮期雑音　73, 74t
重要な内分泌器官　166f
縮瞳　134
出血傾向　113, 116, 118
出血傾向の観察　121
出血性ショック　293
出血性素因　113
循環血液量減少性ショック　69f, 293, 293f
徐呼吸　32t
徐脈　57
徐脈性不整脈　58t
除細動器　59
除脳硬直　136
除脳硬直と除皮質硬直の体位　136f
除皮質硬直　136
小児の発疹性疾患のアセスメント　217
小脳失調症状の検査　146
症候性やせをきたす要因　84t
障害部位と呼吸パターンの変調　131t
上気道喘鳴　25
上室期外収縮　57t
上肺部の胸郭可動性の確認　37f
上腕動脈　68f
食事の援助におけるアセスメント　4
食中毒　85, 211
食中毒の原因菌・ウイルスと食物　215t
食中毒の原因菌と症状　87t
食品中のプリン体含量　164t
食欲不振　82
食欲不振をきたす疾患　82t
触診のテクニック　14
触診法による血圧測定　69
褥瘡　246, 248
褥瘡の好発部位　247f
褥瘡の発生要因　247f
心音　73
心音の聴診部位　74f
心基部　73
心筋梗塞　55f, 62
心原性ショック　69f, 293, 293f
心原性失神の特徴　59t
心雑音　73

心雑音の分類と発生機序　74t
心室細動　57t
心室性期外収縮　57t
心室性頻拍　57t
心疾患における胸痛の特徴　55f
心尖拍動　73
心尖部　73
心臓のアセスメント　73
心臓マッサージの方法　289f
心タンポナーデ　67, 294
心電図の読み方のポイント　67
心拍数　67
心不全　56
心房細動　57t
心房粗動　57t
心膜炎　55f
神経原性ショック　292
滲出型加齢黄斑変性　236
滲出性網膜剥離　234
真性てんかん　137t
身体機能面の問診項目　266t
腎障害のアセスメント　202
腎不全　196

す
スタンダードプリコーション　215t
スプーン状爪　119, 120f
スワンネック変形　260f
頭痛　138
頭痛とくも膜下出血　139
頭痛とその特徴　138t
頭痛と脳出血　139
水痘　219
水泡音　43, 44t
水様性鼻汁　178
髄膜刺激症状の検査　147

せ
正常眼圧緑内障　230
生活歴　28, 63, 141, 185
清音　17, 39
清潔の援助におけるアセスメント　4
接触性皮膚炎　179
舌圧子　93, 120
舌の動きの確認　94f
舌の観察　120

先天性緑内障　231
全身性エリテマトーデス　180, 188
全人的看護におけるフィジカルアセスメントの必要性　2
前胸部の聴診の順序　45f
前立腺疾患のアセスメント　204
喘鳴　25

そ
咀嚼・嚥下障害　80, 103
蒼白　118
足背動脈　68f
続発網膜剥離　234
続発緑内障　231

た
多尿　198, 198t
多発性筋炎　183
打診のテクニック　16
打診方法と観察の視点　40
打診方法の基本　39, 40f
体温　9
体性痛　27
体表面から脈拍を触れる部位　67f
体壁痛　81
対光反射の検査　143f
帯下　274
大腿動脈　68f
大動脈解離　55f
代表的な輸入感染症　212t
濁音　17, 39, 98
単純性イレウス　81t
蛋白尿　197
蛋白尿の分類と疾患　197t
断続性ラ音　43, 44t

ち
チアノーゼ　34, 61, 65, 118
チェーン・ストークス呼吸　32t
チャドック反射　148
チャドック反射の検査　148f
腟炎の分類と帯下の性状　274t
中心性チアノーゼ　34, 61
中枢性嘔吐　82, 83t
中毒　301

注視眼振検査　245, 245f
蝶形紅斑　180, **188**, 189f
聴診器　18
聴診器の持ち方　19f
聴診の順序と部位　45
聴診のテクニック　18
聴診法による血圧測定　69, 70
聴力検査　242
直接打診法　16

つ
つぎ足歩行による歩行状態の確認　265f
痛風　160
痛風の問診ポイント　163
槌指変形　260f
爪の変形の観察　119

て
ディスコイド疹　180, 188
低アルブミン血症　196
低音性連続性ラ音　44t
低血糖　158
低血糖症状　158t, 159t
笛声音　43, 43t, 44t
鉄欠乏性貧血　116
点状出血　113
伝音性難聴　238, 242
伝音性難聴の原因疾患　238

と
吐血　85, 85t, 104
吐血と喀血の鑑別　85t
徒手筋力テスト　262
徒手筋力テスト結果の6段階分類　263t
徒手筋力テストの例　263f
努力様の呼吸　33, 33t
糖尿病性ケトアシドーシス　157
糖尿病性神経障害　159t
糖尿病性腎症　159t
糖尿病性網膜症　159t, 233
糖尿病のアセスメント　170
糖尿病の観察と検査　171
糖尿病の問診ポイント　162
糖尿病の臨床診断のフローチャート　173f
糖尿病慢性合併症　159
糖尿病慢性合併症の種類

索引　309

159t
橈骨遠位端骨折によるフォーク状変形　260f
橈骨神経麻痺による下垂手　261f
橈骨動脈　68f
洞停止　58t
洞房ブロック　58t
動悸　56
動脈血酸素分圧　65
瞳孔の異常反応　134
瞳孔の大きさの測定　143f
瞳孔反応の正常・異常　134f
鈍痛　258

な

内頸動脈　68f
内臓痛　27，81
内分泌系の各部位の観察　166
難聴のアセスメント　237
難聴の検査　241
難聴の分類　238

に

日常生活行動を理解するためのフィジカルアセスメント　3
尿失禁　198，279
尿路結石の症状　198f
認知症　133
認知症の原因と分類　133t
認知症の症状　133f

ね

ネフローゼ症候群の診断基準　196，196f
熱型　27
熱型の分類　210t
熱型の変動パターン　211f
熱傷　297
熱傷の深度分類　298f
熱傷の深度分類と治癒過程　298
熱傷の治癒過程　298t
熱傷面積の評価（％）　297f
熱中症　295
熱中症の分類と症状　296t
捻髪音　43，44t

の

脳梗塞　133
脳出血とくも膜下出血との特徴の相違点　139t
脳神経（12対）のフィジカルアセスメントの方法と留意事項　144t
農薬中毒　302
膿性帯下　274

は

バイタルサインと検査　143
バイタルサインと病態との関連　135f
バイタルサインの測定　9
バセドウ病　156，167
バセドウ病の症状　156f
バビンスキー反射　148
バビンスキー反射の検査　148f
パルスオキシメータ　65
ばち状指　34，34f
波状熱　210t，211f
背部痛　54
背部の聴診の順序　45f
肺胞呼吸音　43，43t
排痰の援助におけるアセスメント　5
排尿困難　279
排尿時痛　199
排尿障害　279
排尿障害のアセスメント　203
排尿障害の基準　198t
敗血症性ショック　292
白内障　226
白内障の症状　226，227f
白血球異常　115
白血病　113，115
発達緑内障　231
発熱　27，113，117，182，**210**
発熱の観察ポイント　186
反射性嘔吐　82，83t
斑状出血　113

ひ

ヒステリー　137t
ヒュー・ジョーンズの分類　24，25t
ビオー呼吸　32t
ビリルビン　89，117
びらん　246
皮下出血　113
皮膚炎　179
皮膚筋炎　180，183
皮膚の解剖図　246f
皮膚の構造　246
皮膚の色調の変化　118
皮膚分節の支配分布　257f
肥満　83
肥満・やせの判定基準（日本肥満学会）　83t
非裂孔原性網膜剥離　234
飛蚊症　232
脾腫　114
脾臓の触診　101f，124f
脾辺縁の触診　123
微熱をきたす疾患　187t
鼻閉　178
表在性リンパ節　123
表在動脈の触診法　68f
標準純音聴力検査　242
標準予防策　215t
病的反射の検査　148，148f
貧血　**112**，116，118
頻呼吸　32t
頻尿　279
頻脈　57
頻脈性不整脈　57t

ふ

ファイン・クラックル　44t
フィジカルアセスメントにおける医療面接（問診）　6
フィジカルアセスメントの相互関連性　142f
フィジカルアセスメントの知識と技術　2
ブリストル便性状スケール　85，86f，86t
ブルジンスキー徴候　147
ブレーデンスケール　248，248t
プリン体　160
不正性器出血　272
不整脈　**57**，67，183
不整脈の分類　57t
浮腫　56，183，**196**，202
浮腫の程度の評価　202f
浮腫のレベル　203t
風疹　218

副雑音　43
副雑音の分類　43t
腹水　84, 89
腹水の証明　99f
腹水の濁音界と体位による移動　99f
腹痛　81, 104, 277
腹痛をきたす疾患　81f
腹部アセスメントの順序　97f
腹部腫瘤　84
腹部診察時の体位　96f
腹部臓器の位置　97f
腹部の区分　101f
腹部の区分と臓器　101t
腹部膨満　84, 104
腹部膨満感　89
腹壁静脈の怒張　98f
腹壁ヘルニア　98f
複雑性イレウス　81t

へ
ヘモグロビンの酸素飽和曲線　66f
ヘリオトロープ疹　180, **189**, 189f
ベーチェット病　181, 182
ベル型（聴診器）　18f, 73
ベルクロ音　44t
ペンライト　93, 120
ペンライトを用いた頸静脈拍動の視診　71f
平衡機能検査　245
平衡機能障害　244
閉塞性イレウス　81t
閉塞性ショック　294
米国褥瘡諮問委員会　248
変形　259
便秘　88, 104
便秘の分類　88t

ほ
ホフマン反射　148
ホルモン・内分泌系のアセスメント　165
ホルモンとは　165
ホルモンの影響の観察　166
ボタン穴変形　260f
歩行検査　146

歩行時痛　256
放散痛　54
乏尿　198, 198t
房室ブロック　58t
発作性上室性頻拍　57t
発疹　122, 211
発疹の観察項目　187t
発疹の表現方法　188t

ま
マックバーニー点　102
マックバーニー点とランツ点　102f
マンシェット　11, 69, 70t
麻疹　217
麻痺性イレウス　81t
麻痺を起こす主な病態　136t
膜型（聴診器）　18f
末梢循環系のアセスメント　65
末梢循環の触診　66
末梢神経障害　261
末梢性チアノーゼ　34, 61
末梢動脈の聴診　69

み
右顔面神経麻痺の所見（中枢性と末梢性の比較）　146f
耳の構造　237
耳の内部構造　237f
脈拍　10
脈拍の測定方法　10f

む
無尿　198, 198t

め
メニエール病　244
メルゼブルクの3主徴　156f
めまい　244
目の検査　144
目の構造　226

も
モノフィラメントを用いた知覚検査方法　171f
モビッツⅡ型　58t
毛髪の観察　119

網膜剥離　232
網膜剥離の前駆症状と代表的な症状　232f
網膜剥離の病態　233f
問診　**6**, 28, 62, 90, 140, 184, 200, 280
問診の際の糖尿病患者に対する情報収集の内容と方法　163t

や
やせ　83
夜間痛　258
薬物アレルギー　179

ゆ
有機化合物による中毒　302
誘発痛　258
指鼻試験　146, 146f

ら
ラポール　6
ランツ点　102
卵巣腫瘍　277

り
リンネ試験　243, 243f
リンパ節腫脹　114, 117
リンパ節腫脹の部位と代表的疾患　115f
流行性耳下腺炎　219
良性発作性頭位めまい症　244
緑内障　228
緑内障のメカニズム　229f

れ
レイノー現象の観察ポイント　189
レイノー症状　180
裂孔原性網膜剥離　233
連続性雑音　73, 74t
連続性ラ音　43, 43t

ろ
ロンカイ　44t

わ
ワクチン接種の概要　218t

索引　311

看護国試シリーズ
みるみるフィジカルアセスメント

2012年9月27日　第1版第1刷発行

編　　集	森田孝子，テコム編集委員会
著　　者	青柳美恵子，畔上真子，伊藤喜世子，伊藤寿満子，大曽契子，亀谷博美，塩原真弓，島田真理子，髙橋法恵，滝沢美智子，戸部理絵，三橋真紀子，宮坂由紀乃，山崎章恵，横田素美
発　　行	株式会社　医学評論社 〒169-0073　東京都新宿区百人町1-22-23 新宿ノモスビル2F TEL 03（5330）2441（代表） FAX 03（5389）6452 URL http://www.igakuhyoronsha.co.jp/
印　刷　所	三報社印刷株式会社

ISBN978-4-86399-161-3 C3047